日ごろの？をまとめて解決

循環器ナースのギモン

監修 三角和雄　編集 飯塚大介　須藤麻美

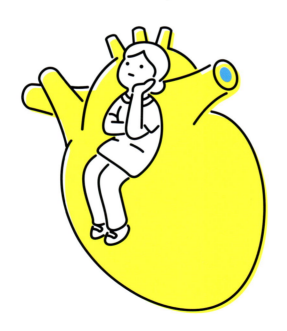

照林社

刊行にあたって

　「聞くは一時の恥、聞かぬは一生の恥」といいますが、日常生活や仕事の場で、「意外と知らなかった」と思う事柄は決して少なくありません。その疑問が、「空の色はなぜ青いのか？」「海の水はなぜしょっぱいのか？」というたぐいのものであれば、人の生命に直接かかわる心配はありません。

　しかし、医療現場、特に循環器系の領域では、スピード感をもって任務を遂行しなければならない心血管疾患を扱っています。日ごろの看護における疑問を解消し、自分が行っている医療行為を十分理解していないと、すぐさま患者さんに大きな不利益を被らせることになる危険があります。

　さりとて、医療現場は学校の教室ではなく、「はい、質問の時間です」と座長が宣言する学会の会場でもありません。また、新人が経験者に対し素朴な質問を投げかけても違和感はありませんが、逆はなかなか聞きづらいことも多いでしょう。そのような「すぐ聞きたい」、そして「気軽に質問しづらい」疑問をすっきりと解決してくれるのが、本書なのです。

　当院の循環器科の看護師のレベルは、間違いなく高いです。在米生活の長かった小生は、医師と同等の知識をもち、全員が聴診器をもつ米国の看護師たちも知っていますが、それに匹敵するともいえます。

　とにかく臨床は、場数を踏むこと、多くの症例を経験することが重要で、いろいろな経験を積むことで、治療の質（quality）が上がってきます。まさに「量のないところに質はない」のです。

　その点、冠動脈治療件数8年連続日本一を誇る当院の看護師は、歴戦の強者です。一歩病院の外に出れば普通の人、しかし院内ではとんでもない腕利き看護師、というスタッフがたくさんいます。

　そんな「手練の者」たちが、自分たちの経験や知識を再確認して書き上げた本書は、これから循環器系の領域で働く看護師の皆さんにとって、格好の手引きとなるはずです。

2017年8月

千葉西総合病院 院長、心臓病センター長
三角和雄

はじめに

　循環器科というと、「重症患者や急変が多くて大変」という印象や、「心電図が難しい」「心電図が読めないから自信がない」といった声をよく聞きます。たしかに、急性心筋梗塞や心不全の増悪など、緊急で入院する患者さんには、重症管理が必要になることが多いです。また、ほとんどの患者さんが心電図モニタをつけており、看護師が十二誘導心電図を測定することもあります。心臓カテーテルをはじめとした検査も多く、それに伴う入退院も多い、循環器科はそんな忙しい科です。

　配属されたばかりのころは、疾患や検査、日ごろの業務について覚えることが多く、大変だと思います。しかし、循環管理ができるということは、すなわち患者さんの全身管理ができるということです。これは循環器科以外の科でも役立ちますし、自分自身の大きな強みにもなるはずです。

　当院では、緊急カテーテル治療のできる体制を24時間常時整えており、救急患者も積極的に受け入れています。本書では、当院で循環器疾患の患者さんとかかわる、外来、救急外来、病棟、ICU、カテーテル室、手術室の看護師から、日ごろ疑問に思っていたこと、循環器ナースとして知っていたほうがよいことを集め、Q&A形式で記載しています。

　循環器分野で疾患や心電図について書かれた本はたくさんありますが、本書は疾患や心電図を覚えるためではなく、循環器の理解を深めるための本です。知識が増え、患者さんに起きていることがわかるようになると、よりやりがいをもって看護に取り組めるようになることでしょう。1つでも多くみなさまの知識を増やし、循環器の理解を深めていただくために、本書をお役立ていただけるとうれしく思います。

　最後になりますが、お忙しいなか執筆していただいた先生方と、刊行に御尽力いただいた照林社編集部のみなさまに御礼申し上げます。

2017年8月

編著者を代表して
須藤麻美

編著者一覧

■監修

三角和雄　　　　千葉西総合病院 院長、心臓病センター長、循環器内科 主任部長

■編集

飯塚大介　　　　千葉西総合病院循環器内科 部長、第1カテーテル室長
須藤麻美　　　　千葉西総合病院看護部 師長

■執筆（執筆順）

須藤麻美　　　　千葉西総合病院看護部 師長
竹村和紀　　　　綾瀬循環器病院循環器内科（元・千葉西総合病院循環器内科）
佐々木史博　　　千葉西総合病院リハビリテーション科 主任
林　貞治　　　　千葉西総合病院臨床工学科 科長
山本博之　　　　成田富里徳洲会病院循環器内科 部長
保科瑞穂　　　　千葉西総合病院循環器内科 医長
長坂美穂　　　　千葉西総合病院看護部救急外来
進藤達也　　　　千葉西総合病院臨床検査科
高部美佳　　　　千葉西総合病院看護部救急外来
細山まみ子　　　千葉西総合病院看護部救急外来
山﨑愛梨　　　　千葉西総合病院看護部循環器病棟
橋本勝也　　　　千葉西総合病院循環器内科
谷口　優　　　　千葉西総合病院循環器内科 部長
登根健太郎　　　千葉西総合病院循環器内科 医長
川崎智広　　　　吉川中央総合病院内科（元・千葉西総合病院循環器内科 医長）
吉田俊彦　　　　千葉西総合病院循環器内科 部長、副院長
金子健二　　　　千葉西総合病院臨床工学科 主任

阿部美沙子	千葉西総合病院看護部集中治療室
加勢宏樹	千葉西総合病院栄養管理科
新田正光	千葉西総合病院循環器内科 部長、副院長
大槻由佳	千葉西総合病院看護部循環器病棟
飯塚大介	千葉西総合病院循環器内科 部長、第1カテーテル室長
増山英里子	千葉西総合病院看護部循環器病棟
佐藤亜美	千葉西総合病院看護部救急外来
上場彩菜	千葉西総合病院看護部救急外来
佐久間恵子	千葉西総合病院看護部循環器病棟
出雲貴文	千葉西総合病院薬剤部 薬局長
小野寺千恵	千葉西総合病院看護部心臓カテーテル室 師長
池田悟志	(元) 千葉西総合病院看護部心臓カテーテル室
海老原敏郎	千葉西総合病院循環器内科 部長
小山右文	(元) 千葉西総合病院循環器内科
関谷英作	千葉西総合病院看護部心臓カテーテル室
鈴木貴大	千葉西総合病院看護部心臓カテーテル室
平野愛美	千葉西総合病院看護部心臓カテーテル室
清水しほ	千葉西総合病院循環器内科 部長
横田光俊	千葉西総合病院循環器内科 部長
吉田　敦	千葉西総合病院放射線科
塩手裕人	千葉西総合病院放射線科
有働晃博	嶋田病院循環器内科心臓カテーテルセンター長(元・千葉西総合病院循環器内科)
郷田幸恵	千葉西総合病院看護部外来 師長
寺井知子	千葉西総合病院循環器内科 部長
小田雪江	千葉西総合病院看護部救急外来
石井　央	千葉西総合病院看護部循環器病棟
齋藤　健	千葉西総合病院医事課 副主任

CONTENTS

1 心臓の機能

ここだけはおさえておきたい 　須藤麻美　2

- **Q1** 肥大した心筋は、治療によって元に戻るの？　竹村和紀　4
- **Q2** 冠動脈の側副血行路はどのようにつくられるの？　竹村和紀　6
- **Q3** 心疾患で活動制限が必要になるのはどのようなとき？　佐々木史博　8
- **Q4** 経皮的心肺補助法（PCPS）が必要になるのはどのようなとき？　林　貞治　12
- **Q5** スワンガンツカテーテルがない状態でも、血行動態やフォレスター分類を判断できるの？　山本博之　14

2 血圧

ここだけはおさえておきたい　須藤麻美　20

- **Q6** 家庭血圧と病院での血圧（診察室血圧）はどちらが正しい？　保科瑞穂　22
- **Q7** 頸部、鼠径部、橈骨部で血圧値が異なるのはなぜ？　長坂美穂　24
- **Q8** 左右で血圧値が異なることがあるのはなぜ？　進藤達也　26
- **Q9** 血圧は、動脈圧、実測圧、大動脈内バルーンパンピング（IABP）圧のどれが一番正確？　林　貞治　27
- **Q10** 動脈圧の波形からは何がわかるの？　高部美佳　28

3 疾患

ここだけはおさえておきたい　須藤麻美　34

- **Q11** 循環器科に患者さんが来院してから入院までの流れは？　長坂美穂　36
- **Q12** 胸痛の訴えがあったときは何をすればよい？　細山まみ子　38
- **Q13** 狭心症と心筋梗塞の違いって何？　山﨑愛梨　40
- **Q14** 心筋梗塞の梗塞部位によって、観察点は異なるの？　須藤麻美　42
- **Q15** カテーテル治療の適応はどのように決まるの？　橋本勝也　44
- **Q16** 冠動脈狭窄があっても、カテーテルなどで治療する場合と、しない場合があるのはなぜ？　谷口　優　47
- **Q17** 内科的治療（PCI）か外科的治療（CABG）か、どのように決定しているの？　登根健太郎　49
- **Q18** 3枝病変の場合、2枝はCABG、1枝はPCIとなる理由は？　川崎智広　53
- **Q19** 慢性完全閉塞（CTO）病変は、治療する必要はあるの？　吉田俊彦　54
- **Q20** 術前にIABPが挿入されるのはどのようなとき？　金子健二　57
- **Q21** IN-OUTバランス（水分出納）を測定するのはなぜ？　阿部美沙子　58

Q22	塩分制限が必要になるのはなぜ？	加勢宏樹	60
Q23	塩分制限のほかに気をつけるべきことは？	加勢宏樹	62
Q24	心不全のときにむくんだり胸水がたまったりするのはなぜ？	新田正光	64
Q25	たこつぼ心筋症って、どのような状態なの？	大槻由佳	67
Q26	経カテーテル大動脈弁留置術（TAVI）を行うのは循環器内科？ 心臓血管外科？	飯塚大介	70
Q27	IABPアラームへの対応はどうするの？	林 貞治	72
Q28	PCPSアラームへの対応はどうするの？	林 貞治	73

4 心電図

	ここだけはおさえておきたい	須藤麻美	76
Q29	心電図モニタではなぜⅡ誘導をとるの？ Ⅲ誘導ではだめなの？	増山英里子	78
Q30	胸部誘導を右側にも行うのはどのようなとき？	進藤達也	80
Q31	治療後はどのような心電図変化が起こるの？	進藤達也	82
Q32	心電図モニタの波形で緊急なものは何？ 緊急時にするべきことは？	佐藤亜美、上場彩菜	84

5 検査

	ここだけはおさえておきたい	須藤麻美	88
Q33	心臓に関する検査にはどのようなものがあるの？	佐久間恵子	90
Q34	全血血小板凝集閾値係数（PATI）って何？	進藤達也	96
Q35	心臓超音波検査（心エコー）では何をみているの？	須藤麻美	98
Q36	心筋トロポニンTが上がっていたら、急性心筋梗塞（AMI）と判断できるの？	進藤達也	101
Q37	BNPはどのように評価するの？	進藤達也	104

6 薬剤

	ここだけはおさえておきたい	須藤麻美	108
Q38	抗血小板薬と抗凝固薬の違いって何？	出雲貴文	110
Q39	ステントを用いる治療時に、抗凝固薬は中止するのに抗血小板薬は中止しないのはなぜ？	小野寺千恵	112
Q40	抗血小板薬を2種類服用するのはなぜ？	須藤麻美	114
Q41	金属ステント（BMS）と薬剤溶出性ステント（DES）で、抗血小板薬の内服期間に違いはあるの？	池田悟志	116
Q42	降圧薬や抗血小板薬は、朝に服用することが多いのはなぜ？	出雲貴文	118

Q43	ワルファリン導入時に、ヘパリンはどのように使用するの？	橋本勝也	120
Q44	心房細動でも抗凝固薬を内服していない人がいるのはなぜ？	須藤麻美	123
Q45	NOAC内服による薬効の評価はどのようにするの？	出雲貴文	124
Q46	抗凝固薬は一生内服が必要なの？	出雲貴文	126
Q47	ノルアドレナリンとドパミンの違いって何？	出雲貴文	128
Q48	心不全の患者さんにβ遮断薬を使うのはなぜ？	出雲貴文	130
Q49	トルバプタン内服中は飲水制限が不要って本当なの？	出雲貴文	132
Q50	降圧薬の選択基準はあるの？	海老原敏郎	134
Q51	ニコランジル投与の目的は？	小山右文	137
Q52	カテーテル前に糖尿病薬（メトホルミン）を中止するのはなぜ？	出雲貴文	138

7 心臓カテーテル ―検査・治療・看護―

	ここだけはおさえておきたい	須藤麻美	140
Q53	カテーテル治療はどのようなチームで行うの？	関谷英作	142
Q54	カテーテル室ナースに求められる役割とは？	鈴木貴大	144
Q55	カテーテル室入室時に必要な情報って何？	平野愛美	147
Q56	カテーテルは局所麻酔だけれど、痛みはないの？	池田悟志	150
Q57	カテーテル時の活性化全血凝固時間（ACT）は、どの程度でコントロールするの？	清水しほ	152
Q58	アプローチ部位の選択基準はあるの？	横田光俊	154
Q59	プロタミンショックって何？	平野愛美	157
Q60	造影剤アレルギーをもつ人のカテーテル時に気をつけることは？	大槻由佳	158
Q61	スワンガンツカテーテルを用いて心拍出量を測定する際、フィック法と熱希釈法ではどちらが正確？	山本博之	161
Q62	カテーテルの際に放射線を浴びるけれど、患者さんは大丈夫なの？	吉田　敦、塩手裕人	164
Q63	放射線障害って何？	吉田　敦、塩手裕人	166
Q64	カテーテル室のスタッフは、毎日放射線を浴びて問題はないの？	吉田　敦、塩手裕人	168
Q65	止血方法にはどのような種類があるの？	有働晃博	170
Q66	シース抜去後の安静・圧迫によって生じる疼痛に、緩和方法はあるの？	阿部美沙子	173
Q67	PCI後の看護のポイント① PCI後の看護のポイントって何？	郷田幸恵	175
Q68	PCI後の看護のポイント② カテーテル後に水分摂取が必要なのはなぜ？	郷田幸恵	176
Q69	PCI後の看護のポイント③ 血圧が下がったら何を疑うの？	郷田幸恵	177
Q70	PCI後の看護のポイント④ 穿刺部から出血したときはどのように対応するの？	郷田幸恵	178

Q71	PCI後の看護のポイント⑤ 日常生活の注意点って何？	郷田幸恵	179
Q72	カテーテル時に迷走神経反射（ワゴトニー）を生じやすいのはなぜ？	鈴木貴大	181
Q73	PCI中にPCPSを使用するのはどのようなとき？	金子健二	182
Q74	ステントはほかの検査や手術への影響はあるの？	有働晃博	183

8 心臓リハビリテーション

	ここだけはおさえておきたい	須藤麻美	188
Q75	急性心筋梗塞後のリハビリテーションのコースの選択基準は？	小山右文	190
Q76	急性心筋梗塞の退院後はどれくらい運動していいの？	寺井知子	192
Q77	循環器疾患をもつ人にはどのようなリハビリテーションが有効なの？	佐々木史博	193
Q78	心臓リハビリテーションではどのような取り組みを行っているの？	佐々木史博	194

9 豆知識

Q79	院外で循環器疾患が疑われる状態の人に遭遇したとき、何をすべき？	小田雪江	198
Q80	循環器疾患をもつ患者さんの性格気質に、何か特徴はある？	石井 央	200
Q81	減塩の工夫ってどうするの？	加勢宏樹	202
Q82	循環器疾患の場合、治療費の目安はどれくらいなの？	齋藤 健	204
Q83	心疾患の治療に用いられるステントの値段は？	齋藤 健	206

Column

DESの登場とPCIの適応拡大	登根健太郎	52
個別性のある看護を提供するために	新田正光	66
ハートチームとTAVI	飯塚大介	71
医師とのコミュニケーションの重要性	平野愛美	149

本書に登場する主な略語 ―― 207
索引 ―― 209

装丁：ビーワークス　本文イラストレーション：SUNNY/FORMMART、みやよしえ
本文デザイン：藤田美咲　DTP制作：広研印刷株式会社

- 本書で紹介している検査・治療・ケア方法などは、実践により得られた方法を普遍化すべく努力しておりますが、万一本書の記載内容によって不測の事故等が起こった場合、著者、出版社はその責を負いかねますことをご了承ください。
- 本書掲載の写真は、臨床例のなかからご本人・ご家族の同意を得て使用しています。
- 本文中の製品の商標登録マークは省略しています。
- 本書に記載している薬剤・材料・機器等の選択・使用方法については、出版時最新のものです。薬剤等の使用にあたっては、個々の添付文書を参照し、適応、用量等は常にご確認ください。

1

心臓の機能

> ここだけはおさえておきたい

1 心臓の機能

須藤麻美

心臓は全身に血液を送り出すポンプとしてはたらく

　心臓には4つの部屋があります（図1）。上側にある心房と呼ばれる2つの部屋は、血液が入ってくる場所で、下側にある心室と呼ばれる2つの部屋は、血液を全身に送り出すはたらきをしています。

　心室は血液を送り出すポンプ機能をもつので、心房より心筋の壁が厚くなっています。左心室から送り出された血液は、大動脈を通り、すべての臓器に送り出されます。そのため、左心室の圧力は、右心室よりも高くなっています。

心拍数、前負荷、収縮能、後負荷で心機能を評価する

　心機能は、1分間当たりの血液の循環量である心拍出量を指標として評価されます。心拍出量は、①心拍数、②前負荷、③収縮能、④後負荷の4つの因子の影響を受けます（表1）。

　心拍出量は式1のとおり求められます。心拍出量は体格により個人差が出るので、臨床現場では、心拍出量を体表面積で補正して個人差を除いた心係数（式2）が、心機能を評価する指標として使われます。

式1 　　心拍出量（L/分）　　＝　一回拍出量（L）×心拍数（回/分）
式2 　　心係数（L/分/m^2）　＝　心拍出量（L/分）÷体表面積（m^2）

　心不全の重症度を判断するうえでは、心係数と、左心房圧および左室拡張末期圧の代用数値である肺動脈楔入圧を用い、重症度を分類した指標として、フォレスター分類が用いられます（→Q5）。心係数や肺動脈楔入圧は、スワンガンツカテーテルを用いて測定します。

　フォレスター分類では、末梢循環を保つのに必要最低限の心係数を、2.2L/分/m^2としており、これ以下の場合は心不全が疑われます。

1 心臓の機能

図1 心臓の構造

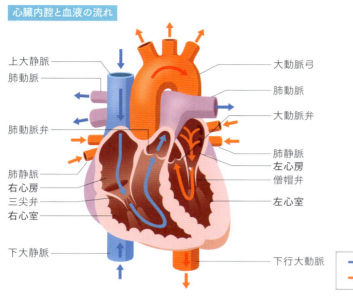

心臓内腔と血液の流れ

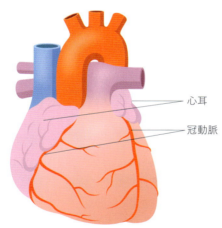

外観

→ 静脈血の流れ
→ 動脈血の流れ

表1 心拍出量に影響する因子

①心拍数	・1分間に心臓が拍動する回数
②前負荷	・心室が収縮を開始する前にかかる負荷 ・心室拡張終期に心室に流入する循環血液量によって決定される
③収縮能	・心臓が収縮する力
④後負荷	・心室が収縮中にかかる負荷 ・末梢血管の抵抗に逆らって血液を送り出すために必要な圧力 ・大動脈圧や末梢血管抵抗が指標となる

1 心臓の機能

Q1 肥大した心筋は、治療によって元に戻るの？

A 元に戻るかについて、明らかな結論は得られていません。治療の際は基本的に進行の抑制が重要となります。

医師
竹村和紀

心肥大は遠心性肥大と求心性肥大に分けられる

「昔、心肥大と言われたことがあります」というのは、患者さんがよく口にする言葉です。この聞き慣れた「心肥大」という言葉ですが、患者さんのイメージしている「心肥大」と、医学的なそれとは大きな違いがあります。この言葉を理解するために、まずは心肥大の種類を把握しなければなりません。

一般的にイメージされている「心肥大」は、実際には、①容量負荷が原因となる心拡大（遠心性肥大）と、②圧負荷が原因となる心肥大（求心性肥大）という、2つの概念に大きく分けられます。

心臓の中に入る血液量のことを、容量負荷といいます。心臓は血液量に応じて伸び縮みするので、大動脈弁閉鎖不全症や僧帽弁閉鎖不全症などで血液の流入量が増える、つまり容量負荷が大きくなると、心臓は次第に拡大していきます。これを遠心性肥大といいます（図1）。

一方、左心室に対する圧力のことを圧負荷といいます。高血圧や大動脈弁狭窄症などで圧負荷が増えると、心臓はそれに耐えるために筋肉を肥大させていきます。これを求心性肥大といいます（図1）。さらに求心性肥大は、スポーツ心臓などの生理的肥大と、肥大型心筋症などの病的肥大に分類されます。

RASに作用する薬剤で心筋細胞の肥大は抑制される

ここでは特に求心性肥大について説明します。肥大した心筋は元に戻ることがあるのか、という問いに答えるためには、心筋が肥大するメカニズムに少し踏み込む必要があります。

「心筋が肥大する」とは、主に心臓を構成する心筋細胞の容積が増えることを指します。心筋細胞の肥大には、主に機械的ストレスと、神経体液性因子が関与します。神経体液性因子としては、レニン-アンジオテンシン系（renin–angiotensin system：RAS）が知られています。

高血圧などによる圧負荷は、機械的ストレスを引き起こします。さらに、さまざまな神経伝達物質やホルモンバランスの崩壊、RASの異常などが関与することで、心筋細胞の肥大が引き起こされます。

この一連の悪循環を断ち切ることを目標に使用される薬剤が、アンジオテンシン変換酵素（angiotensin converting enzyme：ACE）阻害薬や、アンジオテンシンⅡ受容体拮抗薬（angiotensin Ⅱ receptor blocker：ARB）です。これらの薬剤の使用で、心筋細胞の肥大が抑制されることが報告されています[1]。ただ、一度肥大した心筋が元に戻るかについては、現時点では十分な研究は行われておらず、明らかな結論は得られていないようです。

遺伝的な病的肥大は治療によって元には戻らない

肥大型心筋症を中心とした、心筋症などによる病的肥大に関しては、心筋の線維を構成するタンパク質に遺伝的な変異があることが報告されています[2]。こういった病的肥大を呈した心筋では、肥大が元に戻ることはありません。そのため、治療は自覚症状の改善や不整脈予防、および突然死の予防などに重点がおかれています。

文献
1) Klingbeil AU, Schneider M, Martus P. A meta-analysis of the effects of treatment on left ventricular mass in essential hypertension. *Am J Meci* 2003 ; 115 : 41-46.
2) Geisterfer-Lowrance AA, Kass S, Tanigawa G, et al. A molecular basis for familial hypertrophic cardiomyopathy : a β cardiac myosin heavy chain gene missense mutation. *Cell* 1990 ; 62 : 999-1006.

図1　遠心性肥大と求心性肥大

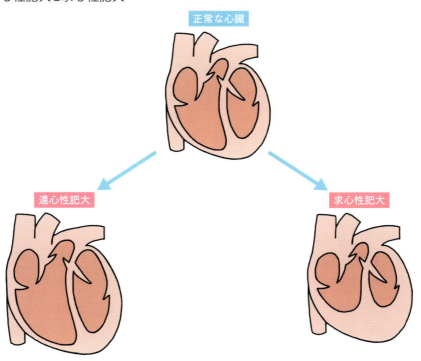

- 正常と比較して心臓の内腔・大きさが拡大。
- 壁の厚さは大きくは変わらない。

- 心臓の大きさは変わらない。
- 心筋の肥大により正常と比較して壁が分厚くなる。

1 心臓の機能

Q2 冠動脈の側副血行路はどのようにつくられるの？

A 慢性的な虚血などのストレスにより血管新生を促すホルモンが産生され、側副血行路が発達します。

医師
竹村和紀

冠動脈の狭窄によって心筋虚血が引き起こされる

心臓の表面には、心筋に豊富な酸素や栄養を送るために、大動脈から分岐した血管が通っています。この、心筋に血流を供給している血管が、冠動脈です（図1）。

動脈硬化などによって冠動脈に狭窄が生じてくると、血流が減少し、心筋が虚血状態となります。完全に冠動脈が閉塞してしまうと、閉塞部位より先の心筋に血流が供給されなくなり、やがて心筋壊死が生じます。この前段階として、徐々に狭窄が進行していく過程で、代償となる血管が発達することにより、狭窄部位より先の血管に血流が届けられます。これが側副血行路の発達です。

側副血行路は「天然のバイパス」として存在する

私たちの体は、もともと虚血に対する防御機構を有しています。それが側副血行路であり、本来の動脈が閉塞したときに備えて、予備の血流として、周囲の動脈系との連絡通路が用意されています。

側副血行路が発達している心筋ほど、心筋梗塞が生じた際の梗塞範囲が小さいことが指摘されています。

図1 冠動脈が心筋に血流を供給

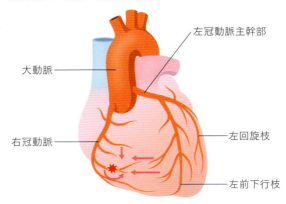

- 大動脈から分岐した冠動脈により、心臓（心筋）に酸素や栄養が送られる。
- 狭窄部位（✳）より先の心筋に血流を届けるように血管が発達する（➡）。

心筋虚血の際には動脈形成が起こる

もともと備わっている連絡通路は、十分な血流を心筋に送るには少し細すぎるようです。側副血行路が虚血の際に十分にはたらくには、何らかの機序で連絡通路が発達することが必要です。この一連の流れは、動脈形成（arteriogenesis）と呼ばれており、虚血の際などには重要な役割を果たしています（図2）。

この現象は、1956年にはイタリアのBarlodiらによって、正常の心臓に存在する小さな血管が大きく肥大していくことが原因であると報告されています[1]。次いで、1964年には、スコットランドのFultonにより、虚血にさらされている時期が長ければ長いほど、側副血行路の発達も良好であることが報告されました[2]。

もともと存在する毛細血管が成長し、側副血行路となる

かつて側副血行路は、もともと存在する毛細血管から新しく成長するものと推測されていましたが、現在では、それらの血管自体が血管平滑筋や弾性線維を発現して成長するものと考えられています[3]。

実際のところ、側副血行路が発達する機序は完全に解明されているわけではありません。ただ慢性的な虚血による低酸素状態などが刺激となり、血管内皮細胞増殖因子（vascular endothelial growth factor：VEGF）やトランスフォーミング増殖因子（transforming growth factor：TGF）の分泌を介して、血管内皮細胞の増殖や血管平滑筋の増殖が促されるようです[4]。

文献
1) Baroldi G, Mantero O, Scomazzoni G. The collaterals of the coronary arteries in normal and pathologic hearts. *Circ Res* 1956；4：223-229.
2) Fulton WF. The time factor in the enlargement of anastomosis in coronary artery disease. *Scott Med J* 1964；9：18-23.
3) Koerselman J, van der Graaf Y, Peter PT, et al. Coronary collaterals an important and underexposed aspect of coronary artery disease. *Circulation* 2003；107：2507-2511.
4) Conway EM, Collen D, Carmeliet P. Molecular mechanisms of blood vessel growth. *Cardiovasc Res* 2001；49：507-521.
5) van Royen N, Piek JJ, Buschmann I, et al. Stimulation of arteriogenesis；a new concept for the treatment of arterial occlusive disease *Cardiovasc Res* 2001；49：543-553.

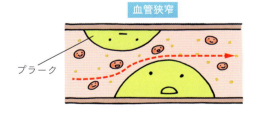

図2　動脈形成のイメージ

- 血管内にプラークが生じ内腔が狭まると、血液の流れ（--▶）が徐々に悪くなる。
- 予備の血流として動脈形成が起こり、側副血行路が発達する。
- 血液は側副血行路を迂回して末梢へと届く（—▶）。

1 心臓の機能

Q3 心疾患で活動制限が必要になるのはどのようなとき？

A 入院期は患者さんの状態が不安定な際に活動制限が生じます。退院後は心肺運動負荷試験により活動制限の度合いを判断します。

理学療法士
佐々木史博

■ 急性期はバイタルサインなどの状態をみて離床の可否を判断

　急性期、ICUでの離床を中断する基準について、表1に示します[1]。

　当院での早期離床の際には、冠動脈の状態や心筋逸脱酵素の数値によって、軽症～重症までの心筋梗塞後リハビリテーションプロトコル、その他心臓血管外科領域の術後離床プロトコルにより離床のタイミングを判断します。もしくは、各疾患個別の病態を考慮した医師からの指示で離床を判断しています。

　実際の離床の場面では、各パラメーター以外にも、患者さんの顔色や皮膚の状態（冷たく湿っていないか）、呼吸補助筋の活動や深さ、リズムに注意した呼吸様式の評価、せん妄の有無や精神状態についてアセスメントを行います。離床条件を満たしていたとしても、これらに異常がある場合は、離床の可否について再考し、段階的な離床とするなどの調整を行っています。

　なお、2017年には、日本集中治療医学会より高橋らがまとめた早期離床に関するコンセンサスが公開されています[2]。これらも参考に、離床の可否を判断していきましょう。

■ 不安定な状態では運動療法を制限する

　運動療法の適応については、「心血管疾患

表1　ICUリハビリテーションを行うべきではない基準

- 平均動脈圧≦65mmHgもしくは≧110mmHg
- 収縮期血圧≧200mmHg
- 心拍数＜40/分 もしくは＞130/分
- 呼吸数＜5/分 もしくは＞40/分
- 酸素飽和度＜88％
- 頭蓋内圧亢進
- 活動性の消化管出血
- 活動性の心筋虚血
- 血液透析（持続血液濾過透析は可）
- 興奮が強く30分以内に鎮静薬が増量された
- 気道が確保されていない
- 重度の患者—呼吸器不同調
- 患者が過大なストレスを感じている（言語に表れない、ジェスチャー）
- 暴力的な状態
- 新たな不整脈
- 心筋虚血の懸念
- 挿管困難症例で気管チューブ抜去の懸念がある

Schweickert WD, Pohlman MC, Pohlman AS, et al. Early physical and occupational therapy in mechanically ventilated, critically ill patients：a randomised controlled trial. *Lancet* 2009；373：1874-1882.

表2　運動療法の適応と禁忌、リスクの層別化（AHA exercise standardより改変）

クラス、対象者		心血管疾患の状態や臨床所見	制限や監視
クラスA	健康人	1. 無症状で冠危険因子のない45歳未満の男性、55歳未満の女性 2. 無症状あるいは心疾患のない45歳以上の男性あるいは55歳女性、かつ危険因子が2個以内 3. 無症状あるいは心疾患のない45歳以上の男性あるいは55歳以上の女性、かつ危険因子が2個以上	活動レベルのガイドライン：制限不要 監視：不要 心電図・血圧モニタ：不要
クラスB	安定した心血管疾患を有し、激しい運動でも合併症の危険性が低いがクラスAよりはやや危険性の高い人	以下のいずれかに属するもの 1. 安定した冠動脈疾患 2. 中等症以下の弁膜症、重症狭窄症と閉鎖不全を除く 3. 先天性心疾患 4. EF 30％未満の安定した心筋症、肥大型心筋症と最近の心筋炎は除く 5. 運動中の異常応答がクラスCの基準に満たないもの 臨床所見（以下のすべてを満たすこと） 1. NYHA IあるいはII 2. 運動耐容能6METs以下 3. うっ血性心不全のないもの 4. 安静時あるいは6METs以下で心筋虚血のないもの 5. 運動中、収縮期血圧が適切に上昇するもの 6. 安静時・運動中ともに心室頻拍のないもの 7. 満足に自己管理のできること	活動レベルのガイドライン：運動処方を作成してもらい個別化する必要あり 監視：運動セッションへの初回参加時には、医療スタッフによる監視が有益 自己管理ができるようになるまで習熟したスタッフの監視が必要 医療スタッフはACLSにおける研修が望ましい 一般スタッフはBLSの研修が望ましい 心電図・血圧モニタ：開始初期6～12回は有用
クラスC	運動中に心血管合併症を伴う中から高リスクの患者、あるいは自己管理ができなかったり、運動レベルを理解できないもの	以下のいずれかに属するもの 1. 冠動脈疾患 2. 中等症以下の弁膜症、重症狭窄症と閉鎖不全を除く 3. 先天性心疾患 4. EF 30％未満の安定した心筋症、肥大型心筋症と最近の心筋炎は除く 5. 十分コントロールされていない心室性不整脈 臨床所見（以下のいずれかを満たすこと） 1. NYHA IIIあるいはIV 2. 運動耐容能6METs未満、6METs未満で虚血が出現する、運動中に血圧が低下する、運動中の非持続性心室頻拍出現 3. 原因の明らかでない心停止の既往（心筋梗塞に伴うものなどは除く） 4. 生命を脅かす医学的な問題の存在	活動レベルのガイドライン：運動処方を作成してもらい個別化する必要あり 監視：安全性が確認されるまでは、毎回、医学的監視が有益 心電図・血圧モニタ：安全性が確認されるまで、通常12回以上必要
クラスD	活動制限を要する不安定な状態	以下のいずれかに属するもの 1. 不安定狭心症 2. 重症で症状のある弁膜症 3. 先天性心疾患 4. 代償されていない心不全 5. コントロールされていない不整脈 6. 運動により悪化する医学的な状態の存在	活動レベルのガイドライン：状態が改善するまで、活動は薦められない

Fletcher GF, Balady GJ, Amsterdam EA, et al. Exercise standards for testing and training; a statement for healthcare professionals from the American Heart Association. *Circulation* 2001；104：1694-1740.

におけるリハビリテーションに関するガイドライン」によって、クラスAからDの4段階にリスクが層別化されています（**表2**）。制限が必要になるのは、クラスD（活動制限を要する不安定な状態）に相当する患者さんです。不安定狭心症やコントロールされていない不整脈、その他運動によって悪化する病態が存在する場合などでは、その状態が改善するまで活動は薦められません。

なお、冠動脈疾患や中程度の弁膜症、左室

図1　心不全における運動療法の禁忌事項

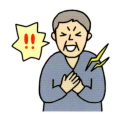

運動療法は絶対的に禁忌

- 過去1週間以内に心不全の自覚症状が増悪化した場合や、その他不安定な状態では運動療法は禁忌となる。

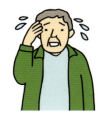

運動療法は相対的に禁忌

- NYHA Ⅳ度の心不全や、運動により収縮期血圧の低下、自覚症状の悪化がみられる場合は、全身的な運動療法は薦められない。局所的個別的なトレーニングは可能な場合もある。

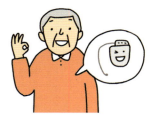

運動療法は禁忌とならない

- 患者が高齢である場合や左室駆出率（EF）の低下、植込み型除細動器（ICD）装着などのみで、状態が安定している場合は、運動療法は禁忌とならない。

の駆出率（ejection fraction：EF）低下（30％未満）といった、いわゆる低左心機能があったとしても、それだけですべての運動が制限されるわけではありません。これらの場合は運動処方を個別に作成し、スタッフの監視のもと、心電図や血圧をモニタリングしながら、運動療法を行っていきます。

このように疾患の状態と臨床所見を総合的に判断し、運動制限の度合いや負荷の強度、必要な監視を決めていくことになります。

心不全の既往がある患者さんに運動療法を考慮する際は、特に過去1週間において心不全増悪を疑う所見（呼吸困難や疲労感の増強、急激な体重の増加、浮腫の増強など）がみられないことが運動療法適応の条件となります。心不全の実際の臨床場面では、「患者さんの様子がいつもと違う」ということに気づくのも大切です。そのような場合は、もう一度経過を見返し、医師らと運動の可否について検討しましょう。その他、いくつかの病態や、症状の活動期・安定しない時期においては積極的な運動療法が制限される場合があります（図1）。詳細は日本循環器学会などの示すガイドラインを確認してください。

運動療法を開始する前には、必ず医師が適応を吟味し、全身的な運動療法が可能なのか、あるいは局所的個別的なトレーニングが可能なのか、それとも運動療法自体を行うべきではないのかを判断します。

復職やスポーツ復帰については運動負荷試験を行い活動量を決定

退院した後の復職やスポーツ復帰の制限については、心肺運動負荷試験を行い、運動耐容能を評価することが望ましいです。活動の強さは、最大酸素摂取量（Peak VO$_2$）やメッツ（METs）で表され、これをもとに活動量の目安が得られます（図2）。

日常では、同じく運動負荷試験で得られる目標心拍数を目安に、心臓への負担が少ないとされる嫌気性代謝閾値（anaerobic threshold：AT）内での活動を指導します（詳細は 7　心臓リハビリテーション の章を参照）。

狭心痛や呼吸困難がみられた場合すみやかに運動負荷を中止する

運動中に胸痛や呼吸困難がみられた場合、また失神やめまい、ふらつきがみられた場合は、すみやかに運動を中止しましょう。下肢疼痛による跛行が生じている場合は、血行障害の可能性があります。この場合もただちに運動負荷を中止します。

運動中は患者さんの状態をよく観察し、顔面蒼白や冷汗、チアノーゼなどの徴候に

注意しましょう。また、収縮期血圧の低下や血圧の異常な上昇、心電図の変調（ST変化、調律異常、Ⅱ～Ⅲ度の房室ブロックなど）など、呼吸循環不全の徴候を認めた際も、すみやかに運動を中止し、全身状態の確認を行いましょう。下肢の疼痛の出現は、血行障害の可能性があるため、いったん運動を中止し、下肢の色調や温かさ、動脈の触知の有無を確認しましょう。

これらの症状について、医師と相談のうえ、運動継続の可否について判断を行います。異常が出現した際はすみやかに適切な対応がとれるよう、事前に周囲の状況にも配慮しておくことが必要です。

なお、退院後は、医師や看護師の目の届かないところで、患者さんが運動に取り組む機会も出てきます。運動中は自己での脈拍の確認や、息切れの程度に注意するよう指導し、上記の症状が現れた場合はすぐに運動を中止し、かかりつけ医に相談するよう、患者指導を行いましょう。

文献
1) Schweickert WD, Pohlman MC, Pohlman AS, et al. Early physical and occupational therapy in mechanically ventilated, critically ill patients : a randomised controlled trial. Lancet 2009 ; 373 : 1874-1882.
2) 日本集中治療医学会 早期リハビリテーション検討委員会：集中治療室における早期リハビリテーション 早期離床やベッドサイドからの積極的運動に関する根拠に基づくエキスパートコンセンサス．日本集中治療医学会，東京，2017.
http://www.jsicm.org/pdf/soki_riha1609.pdf（2017年6月閲覧）
3) 日本循環器学会：循環器病の診断と治療に関するガイドライン（2011年度合同研究班報告） 心血管疾患におけるリハビリテーションに関するガイドライン（2012年改訂版）．
http://www.j-circ.or.jp/guideline/pdf/JCS2012_nohara_h.pdf（2017年6月閲覧）
4) 厚生労働省：健康づくりのための運動指針2006.
http://www.nibiohn.go.jp/files/guidelines2006.pdf（2017年6月閲覧）

図2　身体活動に応じた運動強度の目安

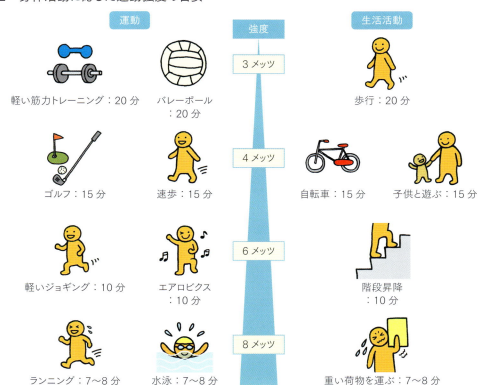

厚生労働省：健康づくりのための運動指針2006．

1 心臓の機能

Q4 経皮的心肺補助法（PCPS）が必要になるのはどのようなとき？

血行動態が破綻し生命の危機的状況にある際、PCPSを用いて心肺補助を行います。

臨床工学技士
林　貞治

PCPSの適応症例は心筋梗塞や重症心不全など

　経皮的心肺補助法（percutaneous cardiopulmonary support：PCPS）は、大腿静脈から脱血し、大腿動脈から送血することで心肺機能を補う補助循環システムで、ほとんどが生命の危機的状況で使用されます（→Q73）。適応症例を表1に挙げます。

　PCPSを用いても効果が望めない場合、もしくは合併症の可能性が高い場合など、PCPSの適応とならない症例もあります（表2）。

PCPSは心肺補助の最後の砦

　臨床の場でPCPSが必要とされる場合、ほとんどは血行動態が破綻している状況だと推測されます。そのため、すばやく心肺補助をする必要があるので、開胸を必要としないPCPSが選択されることとなります。

　患者さんの急変と同時にPCPSを使用するケースは少なく、胸骨圧迫や除細動、薬物療法によって回復するケースが多いはずです。また、人工呼吸器、体外式ペースメーカー、大動脈内バルーンパンピング（intra-aortic balloon pumping：IABP）などのサポートをしていることも多く、PCPSは最後の砦として使用します。

　ただし、心肺停止状態や血行動態が破綻している時間が長ければ、不可逆的な状態に陥る危険が高くなるため、早めの決断が必要となります。

　これらの処置により循環動態を確保したう

表1　PCPSの適応症例

- 心原性ショック（心筋梗塞や重症心不全症例）
- 心筋炎、心筋症、難治性致死的不整脈などの心原性疾患症例
- 大動脈内バルーンパンピング（IABP）のみでは循環補助が不足する症例
- 開心術後の人工心肺離脱困難症例
- 重症冠動脈疾患治療時、術中の血行状態安定を目的とした一時的補助
- 肺血栓栓塞症による低酸素血症、循環不全症例

表2　PCPSの非適応症例

- 回復の見込みのない心疾患症例
- 長時間の心肺蘇生（CPR）施行による回復不能症例
- 出血性ショックなどで抗凝固療法ができない症例
- 重度の大動脈弁閉鎖不全の症例（大腿動脈から逆行性に血液を送血するため）
- 閉塞性動脈硬化症の症例（大腿動脈からの送血が困難であるため）

えで、経皮的冠動脈形成術（percutaneous coronary intervention：PCI）や冠動脈バイパス術（coronary artery bypass grafting：CABG）など、原疾患に対する治療を行います（図1）。患者さんの重症度や病状によっては、補助人工心臓（ventricular assist device：VAD）や心移植が必要になることもあります。

PCPS実施時は合併症に注意

PCPSは侵襲が大きいため、合併症（出血、腎不全、播種性血管内凝固症候群［disseminated intravascular coagulation：DIC］、血栓塞栓症、下肢虚血、溶血など）に注意を払い、管理しなければなりません。

胸痛や発熱、バイタルサインの変動など、合併症の徴候を見つけた際は、医師に報告しましょう。

図1　心原性ショックによる急変時の処置の流れ

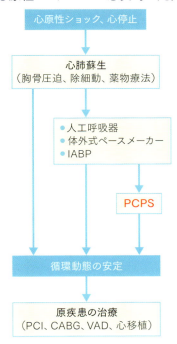

1 心臓の機能

Q5 スワンガンツカテーテルがない状態でも、血行動態やフォレスター分類を判断できるの？

A 心臓超音波検査（心エコー）や理学的所見により、血行動態を推定する試みがなされています。

医師
山本博之

SGカテーテルを用いて心機能を評価する

　スワンガンツ（Swan-Ganz：SG）カテーテルとは、肺動脈カテーテルのことです（図1）。観血的に右心系にカテーテルを挿入し、右房圧、右室圧、肺動脈圧、肺動脈楔入圧の計測が可能です。その他、心拍出量や混合静脈血酸素飽和度などを測定することで、心機能の評価や治療方針の決定のために用いられています。

急性心不全の主病態はうっ血と低心拍出

　急性心不全とは、「心臓に器質的および/あるいは機能的異常が生じて急速に心ポンプ機能の代償機転が破綻し、心室拡張末期圧の上昇や主要臓器への灌流不全をきたし、それに基づく症状や徴候が急性に出現、あるいは悪化した病態」をいいます[1]。急性心不全の病態は、うっ血（心室拡張末期圧上昇）と低心拍出（臓器灌流不全）の2つの現象に集約されます。

フォレスター分類で急性心不全の病態を把握できる

　フォレスター（Forrester）分類は、急性心筋梗塞患者の短期予後（院内死亡率）を検討した報告から提唱されたものです[2]。SGカテーテルを用いて血行動態を知ることにより、急性心

図1　スワンガンツカテーテルの構造

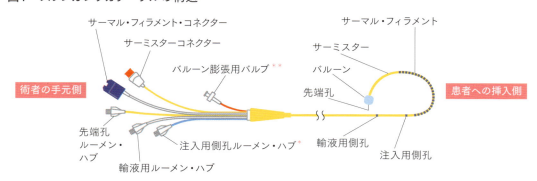

＊　注入用側孔ルーメン・ハブからは、心拍出量測定用に冷却生理食塩水を注入する。
＊＊　バルーン膨張用バルブは、空気を注入してそのまま維持したり脱気したりするためのコックである。

図2 フォレスター分類によるリスク層別化と治療戦略

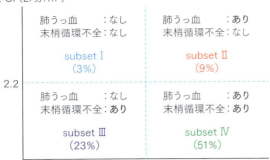

各subsetに対する治療戦略	
subset I：正常な血行動態	薬剤の使用は必要でない
subset II：肺うっ血の状態	利尿薬および血管拡張薬が有効
subset III：乏血性ショックを含む末梢循環不全の状態	輸液が有効
subset IV：心原性ショックを含む末梢循環不全と肺うっ血が混在する状態	利尿薬および血管拡張薬に加え、強心薬や、大動脈内バルーンパンピング（IABP）のような補助循環が必要

不全のリスク層別化を行いました（図2）。

縦軸に心拍出量の指標である心係数（cardiac index：CI）、横軸に肺うっ血の指標である肺動脈楔入圧（pulmonary capillary wedge pressure：PCWP）をとると、患者さんを4つのグループ（subset）に分類できます。フォレスター分類における各subsetの短期死亡率は、subset I：3％、subset II：9％、subset III：23％、subset IV：51％と増加していきます（ただし、この数値は1976年の報告[2]で、再灌流療法導入後の死亡率は大きく改善しています）。

フォレスター分類は、血行動態指標から急性心不全の病態を把握し、治療方針を決定するために用いられています。

正常な心臓では心係数は前負荷に正比例する

フランク-スターリング（Frank-Starling）の法則は、前負荷と心機能との関係を表しています[3]。正常な心臓では、心係数は前負荷（肺動脈楔入圧）に正比例することを示しています（図3）。心収縮力が低下している場合は、収縮力が正常の心臓と同様の心室拡張末期容積（圧）でも、1回の拍出量は正常よりも低下します。

実際の心不全治療では、心拍出量が低い場合に、どのようにして心拍出量を増加させるかを考える必要がありますが、ベッドサイドでは患者さんの状態がこの曲線のどの位置にあるのか不明です。

これまでは、SGカテーテルを用いて血行動態をモニタリングし、治療方針を決定してきました。しかし近年、「重症心不全治療におけるSGカテーテルの使用は、生命予後に影響を与えなかった」というESCAPE試験[4]の結果を受けて、急性非代償性心不全におけるSGカテーテルの使用の必要性が疑問視され、一般的には使用しない風潮にあります。

図3 フォレスター分類とフランク-スターリング曲線の関係

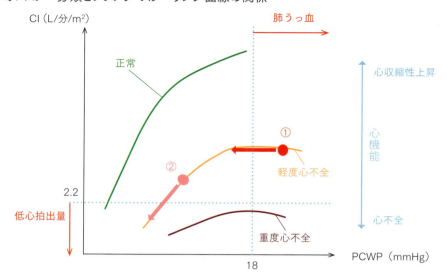

- PCWPが上昇しても心拍出量があまり変わらない位置にいる場合（①）は、利尿薬や血管拡張薬によって前負荷を下げる（←●）ことで、心拍出量は保たれたまま肺うっ血を改善できる。
- 軽度心不全でも、曲線の上行脚にいる場合（②）や重度心不全の場合では、前負荷のみを下げるとさらなる低心拍出を助長し（←●）、ショック状態に陥る危険性がある。

心エコーでも血行動態を評価できる

SGカテーテルに代わって、心エコーを用いて血行動態を把握する試みがなされています。心拍出量、一回拍出量、右房圧、肺動脈収縮期圧や左室拡張末期圧など、臨床的に有用な心エコー指標が存在します[5,6]。

実際に、集中治療室において、SGカテーテルにより求めた血行動態指標と、心エコーから得られる血行動態指標を比較した報告[7]では、心拍出量（cardio output：CO）やPCWPなどの全指標において、きわめて高い相関を示すと報告されています（図4）。

身体所見だけでは血行動態は推定しづらい

2003年に、Stevenson（スティーブンソン）とNohria（ノーリア）らは、急性増悪をきたした慢性心不全患者を対象に、理学的所見から血行動態を推定することができる、と報告しています[8]。スティーブンソン-ノーリア分類では、うっ血所見（心室拡張末期圧上昇）と低灌流所見（臓器灌流不全）の有無を評価することで、患者さんを4つのグループに分類しています（図5）。

しかし、身体所見の感度は高くないうえに、評価に熟練を要する点、warmとcoldの間にlukewarm（生ぬるい）という移行帯が存在する点[9]や、急性心筋梗塞患者を対象にしたフォレスター分類と違い、慢性心不全患者を対象にしている点などの問題があります。

実際に、急性心筋梗塞患者を対象にしたフォレスター分類に、慢性心不全患者を対象にしたスティーブンソン-ノーリア分類の各グループを、血行動態という同じ座標軸に重ね合わせて比較すると、その相違は明白です（図6）。急性ポンプ失調と慢性ポンプ失調の急性増悪では、病態がまったく異なるためです。

フォレスター分類で使用された、CI 2.2L/分/m^2やPCWP 18mmHgのカットオフ値は、そのままスティーブンソン-ノーリア分類には当てはまりません。

実際に、グループA以外のすべてのsubsetに

おいて、PCWPが高く、CIが低い傾向にあります。慢性心不全症例では、前負荷を高く保持することで一回拍出量を維持しており、PCWP 18mmHg以上でも、臨床的には肺うっ血を認めないことも多く、フォレスター分類とは大きな違いがあります。

心不全治療においては正確な血行動態の把握が重要

フォレスター分類によって心不全の重症度を正確に評価することは、その後の治療を進めるうえでも重要です。SGカテーテルを用いて血行動態を把握することで、より正確に心機能を評価できます。

急性期心原性ショックや、低心拍出の状態など、心不全治療に難渋する際には、医師によるSGカテーテル挿入によって、血行動態を正確に把握しましょう。

図4 血行動態指標はカテーテル法と心エコー法では相関する

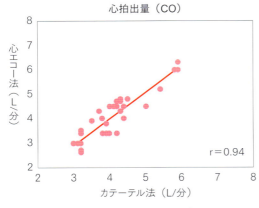
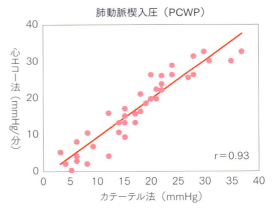

SGカテーテルを用いた場合（カテーテル法）と、心エコーで測定した場合とで、心拍出量や肺動脈楔入圧の測定値は大きく変わらなかった。
Temporelli PL, Scapellato F, Eleuteri E, et al. Doppler echocardiography in advanced systolic heart failure：a noninvasive alternative to Swan-Ganz catheter. *Circ Heart Fail* 2010；3（3）：390．

図5 スティーブンソン-ノーリア分類

	うっ血所見：なし 低灌流所見：なし dry-warm Ⓐ	うっ血所見：あり 低灌流所見：なし wet-warm Ⓑ
	うっ血所見：なし 低灌流所見：あり dry-cold Ⓛ	うっ血所見：あり 低灌流所見：あり wet-cold Ⓒ

うっ血所見の例	低灌流所見の例
● 起座呼吸 ● 頸静脈圧の上昇 ● 浮腫 ● 腹水 ● 肝頸静脈逆流	● 小さい脈圧 ● 四肢冷感 ● 傾眠傾向 ● 低ナトリウム血症 ● 腎機能悪化

身体所見に基づき、患者を4つのグループに分類できる。

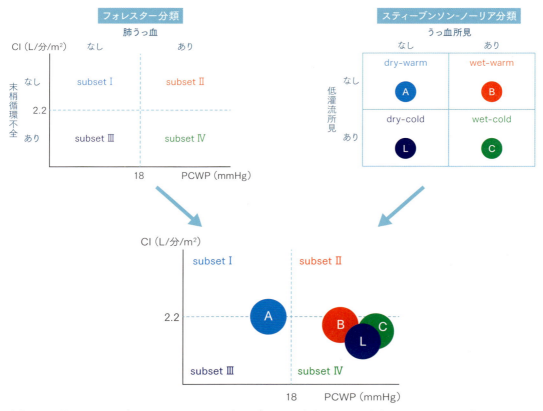

図6 フォレスター分類とスティーブンソン-ノーリア分類との関係

身体所見に基づきスティーブンソン-ノーリア分類でグループ分けした患者について、実際にCIとPCWPを測定しフォレスター分類に当てはめたところ、結果にずれが生じた。

文献

1) 日本循環器学会：循環器病の診断と治療に関するガイドライン（2010年度合同研究班報告）急性心不全治療ガイドライン（2011年改訂版）．http://www.j-circ.or.jp/guideline/pdf/JCS2011_izumi_h.pdf（2017年6月閲覧）
2) Forrester JS, Diamond G, Chatterjee K, et al. Medical therapy of acute myocardial infarction by application of hemodynamic subsets (second of two parts). *N Engl J Med* 1976；295：1404-1413.
3) Hanft LM, Korte FS, McDonald KS. Cardiac function and modulation of sarcomeric function by length. *Cardiovasc Res* 2008；77（4）：627-636.
4) Binanay C, Califf RM, Hasselblad V, et al. Evaluation study of congestive heart failure and pulmonary artery catheterization effectiveness the ESCAPE trial. *JAMA* 2005；294（13）：1625-1633.
5) Almeida Junior GL, Xavier SS, Garcia MI, et al. Hemodynamic assessment in heart failure：role of physical examination and noninvasive methods. *Arq Bras Cardiol* 2012；98（1）：e15-21.
6) García X, Mateu L, Maynar J, et al. Estimating cardiac output. Utility in the clinical practice. Available invasive and non-invasive monitoring. *Med Intensiva* 2011；35（9）：552-561.
7) Temporelli PL, Scapellato F, Eleuteri E, et al. Doppler echocardiography in advanced systolic heart failure：a noninvasive alternative to Swan-Ganz catheter. *Circ Heart Fail* 2010；3（3）：387-394.
8) Nohria A, Tsang SW, Fang JC, et al. Clinical assessment identifies hemodynamic profiles that predict outcomes in patients admitted with heart failure. *J Am Coll Cardiol* 2003；41（10）：1797-1804.
9) Stevenson LW, Perloff JK. The limited reliability of physical signs for estimating hemodynamics in chronic heart failure. *JAMA* 1989；261（6）：884-888.

2

血圧

ここだけはおさえておきたい

2 血圧

須藤麻美

血圧は心拍出量と血管抵抗によって規定される

　血液の圧力によって血管壁が押される力のことを血圧といいます。血圧は次の式で定義されます。

> 血圧＝心拍出量×末梢血管抵抗

　このように、心臓から送り出される血液の量（心拍出量）と血管の硬さ（血管抵抗）によって、血圧は決まります。心拍出量と血管抵抗のほかにも、血管壁の弾力性や血液量、血液の粘性などにも影響を受けます。

　なお、診察室血圧（→Q6）で収縮期血圧が140mmHg以上かつ/または拡張期血圧が90mmHg以上の際に、高血圧と診断されます（表1）。高血圧は心血管疾患の危険因子であり、薬物療法や生活指導が必要になってきます。

血圧は動脈硬化の指標となる

　血圧から動脈硬化の状態を知ることができます。末梢血管になるほど、拍動による影響が少なく、常に一定の圧力がかかった状態となります。この圧が平均血圧です。平均血圧は、次の式で求められ、末梢の動脈硬化の指標となります。

> 平均血圧＝（収縮期血圧－拡張期血圧）÷3＋拡張期血圧

　中枢血管の動脈硬化の指標としては、脈圧があります。脈圧とは、収縮期血圧（最大血圧）と拡張期血圧（最小血圧）との差です。

　血圧を使用した検査に、足関節上腕血圧比（ankle brachial pressure index：ABI）検査があります。ABI検査では、足首と上腕の血圧を同時測定し、その比率（足首収縮期血圧÷上腕収縮期血圧）を計算することで、動脈硬化の進行程度や血管の狭窄・閉塞などが推定できます。ABI値が0.90以下であれば、動脈硬化が疑われます。

血圧を測定する際は、①時間、②測定部位、③マンシェットの巻き方に注意する

①安静にした後、毎日決まった時間に測定する

血圧は、夜間就寝中が低く、日中の活動中は高くなります。その他、ストレスや気温、運動などによっても血圧は変化します。血圧を測定する際は測定時間を決め、15〜20分程度安静にした後に測定するようにしましょう。なお、測定前1時間程度は、血圧の変動に大きく影響を与えるようなこと（食事、入浴、運動など）は避けるようにします。

②測定部位を心臓と同じ高さにする

座位で、測定部位（マンシェットを巻く部位）を心臓と同じ高さにします。測定部位が心臓より高いと血圧は低く、測定部位が心臓より低いと血圧は高く測定されます。測定部位によって血圧が異なることもあるため（→ Q7 Q8）、決まった部位で測定するようにしましょう。

③マンシェットは指1〜2本入る程度に巻く

マンシェットがきついと血圧は低く、マンシェットがゆるいと血圧は高く測定されます。マンシェットを巻いた後に、指が1〜2本入る程度の余裕を確認してから血圧を測定します。

表1　成人における血圧値の分類（mmHg）

	分類	収縮期血圧（mmHg）		拡張期血圧（mmHg）
正常域血圧	至適血圧	<120	かつ	<80
	正常血圧	120〜129	かつ/または	80〜84
	正常高値血圧	130〜139	かつ/または	85〜89
高血圧	Ⅰ度高血圧	140〜159	かつ/または	90〜99
	Ⅱ度高血圧	160〜179	かつ/または	100〜109
	Ⅲ度高血圧	≧180	かつ/または	≧110
	（孤立性）収縮期高血圧	≧140	かつ	<90

日本高血圧学会高血圧治療ガイドライン作成委員会編：高血圧治療ガイドライン2014. ライフサイエンス出版，東京，2014：19. より転載

2 血圧

Q6 家庭血圧と病院での血圧（診察室血圧）はどちらが正しい？

A 家庭血圧のほうが血圧コントロールの指標としてより有用です。

医師
保科瑞穂

家庭血圧は生命予後のすぐれた予測因子

　家庭などリラックスした状態で測った血圧よりも、病院での血圧（診察室血圧）はやや高めになります。そのため、高血圧の診断基準も、家庭血圧と診察室血圧では異なります（表1）。家庭血圧は診察室血圧よりも生命予後のすぐれた予測因子である、という報告があり[1]、高血圧患者の血圧コントロールの指標としては、診察室血圧より家庭血圧のほうが有用と考えられます。

高血圧の分類

　高血圧は、診察室血圧と家庭血圧により、①正常血圧、②白衣高血圧、③仮面高血圧、④持続性高血圧の4つに分類されます（図1）。これらは、家庭血圧測定がなければ診断にはつながりません。

表1　高血圧基準

	収縮期血圧		拡張期血圧
診察室血圧	≧140mmHg	かつ/または	≧90mmHg
家庭血圧	≧135mmHg	かつ/または	≧85mmHg

日本高血圧学会高血圧治療ガイドライン作成委員会編：高血圧治療ガイドライン2014．ライフサイエンス出版，東京，2014：20．より改変して転載

1．白衣高血圧

　診察室で測定した血圧が高血圧であっても、家庭では正常血圧を示すものです。
　この場合は、一部の患者さんを除いては予後が良好なため、すぐには高血圧治療を開始せずに、家庭血圧測定を継続しながら経過観察することが多いです。

2．仮面高血圧

　診察室血圧が正常域血圧であっても、家庭血圧で高血圧を示す場合です。
　特に、このなかに含まれる早朝高血圧（診察室血圧が140/90mmHg未満だが、早朝に測定した家庭血圧の平均値が135/85mmHg以上のもの）は、脳・心臓・腎臓、すべての心血管疾患リスクを上昇させます。同様に、夜間高血圧（家庭で測定した夜間血圧の平均が120/70mmHg以上）も、血管障害が進行しやすく、心血管病リスクが高いといわれています。
　これまで家庭血圧測定を行ってこなかった高血圧治療中の患者さんでは、家庭血圧測定を開始してみると、診察室血圧は良好にコントロールされていても、早朝高血圧であった、ということがしばしば経験されます。その場合には、降圧薬の種類や、内服のタイミングの変更を行う必要があり、家庭血圧測定は非常に重要であることがわかります。

図1 血圧測定と高血圧診断手順

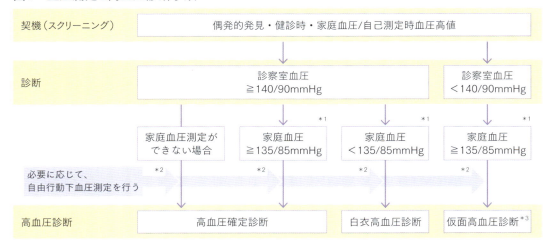

*1 診察室血圧と家庭血圧の診断が異なる場合は家庭血圧の診断を優先する。自己測定血圧とは、公共の施設にある自動血圧計や職域、薬局などにある自動血圧計で、自己測定された血圧を指す
*2 自由行動下血圧の高血圧基準は、24時間平均130/80mmHg以上、昼間平均135/85mmHg以上、夜間平均120/70mmHg以上である。自由行動下血圧測定が実施可能であった場合、自由行動下血圧基準のいずれかが以上を示した場合、高血圧あるいは仮面高血圧と判定される。またすべてが未満を示した場合は正常あるいは白衣高血圧と判定される
*3 この診断手順は未治療高血圧対象に当てはまる手順であるが、仮面高血圧は治療中高血圧にも存在することに注意する必要がある
日本高血圧学会高血圧治療ガイドライン作成委員会編：高血圧治療ガイドライン2014．ライフサイエンス出版，東京，2014：21．より転載

測定結果に差がある場合は家庭血圧を優先する

　家庭血圧測定の方法については、日本高血圧学会より指針が提示されており、表2の条件に従って測定します。家庭血圧は上腕カフ血圧計を用い、原則2回測定し、その平均値を用います。診察室血圧と家庭血圧の間に診断の差がある場合は、家庭血圧による診断を優先する、とされています。

　不整脈（期外収縮や心房細動など）のある患者さんでは、不整脈の影響を除外する必要があり、3回以上の繰り返しの測定が望ましいです。

　また、指式や手首式の血圧計は、使用が簡単ですが、動脈圧迫が不完全で不正確となることもあり、上腕式血圧計が推奨されています。測定された血圧は、記録用紙にすべて記載することが推奨されています。

表2　家庭血圧測定の方法・条件

装置	上腕カフ・オシロメトリック法に基づく装置
測定環境	①静かで適当な室温の環境（特に冬季、暖房のない部屋での測定は血圧を上昇させる） ②原則として背もたれつきの椅子に足を組まずに座って、1～2分の安静後 ③会話を交わさない環境 ④測定前に喫煙、飲酒、カフェインの摂取は行わない ⑤カフ位置を心臓の高さに維持できる環境
測定条件（必須条件）	①朝（起床後1時間以内） 　排尿後、朝の服薬前、朝食前、座位1～2分安静後 ②晩（就床前） 　座位1～2分安静後
測定回数	2回測定し、その平均をとる
測定期間	できる限り長期間
記録	すべての測定値を記録する

日本高血圧学会高血圧治療ガイドライン作成委員会編：高血圧治療ガイドライン2014．ライフサイエンス出版，東京，2014：18．より改変して転載

文献

1) Bobrie G, Chatellier G, Genes N, et al. Cardiovascular prognosis of "masked hypertension" detected by blood pressure self-measurement in elderly treated hypertensive patients. *JAMA* 2004 ; 291 : 1342-1349.
2) 日本高血圧学会高血圧治療ガイドライン作成委員会編：高血圧治療ガイドライン2014．ライフサイエンス出版，東京，2014．
3) 日本高血圧学会：家庭血圧測定の指針　第2版．ライフサイエンス出版，東京，2011．

2 血圧

Q7 頸部、鼠径部、橈骨部で血圧値が異なるのはなぜ？

A 心臓からの距離が異なるからです。血圧値は心臓に近い部位ほど高く、遠くなるに従い低い値が計測されます。

看護師
長坂美穂

頸部→鼠径部→橈骨部の順に血圧値は低くなる

心臓はポンプのように血液に圧力をかけ、血管へ送り出します。心臓から送り出された血液は、動脈を通って全身の細胞に酸素や栄養を運ぶ役割を担っています。血圧とは、血液の圧力によって血管壁が押される力のことで、主に心臓から送り出される血液の量（心拍出量）と、血管の硬さ（血管抵抗）によって決まります。

血圧は、中枢（心臓）からの距離や血管の性状によって大きく変化します。心臓からの距離が近いほど血圧は高くなり、心臓から遠くなるほど低くなっていきます。そのため、心臓から一番近い距離にある頸部（総頸動脈）→鼠径部（大腿動脈）→橈骨部（橈骨動脈）の順に血圧値は低くなっていきます（図1）。

なお、測定体位によっても血圧値は変動します。例えば、立位で下肢の血圧を測定すれば、重力の影響で下肢の血圧のほうが中枢よりも高くなるでしょう。病棟で血圧を測定する際は臥位が多いため、ここでは臥位を基準

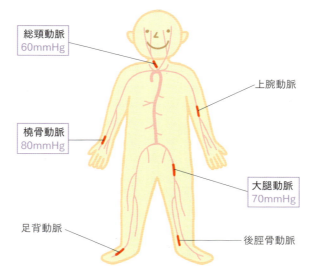

図1　主な動脈の位置と、触診により血圧指標とできる部位

ショック時など末梢での血圧測定が不可能な場合、総頸動脈、大腿動脈、橈骨動脈の圧が触れるか否かで、血圧値を予測できる。

として解説しています。

血圧値が中枢＜末梢の場合
何らかの血管障害が起きている可能性

　血圧を測定した際、中枢に比べて末梢側の血圧が高くなることがあります。この場合は、測定部位に何らかの血管抵抗を上げる要素が生じている可能性があります。血管抵抗を上げる要素としては、測定部位における狭窄や動脈硬化などの血管障害が疑われます。

触知できる動脈の部位によって
血圧を予測できる

　ショック時など、末梢での血圧測定が不可能な場合、橈骨動脈、大腿動脈、総頸動脈の拍動を触知できるか否かによって、収縮期の血圧を予測することができます（図1）。

　まず橈骨動脈での触知を試みます。この部位で触知できれば、収縮期血圧は80mmHg以上あると予測できます。

　橈骨動脈が触知できなければ、大腿動脈で拍動を確認してみましょう。この部位で触知できれば、収縮期の血圧は70mmHg以上あると予測できます。

　橈骨動脈も触知できず、大腿動脈も触知できない場合は、頸動脈を触知します。この部位で触知できれば、収縮期の血圧は60mmHg以上あると予測できます。

　すべての部位で触知できなければ、収縮期の血圧は60mmHgもないということになります。生命維持の危機状態と判断されるため、ただちに応援を呼び、心肺蘇生を行います。

2 血圧

Q8 左右で血圧値が異なることがあるのはなぜ？

A 測定圧が低い側には、測定部位と心臓の間に血管狭窄や血管閉塞がある可能性があります。

臨床検査技師　進藤達也

大動脈圧に最も近いのは上腕動脈圧

血圧測定部位が心臓から遠ざかると、脈波の波形が変化するので、心臓から出たばかりの大動脈弁の直上で大動脈圧を測るのが理想的です。実際、心臓カテーテル検査ではそこで血圧を測ります。

それでは、非観血的に大動脈弁直上の血圧に最も近い血圧が測れるところはどこでしょうか。頸動脈は、首にマンシェットを巻くことが危険なのでできません。腹部大動脈も、体幹の深いところにあり、できません。左右の上腕動脈と下肢の動脈が現実的な候補となります。このうち、最も心臓に近いのは右上腕動脈ということになります。上行大動脈は右から出ており、左よりも先に右鎖骨下動脈が分岐するからです（図1）。

測定圧に20mmHg以上左右差がある場合は高いほうで測定

同時測定で血圧の左右差をみると、右が左より収縮期血圧で約2〜4mmHg高いことが多いです。10mmHg以下は測定誤差と変動の範囲内と考えられますので、右に限定して測定する必要はありません。

左右差が20mmHg以上ある場合、測定部位と中枢との間の血管のどこかに、狭窄など

図1　心臓から出た血管の分岐

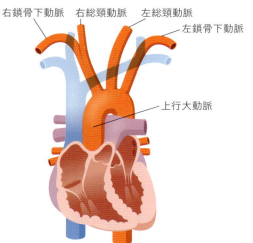

右鎖骨大動脈が最初に上行大動脈から分岐する。

があるかもしれません。多くの場合は、血圧が低い側に血管狭窄があります。血管狭窄により動脈に狭い部分が生じると、中枢からの圧力が末梢まで伝わりにくくなります。そのため、狭窄部分より先の脈が触れにくくなり、血圧が低下します。

具体的な疾患名としては、動脈硬化や大動脈炎による鎖骨下動脈閉塞、先天性の大動脈縮窄症、心房細動に合併した血栓による動脈塞栓症などが挙げられます。原因が何であれ、動脈や大動脈に狭窄が生じる病態です。

もし、血圧に明らかな左右差があれば、狭窄の影響を受けていないと考えられる高い側の血圧を測定してください。

2 血圧

Q9 血圧は、動脈圧、実測圧、大動脈内バルーンパンピング（IABP）圧のどれが一番正確？

A 血圧の指標としては、最も心臓に近い部位で測定できるIABP圧が最適です。

臨床工学技士
林　貞治

動脈圧はカテーテルにより測定、実測圧は非観血的に測定

動脈圧とは心臓から送り出された血液の圧力を指し、動脈への血管内カテーテル挿入によって測定されます（→ Q10）。

実測圧とは、非観血的に血圧を測定する方法で測った血圧で、上腕や足首にマンシェットを巻いて測定します。空気にて加圧を行い徐々に減圧し、拍動が聞こえ始めたときの圧が収縮期血圧、拍動が聞こえなくなったときの圧が拡張期血圧となります。

IABP圧は下行大動脈の圧を反映する

大動脈内バルーンパンピング（intra-aortic balloon pumping：IABP）は、下行大動脈にバルーン付きのカテーテルを留置し、そのバルーンを心臓の動きに合わせて拡張・収縮させ、機械的に血圧をつくりだすことで心機能を補助し、冠動脈の血液流量を増やすための装置です（→ Q20）。

IABP圧を波形でみると、2つの山が確認できます。1つ目の山は心臓から送り出された血液がつくりだす血圧（①自己圧）で、2つ目の山がIABPで機械的につくられた血圧（②オーグメンテーション圧）です（図1）。

図1　IABP圧の波形の例

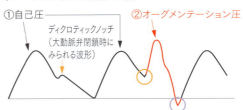

ディクロティックノッチに合わせてバルーンを拡張（○）、自己圧の立ち上がりに合わせてバルーンを収縮（○）させる。操作者は波形が鋭角となるようにタイミングを調節する。

血圧のベースとなる圧は、心臓から送り出された直後（上行大動脈）の圧となります（→ Q8）。血圧の測定値が変動する大きな因子は、血管抵抗、血流量、断面積、長さであり、計測部位によってかなり異なります。

動脈圧、実測圧、IABP圧を心臓から近い順に並べると、IABP圧（下行大動脈）→実測圧（腕）→動脈圧（上腕動脈）→動脈圧（大腿動脈）→動脈圧（橈骨動脈）→実測圧（足首）→動脈圧（足背動脈）となります。

測定部位によって血圧は異なるので、どれが一番正確かは一概にいえません。そのため、どの圧を指標にするのかを考えた場合、IABPでの測定圧が適切だと考えられます。理由としては、最も中枢に近い部位で測定しているため、血管抵抗などの影響を受けにくいからです。

2 血圧

Q10 動脈圧の波形からは何がわかるの?

A 大動脈弁の異常や循環血液量の低下などにより波形が変化するため、心臓の状態が推測できます。

看護師 高部美佳

連続的な血圧監視や頻回な採血が必要な際に、Aラインが有用

　動脈内にカテーテルを挿入して血圧を測定する方法を、観血的動脈圧測定といいます。臨床では、通称Aラインと呼ばれています。マンシェットでは測定困難な場合や、心不全やショックなど、循環動態が不安定で連続的に血圧監視が必要な場合に、カテーテルを挿入します。

　また、血液ガス分析のため頻回に採血が必要な場合、カテーテルから採血できる利点があります。

Aラインによって観血的に動脈圧を測定できる

　カテーテルの挿入部位は一般的に橈骨動脈が多いですが、上腕動脈や足背動脈、大腿動脈が選択されることもあります。

　血管内の血圧を、トランスデューサーを介して電気信号に変換・増幅し、血圧波形および血圧値を表示します。大気圧や静水圧の影響をなくすため、回路内の三方活栓を開放させ、ゼロ点校正をします。こうして観測されるものが、動脈圧波形です(図1)[1]。

　正確な動脈圧を知るためには手順・留意点・合併症を知っておくと同時に、正常波形と異常波形を見分けなければなりません。

動脈圧波形からは一回心拍出量や心収縮力が推測できる

　基本的な動脈圧波形の見方を図2に示します[2]。左室の収縮と同時に大動脈弁が開放され、血液が駆出されることによって動脈圧が上昇し、大動脈弁閉鎖時にはディクロティックノッチと呼ばれる特徴的な波形を示します。大動脈弁の開放から閉鎖まで(収縮期)の波形(面積)によって、一回心拍出量が推測できます。

　大動脈弁閉鎖後は、動脈圧はゆるやかに下降していきます(拡張期)。下降時の傾き度合いによって、血管抵抗が推測できます。

　拡張期血圧と収縮期血圧の差が、脈圧として観測できます。

　正常な動脈圧波形はこのように示され、波形から心拍出量や心収縮力を読み取ることができます(図3)。

　前述のように、大動脈弁の開放から閉鎖までの波形の面積は、一回心拍出量を表しています。面積が広ければ心拍出量が多く、面積が狭くなれば心拍出量が少ないことが示されます。

　また、大動脈弁開放時の波形の立ち上がりは、心収縮力を反映しています。立ち上がりが早ければ心収縮力がよく、立ち上がりが遅ければ心収縮力が悪化していることが推測できます。

図1 観血的動脈圧測定のしくみ

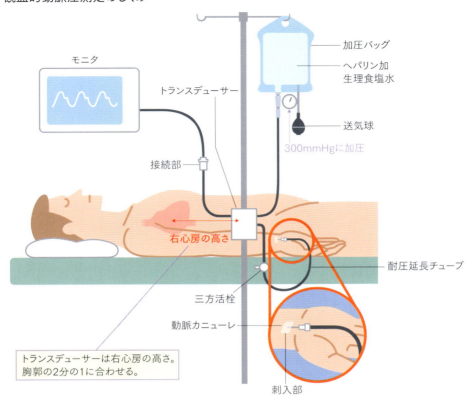

図2 動脈圧波形の見方

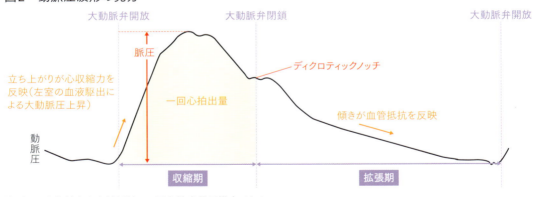

波形から心収縮力や血管抵抗、一回心拍出量が推定できる。

図3 心拍出量と心収縮力の読み方

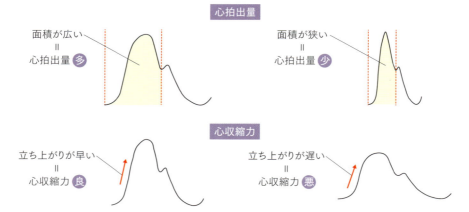

大動脈弁の異常時は波形の立ち上がりや下降に変化が生じる

　大動脈弁の狭窄が起こると、左室からの血液駆出が妨げられるため、大動脈弁開放時の波形上昇（上行脚）の立ち上がりがゆるやかなものとなり、駆出時間の延長が生じます（図4）。また、大動脈弁の閉鎖不全の際は、拡張期に血液が左室に逆流するため、波形の低下（下行脚）が急になり、駆出時間も延長します（図4）。

　大動脈弁の異常は徐々に進行し、それに伴い心機能は悪化します。心拍出量低下、拡張能低下に伴い、心不全になり、肺うっ血の状態になります。さらに心肥大により、心筋虚血、冠動脈血流低下による狭心痛が起こり得ます。また、心拍出量低下に伴い脳血流量が低下すると、失神やめまいが発症することがあります。

　このような症状が出れば、基本的に手術の適応になります。

交互脈や奇脈が現れた際は左室機能障害や心タンポナーデを疑う

　心機能の異常時にも、特徴的な動脈圧波形が観察されます。

　左室の機能障害の際は、大きな波形と小さな波形が交互に出現する動脈圧波形（交互脈）が観察されることがあります（図5）。

　交互脈は発作性頻拍（発作性上室頻拍、発作性心室頻拍）の際にみられることがあります。症状の経時的な観察と同時に、交互脈の持続時間も記録します。十二誘導心電図を行いながらドクターコールしましょう。

　また、心室拡張障害では、吸気時に呼気時よりも収縮期血圧が10mmHg以上低下する「奇脈」が観察されます（図6）。心タンポナーデなどの際にみられることが多いです。

　心タンポナーデでは、心嚢内に多量に液体が貯留し、心臓が拡張できなくなるため、心拍出量が低下します。典型的な症状としては、ベックの3徴（血圧低下、静脈圧上昇、心音減弱）が現れます。胸部症状、チアノーゼ、呼吸困難、意識レベル低下などがないか観察しましょう。心原性ショックを起こし心停止に至る可能性があるので、心嚢穿刺が必要となります。ドクターコールし、緊急処置に備えましょう。

Aライン挿入患者には心負荷を軽減するケアを

　Aラインを挿入しての循環動態管理が必要な患者さんには、心負荷を軽減する援助を行います。

図4　大動脈弁の異常時の波形の例

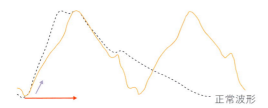

大動脈弁狭窄症の波形

・左室の駆出が妨げられるため、立ち上がりに時間を要する（→）。
・駆出時間が延長する（→）。

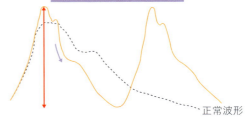

大動脈弁閉鎖不全症の波形

・拡張期に左室へ血液が逆流するため、波形の下降が急になる（→）。
・脈圧が増大する（→）。

図5　左室の機能障害時の波形の例

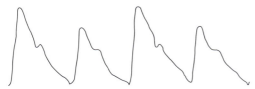

・交互脈（大きな波形と小さな波形が交互に出現する）が観察されることがある。

図6　心室拡張障害時の波形の例

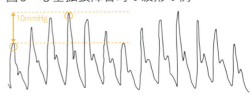

・心タンポナーデの際にみられることがある。
・奇脈（呼気時より吸気時の収縮期血圧が10mmHg以上低下した波形）が観察される。
・心膜腔内圧の上昇によって左室拡張不全となる（静脈還流障害と心拍出量低下が生じる）。

　水分バランスの調節（→ Q21）や、利尿薬・血管拡張薬・強心薬などの正確な薬剤投与、体位の工夫、呼吸の補助、排泄管理などの看護が必要です。循環管理として大動脈内バルーンパンピング（IABP）や経皮的心肺補助法（PCPS）など機械的な補助を行っている場合もあるので、それに準じた看護が必要となります。

Aライン挿入中の合併症に注意

　波形が読めることも看護においては必要ですが、動脈内カテーテル挿入中の合併症の有無を観察することも大切です。出血腫脹、血腫、発赤、末梢循環障害の徴候などに気づいたら、医師に報告しましょう。

　また、正確な測定のために、ラインの固定状況や、接続のゆるみ、外れがないか、必ず観察しましょう。図7のような波形が観察された場合、トランスデューサーが誤った位置に設置されていたり、チューブ内に気泡や詰まりが生じていることがあります。特に気泡が入ると空気塞栓の状態となるため、肺塞栓や脳梗塞の原因になる危険性があります。十分な注意が必要です。原因を見つけ、対処しましょう。

文献
1) 平根佳典：心電図モニター．エマージェンシー・ケア 2015；28（3）：19-23.
2) 中野路子，坂口耕一郎，棚瀬直哉：観血的血圧計．大垣徳洲会病院 臨床工学科 医療情報誌Medical partners 2014；9月号．http://ogaki.tokushukai.or.jp/upload/dtb_top_new3/H26.9月号　圧ライン．pdf?20170501142914（2017年6月閲覧）
3) 村上真理：動脈圧モニタ．重症患者ケア 2015；4（1）：48-57.
4) 高原美樹子，高山裕喜枝編：救急看護QUESTION BOX 8 器具・機器・薬品．中山書店，東京，2005.
5) 奥谷龍，三浦由紀子：循環モニターの評価法 観血的動脈圧を中心に．A net 2011；15（1）：14-18.

図7 動脈圧波形のトラブルの例

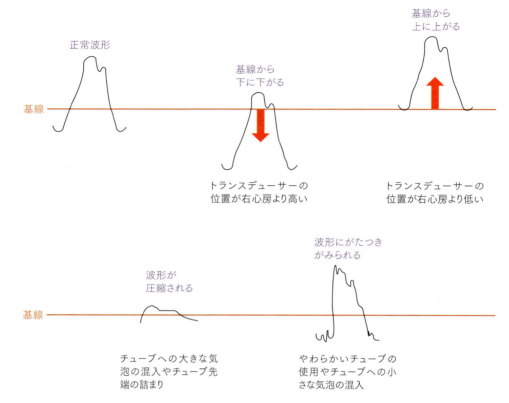

このような波形が観察された際は、機器や回路を注意して観察し、原因を取り除く。

平根佳典：心電図モニター．エマージェンシー・ケア 2015;28(3):22. より改変して転載

3

疾患

ここだけはおさえておきたい

3 疾患

須藤麻美

循環器疾患はさまざまな危険因子によって生じる

　ここでは、心臓・大血管に生じる疾患を総称して循環器疾患と呼びます。循環器疾患には、虚血性心疾患や弁膜症、不整脈、心筋症、大動脈瘤、大動脈解離などがあります。これらの誘因としては、表1のような危険因子が挙げられます。

　その他にも、糖尿病や遺伝、加齢などが循環器疾患の原因となります。これらは生活習慣と密接にかかわってくるため、予防やコントロールには、生活習慣の指導も必要となります。

緊急性の高いものを見抜き、迅速な対処につなげる看護を行う

　循環器疾患には、心筋梗塞や大動脈解離のように、急激に発症し、生命にかかわる急性疾患と、心不全や心筋症、弁膜症のように、長い経過をたどる慢性疾患があります。緊急処置が必要なものから、症状をみて経過観察となるものまで、その病態は多岐にわたります。

　急性疾患では、対処が遅れると生命の危機に直結するため、迅速な治療が鍵となります。患者さんの症状から原疾患をアセスメントし、緊急性を見抜いて医師への報告につなげられるようにしましょう。同時に、必要な検査や処置の準備もすみやかに行う必要があります。主な循環器疾患の特徴と、それらにどのような検査や診断が必要になるのかを把握しておきましょう（表2）。

　治療の際は血行動態に作用する薬剤を使用するため、微量での点滴管理やモニタ管理など、慎重な管理が求められます。さらに循環器疾患の患者さんは、生活習慣病を合併していることが多く、急性期を脱した後や、慢性疾患においては、日常生活指導などの患者教育も必要になります。

　このように、循環器ナースの役割は多岐にわたります。

　生命に重要な臓器である心臓にかかわる疾患ということで、患者さんの不安も強く、精神的な援助も必要とされます。より多くの知識を身に着けて、患者さんに適切な看護が提供できるようにしましょう。

表1　循環器疾患の危険因子

危険因子	理由
高血圧	高血圧により動脈硬化が促進され、心筋に対する負担が増えることで、心臓に負担がかかる
高脂血症	HDLコレステロールは動脈硬化を抑制するが、LDLコレステロールが高いと動脈硬化が促進される
喫煙	ニコチンが交感神経や副腎髄質に作用し、昇圧ホルモンの分泌を促すことで血圧が上がる。また、一酸化炭素により赤血球の酸素運搬能力が下がり、心臓への負担が増える
肥満	肥満の人は、酸素や栄養分をより多く全身に届けなくてはならないので、心臓への負担が大きくなる
ストレス	ストレスがたまると、交感神経の活動が高まり、血圧が上がり、血液の粘性が上がり、心臓への負担が増す。また、生活習慣が乱れ、過度の飲酒や喫煙、運動不足により、疾患のリスクが高まる

表2　主な循環器疾患の特徴と診断

主な疾患名	疾患の特徴	検査・診断（確認事項）
虚血性心疾患 ● 狭心症 ● 心筋梗塞	動脈硬化により、心筋に血液を送る冠動脈が狭窄、閉塞し、心筋に血液が届かなくなること（心筋虚血）で起こる疾患	● 十二誘導心電図（ST変化） ● 血液検査（CK-MB、トロポニン上昇など） ● 心臓超音波検査（心臓収縮力の低下） ● 心筋シンチグラフィ（放射性同位体集積の低下あるいは欠損） ● 冠動脈CT（冠動脈の狭窄あるいは閉塞） ● 冠動脈造影（冠動脈の狭窄あるいは閉塞）
弁膜症 ● 大動脈弁狭窄症 ● 大動脈弁閉鎖症 ● 僧房弁狭窄症 ● 僧房弁閉鎖症	弁が完全に閉じなくなったり血液が逆流したりして、血液の流れが妨げられる疾患	● 心臓超音波検査（弁の形態や動きの異常、血液の逆流） ● 左室造影、大動脈造影（血液の逆流）
不整脈 ● 心室細動 ● 心室粗動 ● 心房細動	刺激伝導系に障害が起こり、心臓調律が異常になる疾患	● 十二誘導心電図（異常波形） ● ホルター心電図（異常波形）
心筋症 ● 肥大型心筋症 ● 拡張型心筋症	心筋細胞の肥大や変質によって、心臓の壁が厚くなったり、逆に薄く伸びてしまい、心臓の機能に異常が起こる疾患	● 心臓超音波検査（心臓の形状や動きの異常） ● CT、MRI（心臓の形状の異常） ● カテーテルによる心筋生検（心筋の異常）
大動脈疾患 ● 胸部大動脈瘤 ● 腹部大動脈瘤 ● 大動脈解離	大動脈の壁が脆弱になることで、こぶのように膨脹し、場合によっては破裂する、または裂ける疾患	● 大動脈CT（大動脈の形状）

3 疾患

Q11 循環器科に患者さんが来院してから入院までの流れは？

まずは問診をとり、緊急度を評価します。急性冠症候群が疑われる場合は、できるだけ早く心電図を施行し、必要な治療につなげましょう。

看護師
長坂美穂

緊急度が高く優先されるのは胸痛

循環器科は心臓を専門とする科です。胸痛、呼吸困難、動悸、胸部不快感などを訴える患者さんが多いでしょう。このなかで緊急度が高く優先されるのは「胸痛」です。

しかし胸痛＝急性冠症候群（acute coronary syndrome：ACS）をはじめとする虚血性心疾患（表1）とは限りません。気胸や肋骨骨折、帯状疱疹のほか、心療内科での診療対象となるものまであります。それらを的確に判断するためにも、問診は必須となります。虚血を示唆する胸痛を訴えている患者さんには、まずはバイタルサインの測定をしつつ、問診をとり、緊急度を評価しましょう。

胸痛時に問診すべき点を、表2に挙げます。聴取中は患者さんの表情を見ながら、会話ができる状態なのかなども考慮し、緊急度や重症度を判断しましょう。

持続する胸痛は心筋梗塞の可能性

上記の問診により、例えば胸痛が「労作時」に「数分」程度起こっている場合は、狭心症の可能性あり、となります。胸痛が「持続」して起こっている場合は、急性心筋梗塞（acute myocardial infarction：AMI）の可能性があり、さらに緊急度は高くなります。

またバイタルサインもふまえるとともに、

表1 代表的な虚血性心疾患

心筋梗塞*	完全にどこかの冠動脈が閉塞した状態
不安定狭心症*	冠動脈狭窄が進んでいて、心筋梗塞の一歩手前の状態
狭心症	狭窄している冠動脈があるものの、閉塞はしておらず血液の流れがある状態

＊ 急性冠症候群

表2 胸痛時の問診事項

①いつ
②どんなときに（何をしているとき、労作時なのか）
③どのくらいの長さ（時間）
④どのくらいの辛さ（10段階スケール）
⑤どこの場所、部位
⑥冷汗の有無
⑦既往歴（糖尿病や脳疾患、内視鏡など）
⑧内服状況（糖尿病薬や抗凝固薬の種類）
⑨アレルギーの有無

血圧や不整脈も念頭に置きます。糖尿病があれば、神経障害により胸痛が鈍くなっている可能性があることもふまえましょう。患者さんから情報を得るために、必要な言葉を引き出せるような問診を行いましょう。

できるだけ早く心電図を施行する

ACSの疑われる患者さんへの救急部門で

の診療は、早期から専門医と協力して行うことが必要です。ST上昇型心筋梗塞（ST-elevation acute myocardial infarction：STEMI）では、線溶療法を行う際は病院到着から線溶療法開始までの時間（door to needle time）を30分以内に、経皮的冠動脈形成術（percutaneous coronary intervention：PCI）では病院到着からバルーン拡張までの時間（door to balloon time）を90分以内に終えることを目標とします。線溶療法開始までを30分以内に実現することを念頭に置き、救急部門での治療方針決定は10分以内に行うことが重要です。

ACSを疑っているのであれば、患者さんを連れて診察室から生理検査室まで移動して、心電図をとっているような余裕はありません。看護師がすぐ施行しましょう。看護師も心電図からSTEMIが判読できるようにし（図1）、診断確定のために採血結果（トロポニンや心筋マーカーなど）を確認します。

STEMIと判断されたら、すぐに再灌流の準備に取り掛かる必要があります。一人で行わず人を呼びましょう。心筋梗塞の可能性が高ければ、一刻も早く治療にかからないと、患者さんの予後にも影響します。一人は問診し、もう一人は検査準備を行いましょう。

緊急CAGの際は既往歴、内服状況、アレルギーの有無を再確認

緊急冠動脈造影（coronary angiography：CAG）の際には、問診で得られた⑦既往歴、⑧内服状況、⑨アレルギーの情報が必要になります。また生活習慣や嗜好品（酒やタバコ）の聴取も必要になります。抗凝固薬を内服しているのであれば、何の薬で、最終内服はいつか、お薬手帳があれば内容を確認しましょう。

また、CAG前には抗血小板薬を内服します。これはステント再狭窄予防や血栓の予防に関係します（→Q39）。アレルギーは薬品

図1　心電図波形の変化からみる疾患

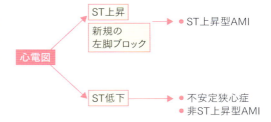

や食物はもちろんのこと、CAGで必ず使用する造影剤アレルギーがあるのか確認します。もし造影剤アレルギーがあるのなら、各施設のプロトコルに沿いましょう（→Q60）。

患者さんの治療後の負担軽減を考えるなら、治療のカテーテルは橈骨動脈からのアプローチが望ましいですが、緊急時は予定入院のように検査前準備ができていないため、鼠径部からの大腿動脈アプローチとなることが多いです。また、必要によっては大動脈内バルーンパンピング（intra-aortic balloon pumping：IABP）や経皮的心肺補助法（percutaneous cardiopulmonary support：PCPS）などが挿入されることもふまえ、穿刺部位である両鼠径部の剃毛をしましょう。

末梢静脈留置は基本的に左前腕に留置しましょう（右上肢はカテーテル穿刺部位であることが多いため、術者に影響されない部位へ挿入する）。カテーテル室に入室する際は、入院経過、アレルギーの有無、既往歴、貴金属や義歯の除去、抗血小板薬の内服、中止薬、点滴ラインなどを簡潔かつ正確に申し送りましょう（→Q55）。

文献
1) 日本循環器学会：循環器病の診断と治療に関するガイドライン（2007-2008年度合同研究班報告）循環器医のための心肺蘇生法・心血管救急に関するガイドライン2009.
http://www.j-circ.or.jp/guideline/pdf/JCS2010kasanuki_h.pdf（2017年6月閲覧）
2) 吉永和正編：救急・ICUですぐに役立つガイドラインこれだけBOOK 看護師・研修医必携 64学会団体45ガイドライン収載. メディカ出版, 大阪, 2014.

3 疾患

Q12 胸痛の訴えがあったときは何をすればよい?

A まずは問診をとり、緊急性の有無を判断しましょう。

看護師
細山まみ子

時期、部位、程度、種類、持続時間と随伴症状を聞く

一言で胸痛といってもさまざまな疾患が考えられます。まずは問診をとりましょう。

痛みが発症した時期、部位、程度、種類、持続時間と随伴症状を聞き、緊急で治療が必要なのか否かをすばやく判断することが重要になります。胸痛を生じうる代表的な疾患と対処法を把握しておきましょう。

心筋梗塞や心不全は緊急で治療を要する

1. 急性心筋梗塞

冠動脈の内腔が完全に塞がり、そこから末梢側の心筋が壊死してしまう疾患です。胸骨の後ろや左前胸部の激しい痛みが30分以上～ときには数時間も持続し、左肩、左上腕内側、顎部に放散痛を生じます。呼吸困難や意識障害を起こすこともあり、四肢の冷感、チアノーゼ、顔面蒼白、冷汗、悪心または嘔吐がみられることがあります。高齢者や糖尿病の人などでは、特徴的な症状が現れないことも多いため、注意が必要です。

急性心筋梗塞を疑ったら、ただちに十二誘導心電図検査を行い、波形を確認します。波形変化が生じている誘導から、おおよその梗塞部位を推測することができます（➡ Q14 ）。

急性心筋梗塞の際は、緊急カテーテルによる治療として、経皮的冠動脈形成術（percutaneous coronary intervention：PCI）が必要になります。冠動脈の閉塞部位にカテーテルを挿入し、バルーンを膨らませることで血管内腔を拡張させるバルーン拡張術（plain old balloon angioplasty：POBA）を行い、さらに再閉塞を防ぐためにステントを留置することもあります（➡ Q15 ）。閉塞が冠動脈の主幹部にある場合など、カテーテル治療のみでは不十分な場合は、腕や脚から採取した血管を用いて血流を回復させる、冠動脈バイパス術（coronary artery bypass grafting：CABG）が行われることもあります（➡ Q17 ）。

2. 狭心症

冠動脈の内腔が狭くなったり詰まったりすることで、心筋に十分な酸素や栄養が届かなくなる疾患です。痛みの部位は心筋梗塞と同様ですが、漠然とした圧迫感や絞扼感が15分以上持続したり、労作時や就寝中、起床時に起こります。しばしば上腹部や背部に痛みを生じることもあります。「胸が締めつけられるような」「胸が強く押さえつけられるような」「胸が焼けつくような」「胸の奥がジーンとする」などの訴えが多いです。

カテーテル適応となる狭心症には、急性心筋梗塞と同様にPCIによる治療を、カテーテル適応でない場合は薬物治療を行います。主に血管拡張薬とβ遮断薬を内服する場合が多

く、併せて抗血小板薬も処方されます。

3. 大動脈解離

　動脈硬化により脆弱化した胸部大動脈に亀裂が入り、内膜と外膜に解離してしまう疾患です。胸部からはじまり、背部から腰部にかけての持続する痛みがあります。解離の場所によって、発症の数日前から胸痛がみられる場合もあれば、突然激しい痛みが生じる場合もあります。さらに、意識混濁がみられたり不穏状態に陥ることもあります。

　大動脈解離には、上行大動脈に解離のあるスタンフォードA型と、上行大動脈には解離のないスタンフォードB型があり、それぞれ治療法が異なります。A型に対しては緊急で開胸手術を行い、人工血管置換術を行います。B型に対しては絶対安静下で薬物療法を行い、後に血管の裂け目をカテーテルで塞ぐ、ステントグラフト治療を行います。

4. 肺動脈塞栓症

　下肢の静脈にできた血栓（深部静脈血栓）が血流に運ばれ、肺の動脈を塞ぐ疾患です。心筋梗塞のような突然の胸痛、呼吸困難、頻呼吸があります。太い血管が詰まった場合には、ショック状態となり死に至ることもあります。血痰や発熱、発汗も現れます。

　肺動脈塞栓症には、抗凝固薬の点滴投与による治療を行います。重症の場合は、血栓溶解薬として組織プラスミノーゲンアクチベーター（tissue-plasminogen activator：t-PA）を使用したり、手術やカテーテルによって血管の詰まりを直接取り除くこともあります。また、下大静脈にカテーテルによりフィルターを留置して、肺動脈に血栓が流れ込まないように予防する方法もあります。

5. 急性心不全

　心筋梗塞などの心疾患が原因で心臓のポンプ機能が低下し、肺から血液を十分に吸い上げることができなくなることによる肺うっ血や、末梢循環不全などが生じる病態です。激しい呼吸困難、湿性咳嗽、泡沫状でピンク色の痰が出て、喘鳴も聞かれます。顔面蒼白で冷汗が出て、皮膚が冷たく湿っている状態になります。

　酸素吸入をして利尿薬を投与し、血管拡張薬や強心薬による治療を行います。重症の場合は、陽圧換気や気管内挿管で人工呼吸を行うと同時に、原因となる心疾患に対しての治療を行っていきます。利尿が良好に行われると、呼吸状態は改善していきます。

緊急ではないが、治療を要する疾患にも注意が必要

　心房細動や心房粗動は、いずれも心臓の電気信号の異常で起こる疾患で、心電図をとると不整脈が観察されます。突然の動悸、胸のもやもや感や痛み、めまいなどの症状があります。経過観察により症状が落ち着く場合もありますが、症状が治まらない場合など、すぐに治療を開始することもあります。

　治療としては、薬物療法や電気的除細動を行います。難治性の場合は、カテーテルを用いて心筋を焼灼するアブレーションや、ペースメーカーの植え込みが必要になります。

　自然気胸は、肺の一部が破れ、胸腔内に空気が漏れて肺が虚脱してしまう疾患で、突然の胸痛、乾性咳嗽、呼吸困難などの症状があります。10歳代から30歳代のやせ型で胸の薄い男性に比較的多くみられます。

　軽度の場合は安静で改善することが多いですが、肺の虚脱が重度の場合は、胸腔内にチューブを挿入し、肺から漏れた空気を持続的に脱気する必要があります。それでも改善しない場合や、繰り返し起こる場合は、手術による縫縮を行います。

　肺がんが胸痛の原因となっている場合もあります。胸痛に加え、咳嗽や体重減少、呼吸困難、血痰、骨の痛みなどがみられます。がん種や進行度合いによって、外科的切除、化学療法、放射線療法を行います。

3 疾患

Q13 狭心症と心筋梗塞の違いって何?

A 冠動脈の血流障害が一過性なら狭心症、一定時間以上持続すると心筋梗塞となります。

看護師
山﨑愛梨

冠動脈は心臓に酸素と栄養を供給する

心臓は、全身に血液を送るポンプの役目を担っています。その心臓に酸素と栄養を供給する血管が冠動脈です。心臓の表面全体を、大動脈の起始部から覆うように枝分かれしている血管が「冠」のようにみえることから、冠動脈といいます。

冠動脈の血流障害が心筋虚血につながる

動脈硬化や、コレステロールの沈着により形成されるアテローム(粥状硬化)が原因で、冠動脈の血管内腔が狭窄され、血流障害を起こします(図1)。冠動脈の血流が不十分となった心筋は虚血状態となり、十分な酸素の供給を受けることができず、酸素の需要と供給のバランスが崩れ、正常な機能を保てなくなります。

このようにして起こる心筋障害を呈する疾患を、「虚血性心疾患」と総称します。主な疾患としては、「狭心症」と「心筋梗塞」があります。数分以内の一時的な心筋の虚血状態が生じる疾患が狭心症、心筋の虚血状態が30分以上持続し心筋が壊死に陥る疾患が心筋梗塞です(表1)。

虚血の原因には動脈硬化やアテロームの他に、アテロームに出血や潰瘍が生じたことで形成される血栓もあります。その血栓が冠動脈の血流を途絶えさせることで、心筋梗塞を発症します。

図1 虚血性心疾患発症の流れ

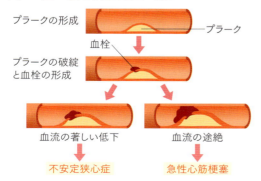

表1 狭心症と心筋梗塞の違い

	狭心症	心筋梗塞
胸痛	数分間出現し、安静により消失する	強い痛みが30分以上持続し、安静にしても改善しない
病態	冠動脈の一過性の心筋虚血	冠動脈の持続する閉塞により、心筋が壊死に陥る
冠血管拡張薬	効果がある	効果がない

狭心症は心筋梗塞の前兆の可能性

狭心症は一過性の心筋虚血により起こる胸痛、胸部圧迫感を主症状とします（図2）。胸痛の持続時間は1〜3分以内が多く、通常5分以内に治まります。

運動や体を動かす作業を行うことで胸痛を自覚するものを労作性狭心症といいます。これは体を動かすこと（労作）で酸素消費量が増加するにもかかわらず、冠動脈の血液供給量が増えず、心筋が酸素不足になることが原因で起こります。動作をやめることで症状が消失します。

反対に、就寝中や朝方などの安静時に胸痛が起こることもあります。これは冠動脈に狭窄病変がない場合や、狭窄がごくわずかな場合に出現する胸痛です。狭窄病変がなくても、血管の強い収縮（攣縮）が原因で胸痛が出現します。通常、夜間や早朝の安静時に多く出現することから安静時（異型）狭心症と呼ばれています。

他に、不安定狭心症があります。不安定狭心症では、労作性狭心症のときよりも軽い運動や動作などで胸痛を生じるようになり、症状が著しく増強し、安静時にも胸痛を自覚するものをいいます。このとき血管内では、狭窄部に血栓を形成していることが多く、心筋梗塞に移行しやすい状態となっているため、厳重な治療と管理が必要です。

心筋梗塞には冠血管拡張薬は効果がない

冠動脈の血流が30分以上途絶え、心筋が壊死に陥ったことでその部位の収縮が回復せず、心臓の機能が低下した状態のことを、心筋梗塞といいます。

症状は狭心症と比べて重く、強い胸痛が30分以上、場合により1〜2時間続くこともあります。狭心症と違い、心筋梗塞ではニトログリセリンなどの冠血管拡張薬を服用しても痛みは軽減されず、効果がありません。また、強い胸痛だけでなく、不安や落ち着きのなさ、脱力感、発汗、悪心、息切れなどの症状も出現することがあります。

急性心筋梗塞発症後の合併症としては、心室の収縮が細かく不規則になることにより起きる心室細動などの致死性不整脈、心筋の壊死が広範囲に生じることで血圧低下や呼吸不全などの症状が出現する心原性ショック、血栓が脳や下肢などに運ばれることにより引き起こされる塞栓症があります。いずれも生命にかかわる危険な状態です。なかでも致死性不整脈は、心筋梗塞発症後24時間以内に高確率で出現するので、注意が必要です。

図2 狭心症の主な症状

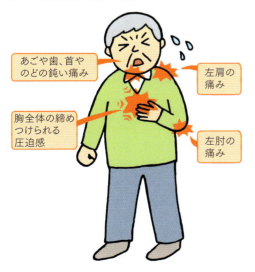

- 胸に痛みや重苦しさを感じ、締めつけられるような圧迫感が1〜3分続く。
- ひんぱんに発作が起きる場合は、心筋梗塞の前兆の可能性がある。
- 症状が30分以上続く場合は心筋梗塞を疑う。

文献
1) 矢崎義雄：胸部の病気 狭心症，心筋梗塞．山口和克監修，新版 病気の地図帳，講談社，東京，2000：54-57．
2) 医療情報科学研究所編：病気がみえるvol.2 循環器 第3版．メディックメディア，東京，2010．

3 疾患

Q14 心筋梗塞の梗塞部位によって、観察点は異なるの？

A 梗塞部位によって起こりやすい合併症は異なります。合併症の徴候を見逃さないよう、観察に努めましょう。

看護師
須藤麻美

心筋壊死となった部分が、破裂や断裂、穿孔を起こすことがある

　心筋梗塞では、冠動脈が血栓などで閉塞し、血流が途絶えることで、心筋が壊死します。心筋梗塞の症状として、胸痛、冷汗、血圧低下などがありますが、それに加え、心筋が壊死した部位の機能が障害され、合併症が起こります。梗塞部位によって、起こりやすい合併症は異なります（表1、図1）。

　心筋梗塞により心筋が壊死すると、その部位が脆弱となり、負荷がかかると破裂することがあります。例えば、左室壁の梗塞であれば心破裂となり心タンポナーデを起こし、心室中隔の梗塞であれば心室中隔穿孔、房室弁の開閉を調節している乳頭筋であれば乳頭筋断裂が起こります。

　左室や心室中隔を栄養している（血流を届けている）のは左前下行枝、乳頭筋を栄養しているのは右冠動脈か左回旋枝なので、前壁中隔梗塞では心破裂や心室中隔穿孔、下壁梗塞であれば乳頭筋断裂を起こす可能性があります。

　また、前下行枝は左室の支配領域が広いので、梗塞すると左心不全や心室由来の不整脈が起こることがあります。右冠動脈では右室の支配領域が広く、房室結節などがあるため、右心不全や房室ブロックが起こることがあります。

心電図変化から梗塞部位を予測できる

　心電図の波形変化をみることで、どの部位が梗塞部位なのかを予測することができます（表2）。さらに心臓カテーテル検査を行うことで、閉塞部位を特定することができます。

　ただし、冠動脈の走行には個人差があり、右冠動脈が優位で右冠動脈で後壁を栄養している場合や、左回旋枝が優位で左回旋枝で後壁を栄養している場合があります。前者では右冠動脈の梗塞で後壁梗塞を起こしますが、左回旋枝の梗塞では後壁梗塞は起こりにくくなります。

　閉塞により、閉塞部位より末梢の血管が栄養している心筋が壊死するため、下壁梗塞と後壁梗塞が同時に起こることもあります。広範囲の梗塞は、致死性不整脈や心破裂など、生命にかかわる合併症が起こる可能性があります。壊死した部位の機能が低下すると何が起こるのか、解剖的に何があるのかを理解して、合併症が起きた際に迅速に対応できるように、異常の早期発見に努めましょう。

　なお、急性期には不整脈や心不全を起こしやすく、致死性不整脈やショックとなることもあります。心電図の波形変化に注意し、血行動態の管理が必要となります。再灌流後は、過負荷による心筋破裂を防ぐためにも、必要な安静を守り、適切な心臓リハビリテー

ションを実施しながら、破裂によって生じる心不全症状やショック症状の出現に注意しましょう。

表1 梗塞部位と起こりやすい合併症

発症時期	梗塞部位	合併症
24時間以内（急性期）	前壁中隔	心室頻拍
	前壁	心室細動
	下壁	房室ブロック
	下壁	洞性徐脈
	前壁中隔	心不全
	前壁中隔	心原性ショック
4週間以内	後壁・下壁	乳頭筋断裂
	前壁中隔	心破裂
	前壁中隔	心室中隔裂孔
	前壁・心尖部	血栓・塞栓症
それ以降	前壁	左心室瘤

文献
1) 医療情報科学研究所編, 病気がみえるvol.2 循環器 第3版, メディックメディア, 東京, 2010.

図1 冠動脈と硬塞部位の目安

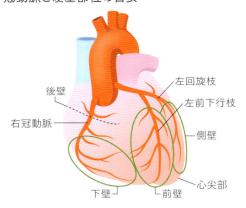
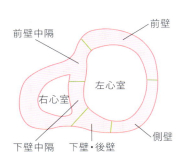

表2 心電図から予測できる梗塞部位

梗塞部位	梗塞波形が出現する誘導												主な閉塞枝
	Ⅰ	Ⅱ	Ⅲ	aVR	aVL	aVF	V1	V2	V3	V4	V5	V6	
前壁中隔							●	●	●	●			左前下行枝
広範囲前壁	●				●		●	●	●	●	●	○	左前下行枝
側壁	●				●						●	●	左前下行枝 左回旋枝
高位側壁	●				●								
下壁		●	●			●							右冠動脈
後壁							☆	☆					左回旋枝 右冠動脈

● : 主にST上昇する　○ : ST上昇する場合がある　☆ : ST下降、R波増高、T波増高

渡辺重行監修：急性心筋梗塞. 医療情報科学研究所編, 病気がみえるvol.2 循環器 第3版, メディックメディア, 東京, 2010：96. より改変して転載

3 疾患

Q15 カテーテル治療の適応はどのように決まるの？

A 冠動脈造影を行い、75％以上の狭窄を認めた場合、カテーテル治療の適応となります。

医師
橋本勝也

PCIは虚血性心疾患に施行される

　経皮的冠動脈形成術（percutaneous coronary intervention：PCI）の適応疾患は、虚血性心疾患（労作性狭心症、不安定狭心症、急性心筋梗塞）です。

　虚血性心疾患に対する治療は、①薬物療法、②PCI、③冠動脈バイパス術（coronary artery bypass grafting：CABG）があります。急性心筋梗塞に対してはPCIが第一選択であり、狭心症に対してもPCIが主に施行されます（図1）。

　PCIを行う際は、まず狭窄病変にガイドワイヤを通し、拡張用のバルーンを狭窄部位まで持ち込み、膨らませます。バルーンによる血管内腔の拡張が確認できたら、バルーンを萎ませて引き抜きます（バルーン拡張術［plain old balloon angioplasty：POBA]）。

　再狭窄の危険が高い場合は、病変部にステントを留置します。POBAと同様、ガイドワ

図1　PCI実施の流れ

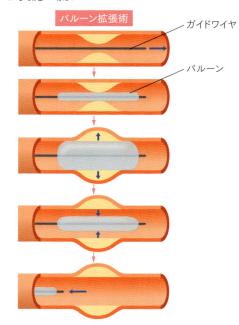

狭窄部をバルーンカテーテルで拡張させる。

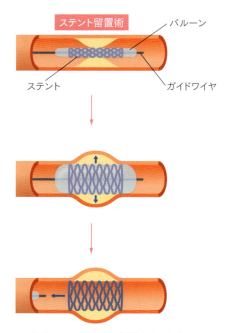

狭窄部を拡張し、ステントを留置することで再狭窄を予防する。

図2　PCI施行による血流回復

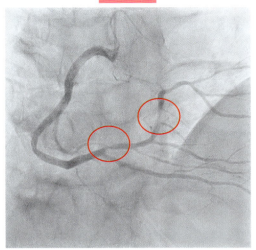

PCI施行前

冠動脈に狭窄が生じている（○部）。

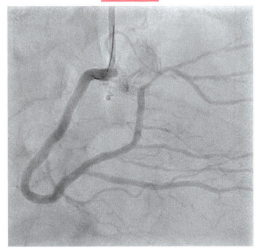

PCI施行後

PCIの施行により、血流が回復した。

イヤに沿ってステントを狭窄部位まで持ち込み拡張し、バルーンのみを萎ませて、ステントは病変部に残しガイドワイヤを引き抜きます。

PCIにより血管内腔を拡張し、冠動脈の血流を回復させます（図2）。

PCIは、前述のように急性心筋梗塞、狭心症などに対して施行されます。狭心症については、主に心臓カテーテル検査において、冠動脈造影上75％以上（左冠動脈主幹部では50％以上）の狭窄を有意狭窄と判断し、カテーテル治療の適応となります。また、視覚的な形態学的診断法のほかに、機能的診断法として冠血流予備量比（fractional flow reserve：FFR）や心筋シンチグラフィ検査などもあります。

なお、次の3つに該当する病変については、PCIの適応外となります。

①左冠動脈主幹部病変
②主となる冠動脈3枝のうち、2枝が完全閉塞している場合の第3枝病変
③重要な側副血行路を供給している冠動脈病変

ただし、PCIの手技向上と器具の改良が進み、適応が拡大されつつあります（→ Q17）。

多方向から病変を撮影し狭窄の程度を判断する

造影上の（視覚的な）狭窄の診断には、主にAHA（American Heart Association）狭窄度分類を用います（図3）。多方向からの撮影で最も狭窄が強く見える造影像を利用し、評価します。

狭窄度評価における注意点として、各病変部位に対して複数方向からの撮影が必要となります。特に偏心性病変では、撮影の角度によって狭窄が過小評価されるため、注意が必要です。また、冠動脈の攣縮あるいはトーヌス（緊張）の上昇による一過性の狭窄を解除するため、十分量の冠拡張薬を投与した後に評価を行うことが重要です。

FFRは冠動脈末梢血管を最大充血させた状態で測定する

FFRとは、狭窄病変から判断する生理学的な指標です。プレッシャーワイヤを用いて、狭窄病変周囲で心臓からの近位部と遠位部で

図3 AHA狭窄度分類

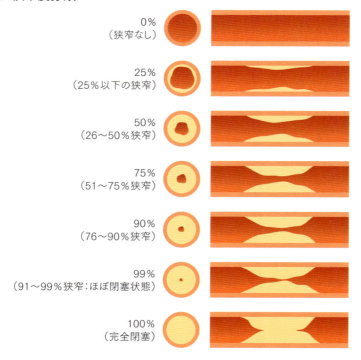

図4 冠血流予備量比（FFR）の測定方法

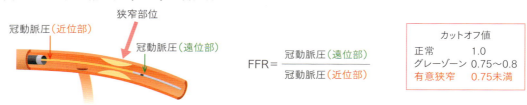

冠動脈に狭窄があり血流が滞ると、狭窄部位より心臓側（近位部）の冠動脈圧に比べ、末梢側（遠位部）の冠動脈圧のほうが低くなるため、FFRも低い値となる。

冠動脈圧を測定し、その比率をとったものです（図4）。

FFRの計測は、冠動脈末梢血管を最大充血させた状態で行わなければなりません。冠動脈の抵抗は、40〜130mmHgの間で常に変化しており、脈拍や血圧に関係なく一定の血流を保とうとする自動調節能がはたらいています。冠動脈末梢血管を最大充血させ、血管抵抗が最大低下した状態では、自動調節能が機能を失い、冠血流と冠内圧の関係は比例することになります。その比例状態でのみ、圧の比率から血流比が推測できます。

FFRが0.75未満の場合に虚血があると判断され、PCI適応となります。

文献
1) 金子英弘，及川裕二：PCI前の基礎知識PCIってなに？．及川祐二編，これから始めるPCI，メジカルビュー社，東京，2013：12-17.
2) 林秀隆：巻頭付録〜AHA分類．中川義久編，改訂版 確実に身につく心臓カテーテル検査の基本とコツ 冠動脈造影所見＋シェーマで，血管の走行と病変が読める！，羊土社，東京，2014；20-26.
3) 中川義久：冠動脈の新しい評価法とカテーテル治療 心筋血流予備比（FFR）．中川義久編，改訂版 確実に身につく心臓カテーテル検査の基本とコツ 冠動脈造影所見＋シェーマで，血管の走行と病変が読める！，羊土社，東京，2014；326-329.

3 疾患

Q16 冠動脈狭窄があっても、カテーテルなどで治療する場合と、しない場合があるのはなぜ？

A 冠動脈に狭窄がある場合でも、そのすべてに治療適応があるわけではなく、治療適応となる病変に対してのみ血行再建を行います。

医師
谷口 優

75％未満の狭窄では血行再建は行わない

軽度の冠動脈の狭窄（75％未満）があるのみでは血行再建は行いません。

> 例
> 冠動脈造影で25〜50％狭窄病変のみであり、血行再建は行わなかった。

一般的に、75％以上の狭窄が解剖学的有意狭窄とされます（左主幹部に関しては50％以上が有意狭窄）。

胸痛などの症状を認めたり、心筋虚血が証明された有意狭窄病変（後述）に対しては、経皮的冠動脈形成術（PCI）や冠動脈バイパス術（CABG）による血行再建を行います。

> 例
> 労作時胸痛のある患者に、冠動脈造影を施行したところ、左前下行枝の#7に90％狭窄を認め、PCIで治療した。

心筋シンチグラフィやFFRなどで心筋虚血の証明診断を行う

中等度狭窄病変で、胸部症状の原因といえるかはっきりしない場合は、冠動脈造影による解剖学的評価だけではなく、その他の検査でも心筋虚血を評価します（機能的評価）。

1つが心筋シンチグラフィで、放射性同位元素を使用し、負荷誘発虚血がないか評価します。もう1つは、カテーテル検査中に施行する検査である、冠血流予備量比（FFR）の測定です（→ Q15）。特殊なワイヤを病変部に挿入後に薬剤を負荷し、心筋虚血の状態を数値化して評価します。

心筋シンチグラフィやFFRなどで心筋虚血が証明されれば、血行再建適応となります（FFRでは0.75未満[1]または0.8以下[2]で虚血が証明されます）。

> 例
> 胸痛患者で、冠動脈狭窄が疑われたので、カテーテル検査をした。病変は長いが微妙な中等度狭窄にみえた。そのままFFRを測定したところ、FFR：0.74だったので、PCIを行った。

血行再建が難しい場合、薬物療法で経過観察となる場合も

虚血をきたす狭窄があっても治療できない場合もあります。例えば、末梢病変は、血管径が小さく、ステント留置ができません。また、適合するバルーンサイズがないことがあります。

バルーン拡張術（POBA）のみで治療を終了せざるを得ない場合は、高い再狭窄率と閉塞のリスクもあるため、患者さんと家族に十分なインフォームドコンセントを行って、了承を得たうえで治療します。再狭窄率や閉塞のリスクを考慮し、総合的な判断で、血行再建はせず、薬物療法で経過をみることもあります。

その他、前述のように、①軽度狭窄のみで血行再建の適応がない場合、②有意狭窄はあるが小血管径など血行再建が困難である場合、③有意狭窄はあるが血行再建に伴うリスクなどがあり治療を希望しない場合などでは、狭窄を認めたとしても血行再建をしないことがあります。

> **例1**
>
> 胸痛患者の冠動脈造影を行ったところ、右冠動脈＃4末梢に90％狭窄病変を認めた。血管径は2.0mm程度であり、ステント留置は困難と思われた。患者・家族にインフォームドコンセントを行い、繰り返し起こる胸痛発作が薬物加療でコントロール困難なことを考慮し、PCIによる治療を行った。病変にPOBAを施行したところ、大きな血管解離もなく、狭窄は90％から50％に改善した。胸痛症状も改善した。

> **例2**
>
> 胸痛患者の冠動脈造影を行ったところ、左前下行枝＃8末梢に90％狭窄病変を認めた。血管径は1.5mm程度であった。症状出現は頻回ではなく、患者と話し、協議のうえ、PCIは施行せず、ニトロ製剤で薬物加療を行った。ときおり症状が出現することもあるが、日常生活に支障はなく経過している。

文献

1) Bech GJ, De Bruyne B, Pijls NH, et al. Fractional flow reserve to determine the appropriateness of angioplasty in moderate coronary stenosis：a randomized trial. *Circulation* 2001；103：2928-2934.
2) De Bruyne B, Fearon WF, Pijls NH, et al. FAME 2 trial investigators：Fractional flow reserve-guided PCI for stable coronary artery disease. *N Engl J Med* 2014；371：1208-1217.

3 疾患

Q17 内科的治療（PCI）か外科的治療（CABG）か、どのように決定しているの？

A 病変の位置や数などに応じて、基本的にはガイドラインに準じて治療法を決定しています。

医師
登根健太郎

まずは薬物治療を行い病状によって血行再建を検討する

狭心症などの虚血性心疾患の治療方法は、以下の3つがあります。

①薬物治療（➡「6　薬剤」参照）
②カテーテル治療（経皮的冠動脈形成術：PCI ➡ Q15）
③外科的治療（冠動脈バイパス術：CABG）（図1）

図1　CABGによる血流回復の例

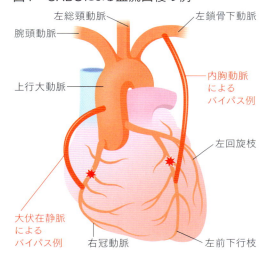

主に内胸動脈や大伏在静脈をグラフトとして用い、狭窄部位（★）より末梢側の血管を大動脈とバイパスする（つなぐ）ことで、冠動脈の血流回復を図る。

まずは薬物治療が基本となります。これを行わずに血行再建術を行うことはありません。

薬物治療を開始しても症状の改善が得られない場合、血行再建術を検討します。わが国では基本的には学会の定めたガイドラインに従って治療方針を決定しています。

しかしながら、患者さんによって病状は千差万別です。合併疾患の有無、病変の場所、狭窄の程度、血管の形状に至るまで、さまざまに異なるので、実際の臨床現場では必ずしもガイドラインどおりには方針決定してはいません。

まずは基本的な治療適応を知りましょう。

LAD近位部や3枝以上の病変はCABGを考慮する

冠血行再建術の適応は、日本循環器学会が示している「循環器病の診断と治療に関するガイドライン（2010年度合同研究班報告）安定冠動脈疾患における待機的PCIのガイドライン（2011年改訂版）」のなかの、「安定冠動脈疾患に対する冠血行再建術（PCI/CABG）の適応」が基本原則とされています。

> **安定冠動脈疾患に対する冠血行再建術（PCI/CABG）の適応**
>
> （1）安定冠動脈疾患に対しては、まず生活習慣の管理と薬物療法が必須であり、症状や予後改善効果があると考えられる病変に対しては冠血行再建術を施行する。
>
> （2）LAD近位部病変を含まない1枝あるいは2枝病変はPCIの適応である。LAD近位部病変を含む1枝あるいは2枝病変についてはPCI/CABGともに考慮する。ただしLAD入口部病変ではCABGを考慮する。
>
> （3）3枝疾患は原則としてCABGの適応である。ただしCABGのリスクが高い場合や、LAD近位部病変を含まないなどPCIが安全に施行されると判断される場合はPCIも選択可能である。
>
> （4）非保護左主幹部病変は原則としてCABGの適応である。ただしCABGのリスクが高いと判断される場合や、LMT入口部、体部などPCIが安全に施行できると判断される場合はPCIも選択可能である。その場合でも緊急CABGが迅速に行える体制が必須である。

　LADは左前下行枝、LMTは左冠動脈主幹部のことです。以前にバイパス術などが施行されている冠動脈は「保護されている」という状態と考え、「非保護」とは以前に何もされていない状態を指します。

　この基本原則をもとに、PCIとCABGの適応が表1のように分類されています。

　なお、このガイドラインで示されているのは、あくまで安定冠動脈疾患に対するもので、急性期疾患に関しては述べられていません。急性冠症候群に関しては、わが国では別のガイドライン（非ST上昇型急性冠症候群の診療に関するガイドライン　2012年改訂版）があります。詳しくは日本循環器学会のホームページでチェックしてください。

将来的な合併症や再発率も考慮し、治療法を選択する

　医師は検査によって患者さんの診断をした後に、このガイドラインに基づいて治療方針を検討するのですが、冒頭で記載したように、実際の医療現場では、必ずしもこのガイドラインどおりに治療方針を決定してはいません。あくまで治療の方針を決定する参考にしているだけです。

　実際は患者さん一人ひとり、それぞれ条件が異なります。年齢、体格、全身状態、糖尿病や慢性腎臓病、肺疾患、悪性腫瘍などの既往症、血管の形状（蛇行が強い、石灰化が強いなど）などから、どの治療がベストかを考える必要があります。

　さらに、PCIかCABGかの選択を考える際に考慮していることとしては、患者さんにとってどちらの治療がより有効であるか、将来を見据えて考える必要があります。現在の病変に対して行う治療が、今後、将来的にはどのような影響を及ぼすかということ、患者さんの長期予後に関しても考慮したうえで、治療方針を決定する必要があります。

　合併症の発生率や再発率などに関しても、当然考慮して治療方法を検討するべきです。CABGは、術中の合併症の発生率や脳血管イベントの発生頻度がPCIより若干高いこと、また、PCIはCABGと比較して将来的に再治療が必要になる症例が多いことは、これまでに行われたさまざまな試験の解析結果から明らかになっています。

治療方針決定には患者・家族へ十分な説明が重要

　今までに行われてきた数々の試験の結果や、研究結果をふまえて、前述のガイドラインは作成されていますので、基本的には現在わが国ではこれに則って方針を決定しています。患者さんからすれば、できるだけ侵襲の小さい治療（CABGよりもPCI）で治療してほしいでしょう。前胸部に大きな手術痕が残ることや、脳血管イベントの可能性などを説明されると、どうしてもCABGの選択には消極的になると思われます。実際に血管形成術が必要な状況では、多くの患者さんはPCI

表1　PCI、CABGの適応

	解剖学的条件	PCI適応	CABG適応
1枝/2枝病変	LAD近位部病変なし	ⅠA	ⅡbC
	LAD近位部（入口部を除く）病変あり	ⅠC	
	LAD入口部病変あり	ⅡbC	
3枝病変	3枝病変LAD近位部病変なし	ⅡbB	ⅠA
	LAD近位部病変あり	ⅢB	
非保護左主幹部病変	入口部，体部の単独病変あるいは＋1枝病変	ⅡbC	
	分岐部病変の単独病変あるいは＋1枝病変	ⅢC/ⅡbC※	
	多枝病変	ⅢC	

※　Ⅱbは回旋枝入口部に病変なくかつ心臓外科医を含むハートチームが承認した症例

奨励クラス分類

クラスⅠ：手技・治療が有効、有用であるというエビデンスがあるか、あるいは見解が広く一致している。
クラスⅡ：手技・治療が有効、有用であるというエビデンスがあるか、あるいは見解が一致していない。
　Ⅱa：エビデンス、見解から有用、有効である可能性が高い。
　Ⅱb：エビデンス、見解から有用性、有効性がそれほど確立されていない。
クラスⅢ：手技・治療が有効、有用でなく、時に有害であるとのエビデンスがあるか、あるいはそのような否定的見解が広く一致している。

日本循環器学会：循環器病の診断と治療に関するガイドライン（2010年合同研究班報告）　安定冠動脈疾患における待機的PCIのガイドライン（2011年改訂版）．日本循環器学会，東京，2012．より転載
http://www.j-circ.or.jp/guideline/pdf/JCS2011_fujiwara_h.pdf（2017年6月閲覧）

を希望することが多いと思います。

　しかし、PCIで対応できない病変、もしくはPCIの施行はできてもCABGでの治療が有効と考えられる病変には、しっかりメリットも説明し、CABG施行を勧めるべきです。

　治療方針の最終決定は、患者さん自身やその家族の同意があってされるものです。理想的な治療計画の決定は、担当した主治医の独断ではなく、患者さんとその家族が治療の必要性、メリット、デメリットを十分に理解し、医療者側とよく話し合ったうえで決定されるべきです。

　治療方法について患者さんや家族に納得してもらえるように十分に説明をすることは、実際の治療を行う手技と同様に非常に重要なファクターであり、看護師もこれを念頭に置いてケアをすることが大切です。

文献

1) 日本循環器学会：循環器病の診断と治療に関するガイドライン（2010年度合同研究班報告）　安定冠動脈疾患における待機的PCIのガイドライン（2011年改訂版）．
   http://www.j-circ.or.jp/guideline/pdf/JCS2011_fujiwara_h.pdf（2017年6月閲覧）
2) 日本循環器学会：循環器病の診断と治療に関するガイドライン（1998-1999年度合同研究班報告）冠動脈疾患におけるインターベンション治療の適応ガイドライン（冠動脈バイパス術の適応を含む）―待機的インターベンション―．
   http://www.j-circ.or.jp/guideline/pdf/JCS2000_fujiwara_h.pdf（2017年6月閲覧）
3) Serruys PW, Morice MC, Kappetein AP, et al. SYNTAX Investigators：Percutaneous coronary intervention versus coronary-artery bypass grafting for sever coronary artery disease. N Engl J Med 2009；360：961-972.
4) Capodanno D, Stone GW, Morice MC, et al. Percutaneous meta-analysis of randomized clinical data. J Am Coll Cardiol 2011；58：1426-1432.

Column　DESの登場とPCIの適応拡大

　現在のわが国のガイドラインは、日本国内はもとより世界中で行われたさまざまな研究や試験の結果がもとになって、制定や改訂がなされています。2000年に制定された、わが国初の冠動脈疾患に対するインターベンション治療のガイドラインでは、左冠動脈主幹部病変への経皮的冠動脈形成術（PCI）は「原則禁忌」であったのが、現行のガイドラインではQ17で示したとおり、意味合いが少し変わってきています。この変化の要因として最も大きく寄与したものは、やはり薬剤溶出性ステント（DES）の登場でしょう。

　DESの出現以降、ステント内再狭窄が劇的に減少した一方で、遅発性ステント血栓症といった合併症の出現の問題も出てきました。そのようななかで、従来の治療適応が徐々に変化するに至るまでの結果をもたらした、数々の治験、研究、試験が行われてきています。

　そのなかでも有名な試験である、SYNTAX試験の結果ですら、10年前のDES（当時の主力ステントは第1世代のDESといわれるパクリタキセル溶出型ステント）をもとにしたものですから、今の第2、第3世代ステントの治療成績を考えれば、今後さらにPCIの適応が拡大してくる可能性は高いと考えられます。さらに各国で進行中の他の臨床試験データも蓄積してくると思いますので、近い将来にはさらなるガイドラインの改訂作業が行われると思います。その際には、さらにPCIの適応が拡大されるのではないかと期待しています。

（登根健太郎）

3 疾患

Q18 3枝病変の場合、2枝はCABG、1枝はPCIとなる理由は？

A 3枝病変はガイドラインではCABG適応ですが、短時間での血行再建をめざすためPCIも併用します。

医師
川崎智広

STEMIの際はPCI併用ですみやかに血行再建を行う

経皮的冠動脈形成術（PCI）と冠動脈バイパス術（CABG）の適応については、日本循環器学会の「安定冠動脈疾患における待機的PCIのガイドライン」によって示されています（→Q17）。3枝病変に関しては原則CABG適応となりますが、症例により、2枝CABG、1枝PCIとなる場合も、実臨床では生じます。

例えば、ST上昇型心筋梗塞（STEMI）の場合、血行再建までに要する時間をいかに短縮できるかが重要であるため、処置をすばやく行うことができるPCIが基本となります。そのため、STEMIの場合は3枝病変のうち1枝がPCI優先となり、残りの2枝に対してPCIのリスクが高ければCABGを選択することとなります。

疾患のリスク判定にはSYNTAXスコアを用いる

疾患リスクに関しては、表1に示すSYNTAXスコアの評価項目が利用できます。病変枝数や部位だけでなく、完全閉塞なのか否か、分岐部や大動脈入口部に当たるのかどうか、屈曲（蛇行）や石灰化の度合いなどに応じて点数をつけていき、疾患リスクを評価します。専用のホームページでスコアを算出す

表1　SYNTAXスコアの評価項目

- Number & location of lesions（病変の数と部位）
- Dominance（優位性）
- Total occlusion（完全閉塞）
- Trifurcation（3枝病変）
- Bifurcation（分岐部）
- Aorto ostial（大動脈入口部）
- Severe tortuosity（重度の蛇行）
- Length＞20mm（病変部が20mmより長い）
- Heavy calcification（重い石灰化）
- Thrombus（血栓）
- Diffuse disease/small vessels（びまん性疾患）

ることができます。スコアが高いほど、PCI施行後の心イベントリスクが上昇するため、その際はCABGによる治療を考慮します。

なお、SYNTAXスコアでは年齢や造影剤アレルギーの有無、腎機能障害の程度、糖尿病の存在などは評価項目に含まれていないため、これらも考慮する必要性があるでしょう。

文献
1) 日本循環器学会：循環器病の診断と治療に関するガイドライン（2010年合同研究班報告） 安定冠動脈疾患における待機的PCIのガイドライン（2011年改訂版）．
http://www.j-circ.or.jp/guideline/pdf/JCS2011_fujiwara_h.pdf（2017年6月閲覧）
2) SYNTAX SCORE ホームページ
http://www.syntaxscore.com/（2017年6月閲覧）

3 疾患

Q19 慢性完全閉塞（CTO）病変は、治療する必要はあるの？

A 狭心症症状や虚血状態の重症度によって、経過観察か血行再建かを選択します。

医師 吉田俊彦

■ CTO病変の末梢領域には、側副血行路から血液が供給されている

慢性完全閉塞（chronic total occlusion：CTO）病変とは、冠動脈の完全閉塞が少なくとも3か月間続いている状態です。またほとんどの場合、閉塞部位末梢の領域は、側副血行路から血液が供給されています。このような場合、多くは、側副血行路からの閉塞部位末梢心筋への血流が十分でないため、狭心症症状を生じることになります。

ただ、CTO病変は、（同じく閉塞しているとはいえ）臨床的にST上昇を引き起こす急性冠動脈閉塞（急性心筋梗塞）とは異なります。急性冠動脈閉塞は一刻を争う病態であり、閉塞部位末梢の心筋は時間とともに壊死してしまいますが、CTO病変の場合は、負荷をかけなければ側副血行路からの血液の供給があり、もちろんST上昇はなく、緊急性もありません。

■ 負荷検査により虚血評価を行い治療の必要性を判断する

CTOの治療を選択する際に一番重要となるのは、狭心症症状や虚血状態の重症度です。

安定している狭心症と同様に、多剤薬剤を使用しても狭心症症状が残っていたり、大きな領域の虚血が認められている場合には、血行再建が必要になります。なかには、かつて心筋梗塞を起こした際に再灌流療法がなされないまま経過し、完全閉塞している領域の心筋が生存性なしというケースもあります。この場合は、一般的に血行再建の必要はなくなります。

治療が必要なケースを見分けるためには、イメージングを用いた負荷検査を施行することが有用で、これにより虚血評価が可能になります。安静時は側副血行路から血液供給されているものの、負荷により虚血が誘発される場合、血液供給量は不十分と判断し、血行再建が必要となります（図1）。

■ CTO治療は狭心症症状だけでなく左室機能や生存率も改善させる

血行再建に関して、経皮的冠動脈形成術（PCI）にするか冠動脈バイパス術（CABG）にするかを決めるのはたやすいことではありません。年齢、その他の罹患疾患、臓器障害の程度、ADLなどを考え、総合的に判断する必要があります。

冠動脈に関していえば、一般的にCTO全体の約20％に左冠動脈主幹部（LMT）病変、多枝病変がかかわっており、PCIよりも完全血行再建の可能性が高くなるCABGがしばしば選択されます。ただし、孤立性のCTO病変であれば、CABGでは侵襲的すぎると考えられるため、通常はPCIを選択します。もちろん、PCIで不成功に終わったケースもまた、CABGへ治

図1 CTO病変の治療フローチャート

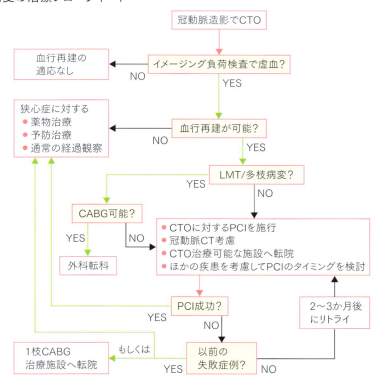

療変更することになります（図1）。

CTOを治療することにより狭心症症状が改善するのはもちろんですが、その他にも左室機能や生存率も改善することがわかっています[1]。心筋に生存性が認められるCTO病変を治療することにより、末梢の心筋領域の壁運動が改善します。それによって、左室収縮末期容積、左室拡張末期容積、左室内径短縮率が改善し、これは左室全体の機能を改善することになります。

また、治療後6年間の死亡率を有意に減少させることもわかっています[1]。

PCI施行時の重篤な合併症に注意

CTO病変に対するPCIは、通常に比べより複雑であり、手技時間、透視時間が通常のPCIの2倍以上かかることもある、大変な手技です。また、合併症も、通常よりも重篤になることがあり、穿孔による心タンポナーデ、血管の解離やそれによる末梢血管のno flowによる虚血、放射線皮膚障害、造影剤腎症など、通常よりも重篤になることがあります。これらの合併症はPCI不成功例において多く、場合により死に至るケースもあります。

このように、確かに通常のカテーテルよりも高いリスクはありますが、再開通させることによる恩恵は非常に大きいです。最近では道具の進歩（ガイドワイヤ、マイクロカテーテル、通過性のよいバルーンなど）や、逆行性アプローチなどの技術の進歩が進み、熟練した医師が行えば、高い成功率と低い合併症発生率での手技が可能となってきています（図2）。

文献
1) Shah PB. Management of coronary chronic total occlusion. *Circulation* 2011；123（16）：1780-1784.
2) Patel VG, Brayton KM, Tamayo A, et al. Angiographic success and procedural complications in patients undergoing percutaneous coronary chronic total occlusion interventions. *JACC cardiovasc Interv* 2013；6（2）：128-136.

図2　CTO病変の血行再建の流れ（逆行性アプローチ例）

①右冠動脈のCTO病変

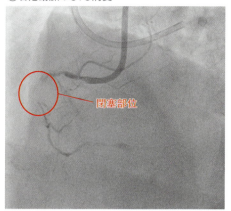

閉塞部位

②LADからの側副血行路

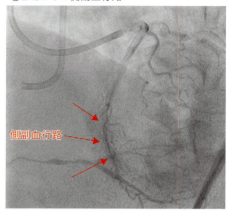

側副血行路

③逆行性アプローチ

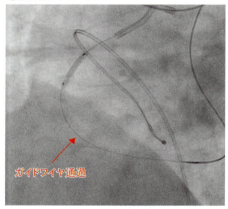

ガイドワイヤ通過

④冠動脈再開通

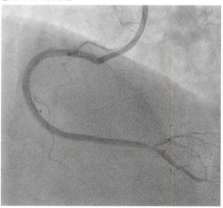

右冠動脈にCTO病変があり（①）、左前下行枝（LAD）からの側副血行路の形成がみられた（②）。逆行性アプローチによるPCIを実施し（③）、冠動脈が再開通となった（④）。

3 疾患

Q20 術前にIABPが挿入されるのはどのようなとき？

A 心機能の保護、および冠血流量の確保が必要なときです。

臨床工学技士 金子健二

IABPによる圧補助で心機能を保護

大動脈内バルーンパンピング（intra-aortic balloon pumping：IABP）では、先端にバルーンのついたカテーテルを大腿動脈から挿入し、下行大動脈にバルーンを留置します。心電図や動脈圧に同期して、バルーンを拡張・収縮することで圧補助を行うことができます。

主な効果は以下の3つです。

①左心室後負荷の軽減
②心筋仕事量（酸素消費量）の減少
③冠動脈血流量の増加

後負荷は左心室が血液を全身に送り出す際に受ける抵抗で、これが高いと心筋の負担が大きくなります。バルーンを収縮期の直前に萎ませることで、バルーンの体積分大動脈圧が下がり、後負荷が軽減され心筋の仕事量が軽減します（シストーリックアンローディング）。さらに、大動脈弁が閉鎖した直後（拡張期）にバルーンを膨らませることで、血液が押され、冠動脈血流量が増加します（ダイアストーリックオーグメンテーション）。IABPはこの2つの効果をもちます（図1）。

IABPにより血行動態と冠血流を確保

経皮的冠動脈形成術（PCI）を施行するに当たってIABPに求められる効果は、心筋仕事量の減少と冠動脈血流量の増加です。心臓のはたらきが著しく低下している場合や、PCIを行うことで冠動脈血流量が低下する恐れのある場合に、その対処として使用します。

特に、左心室駆出率（%EF）が30〜40%を下回るような、極度に心機能の低下している状態や、冠動脈主幹部の治療、慢性完全閉塞（CTO）病変に対する側副血行路を派生している血管を治療する場合などでは、血行動態と冠血流確保のためにIABPの使用を検討するべきです。その他にも、PCIの適応ではなく冠動脈バイパス術（CABG）となる場合や、弁膜症に対する手術までの間に、心機能と冠血流量の保護のために一時的にIABPを挿入する場合もあります。

図1 IABPの2つの効果

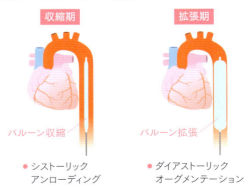

3 疾患

Q21 IN-OUTバランス（水分出納）を測定するのはなぜ？

A IN-OUTバランスが崩れると、循環不全などを引き起こし重篤な状態に陥る危険があります。早めに異常を察知し対処するために、IN-OUTの測定を行います。

看護師　阿部美沙子

IN-OUTバランスは患者体内への水分量の出入りを表す

IN-OUTバランス（水分出納）とは、患者さんの体内に入る水分量と、体外へ出る排出量を算出したものを表します。健康な体であれば、脱水や溢水にならないよう、体内総水分量は調節されており、細胞内液と細胞外液の平衡が保たれています。体内総水分量と細胞内液、細胞外液の変化は相互に関連しており、これら全体が生体における1つの体液調節のしくみとして成り立っています。

IN-OUTの算出方法

IN（体内に入る水分量）には主に輸液や輸血、食事、経口摂取水分、経管栄養などがあります。OUT（体外へ出る水分量）は尿、便、各種ドレーンからの排液、血液、胃液、腸液、不感蒸泄などのことをいいます。

実際のIN-OUTバランスは目に見えるもので算出されることが多く、サードスペースへ移行した細胞外液量や便量、不感蒸泄などは測定できないため、IN-OUTバランス計算では誤差が生じることがあります。より正確なものとするためには、体重測定を行い、体重の前回比を算出し、計算したIN-OUTバランスと比較することで、ある程度正確な評価ができ、予測することができます。

IN-OUTバランス測定により早期に異常を察知する

IN-OUTバランスは、手術前後の全身管理、腎不全や心不全の薬物治療、人工透析、脱水症状の鑑別などに大きく関与する重要な観察項目です。

輸液量過多や尿閉などによって、IN-OUTバランスがプラスに傾くと、浮腫を生じ、四肢や顔面にむくみが観察されます。逆に、輸液量の不足や不感蒸泄の増加によってIN-OUTバランスがマイナスに傾くと、脱水状態となり、発熱や頻脈、口渇、めまい、倦怠感、脱力感、意識障害などが起こります。

なお、原疾患がある場合は、疾患に応じて特に注意すべきポイントがあります。

例えば、腎不全の患者さんでIN-OUTバランスがプラスに傾いている場合、尿の生成困難状態にあるため、浮腫や心負荷がかかることで心不全状態となり、利尿薬投与や人工透析などの治療が必要となってきます。

マイナスに傾いている場合では、腎血流量が低下するため、腎臓機能を低下させることとなります。腎機能が低下すると、体内の余分な水分や塩分が排出されないため、輸液補正や電解質補正が必要となります。

心不全の患者さんでIN-OUTバランスがプラスに傾いている場合、浮腫や胸水貯留による呼吸器症状などを呈することがあります。また、マイナスに傾いていれば、循環血液量減少から、心拍出量低下や各臓器への循環血液量不足による各臓器の機能不全や末梢循環不全を引き起こしたり、脱水状態となることもあります。

IN-OUTアンバランスによって起こりうる症状を把握する

IN-OUTのバランスが崩れると、体内の電解質バランスに異常が生じます。電解質異常は内部環境（恒常性）の破綻を意味し、生命の危険をまねきます。そのため、早期に発見し、適切な治療を行う必要があります。

電解質異常が生じているかどうかは、血液検査が指標となります。正常値を把握しておき、値が高くなったとき、あるいは低くなったときにどのようなことが起こっているか、推測できるようにしましょう（表1）。なお、血液検査以外にも、患者さんからの訴えや症状からも電解質異常を推測することができます（表2）。

IN-OUTのアンバランスは、電解質異常や全身状態の悪化をもたらすのみにとどまらず、患者さんの意識状態や精神状態にも影響するため、バイタルサインや随伴症状（表3）にも注意することが必要です。

IN-OUTアンバランスによって起こりうる症状や病態を把握しておくことで、必要な情報収集や、適切なタイミングでの医師への報告ができるようになります。異常の早期発見と対処により、患者さんの苦痛を取り除くことが重要です。

文献
1) 本田康裕：循環器疾患のケア 処置手順 体重測定．百村伸一監修，見てできる臨床ケア図鑑 循環器ビジュアルナーシング，学研メディカル秀潤社，東京，2014：168-169．
2) 道又元裕監修：超急性期の輸液管理Q＆A，日総研出版，愛知，2011．
3) 内田俊也：水電解質異常．日腎会誌 2002；44（1）：18-28．

表1　採血データからみる異常

検査項目	異常	病態
ナトリウム（135～145 mEq/L）	高い	糖尿病性昏睡、脱水　など
	低い	急性腎炎、慢性腎不全、心不全、甲状腺機能低下症、糖尿病性アシドーシス　など
カリウム（3.5～5.0 mEq/L）	高い	急性腎不全、慢性腎不全　など
	低い	呼吸不全性症候群、アルドステロン症、クッシング病　など
カルシウム（8.6～10.2 mg/dL）	高い	悪性腫瘍、多発性骨髄腫、副甲状腺機能亢進症　など
	低い	腎不全、副甲状腺機能低下症、ビタミンD欠乏　など
クロール（98～108 mEq/L）	高い	脱水症、腎不全、過換気症候群　など
	低い	アジソン病、慢性腎炎、肺気腫　など

（　）内は基準値

表2　電解質のバランス異常による症状

- 皮膚の紅潮・乾燥・弾力低下、浮腫、眼窩の陥没・浮腫
- 意識レベルの低下、不穏、錯乱、傾眠、けいれん
- 食欲不振、悪心、嘔吐、口渇
- 脱力、筋緊張の低下

表3　IN-OUTのアンバランスから考えられる随伴症状

浮腫	四肢や顔面のむくみ
脱水	発熱、頻脈、口渇、めまい、倦怠感、脱力感、意識障害
心不全	浮腫、呼吸困難感、喘鳴、ピンク色の泡沫痰、胸水貯留、起座呼吸

3 疾患

Q22 塩分制限が必要になるのはなぜ？

A 過剰な塩分（ナトリウム）は、高血圧をはじめとする循環器疾患のリスクを高めてしまうからです。

管理栄養士
加勢宏樹

ナトリウムは体の浸透圧維持に重要

ナトリウムイオン（Na^+）は、細胞外液の主要な陽イオンです。体液や細胞の浸透圧を一定に保つはたらきをし、酸・塩基の調節、体内の水分の調節に大きな役割を果たしています。その他、神経刺激の伝達や栄養素の吸収にも関係しています。ナトリウムはその大部分を、食事を通して摂取しており、通常の食事をしていれば不足することはありません。

体内のナトリウムの量は、ホメオスタシスによるさまざまなしくみで調整されています。例えば、ナトリウム濃度が低下すると、それに伴い腎血流量が低下してきます。すると、レニン-アンジオテンシン系（renin-angiotensin system：RAS）が活性化され、腎臓でのナトリウムの再吸収が行われます。

RASは副腎皮質からのアルドステロン放出を促し、遠位尿細管でのナトリウムと水の再吸収を促進します。また、脳下垂体からのバソプレシン放出を促すことで、腎臓の近位尿細管での水分再吸収を促します（図1）。

図1　レニン-アンジオテンシン系によるホメオスタシス調節

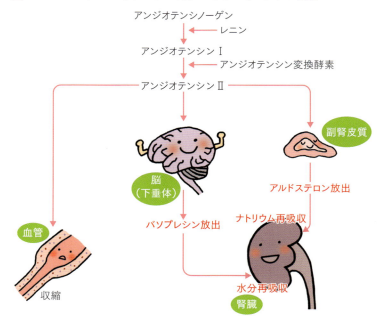

- 腎血流量の低下に伴いRASが活性化される
- アルドステロン、バソプレシン放出によりナトリウムと水の再吸収が促される
- アンジオテンシンIIの作用により血管が収縮し血圧が上昇する

表1 ナトリウムの食事摂取基準

性別	男性			女性		
年齢等	推定平均必要量	目安量	目標量	推定平均必要量	目安量	目標量
0〜5（月）	－	100（0.3）	－	－	100（0.3）	－
6〜11（月）	－	600（1.5）	－	－	600（1.5）	－
1〜2（歳）	－	－	（3.0未満）	－	－	（3.5未満）
3〜5（歳）	－	－	（4.0未満）	－	－	（4.5未満）
6〜7（歳）	－	－	（5.0未満）	－	－	（5.5未満）
8〜9（歳）	－	－	（5.5未満）	－	－	（6.0未満）
10〜11（歳）	－	－	（6.5未満）	－	－	（7.0未満）
12〜14（歳）	－	－	（8.0未満）	－	－	（7.0未満）
15〜17（歳）	－	－	（8.0未満）	－	－	（7.0未満）
18〜29（歳）	600（1.5）	－	（8.0未満）	600（1.5）	－	（7.0未満）
30〜49（歳）	600（1.5）	－	（8.0未満）	600（1.5）	－	（7.0未満）
50〜69（歳）	600（1.5）	－	（8.0未満）	600（1.5）	－	（7.0未満）
70以上（歳）	600（1.5）	－	（8.0未満）	600（1.5）	－	（7.0未満）
妊婦				－	－	－
授乳婦				－	－	－

mg/日。（ ）内は食塩相当量〔g/日〕を表す。
厚生労働省：日本人の食事摂取基準（2015年版）．より

また、RASは血管の収縮作用ももち、ナトリウムと水の再吸収と併せ、昇圧系としてホメオスタシスの維持にはたらきます。

過剰なナトリウムは血流量の増加につながる

「日本人の食事摂取基準（2015年版）」において、健康な個人や集団、生活習慣病のリスクを抱えながらも自立している人のナトリウムの摂取基準は、食塩相当量として男性8.0g/日未満、女性7.0g/日未満と定められています（表1）。「高血圧治療ガイドライン2014」においては、減塩の目標として6g/日未満と掲げられています。

塩分の過剰摂取に伴う血圧の上昇は、次のような理由によるものと考えられています。

塩分の摂取量が増えると、ナトリウムの濃度が上昇し（血漿浸透圧の上昇）、血管組織内の水分が血液中に移行します。また、これにより口渇感が起こり、飲水を促します。この生理的現象はがまんすることができないものであり、これらの結果、血管内の水分量が増え、血管にかかる圧力が増します。

その他、血管内の細胞内にナトリウムが取り込まれることによって、同時に水分も取り込まれます。その結果、血管の浮腫が起こり、血管の内腔が狭まってしまうことも、血圧の上昇に影響すると考えられています（図2）。塩分の習慣的な過剰摂取によって、血圧の上昇や循環器関係の疾患のリスクが高まります。

図2 ナトリウム過剰による血流量増加のイメージ

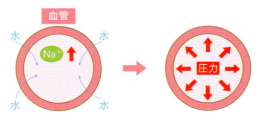

Na^+が増えると、浸透圧差により水分が血管内へ移動する。

血管内の水分量が増え、血管にかかる圧力が増す。

3 疾患

Q23 塩分制限のほかに気をつけるべきことは？

A 食生活の改善に加え、運動や禁煙など、生活習慣の修正が必要です。

管理栄養士
加勢宏樹

食事パターンの改善、減量、運動、節酒、禁煙が重要

「高血圧治療ガイドライン2014」において、高血圧の予防や降圧薬開始前のみならず、降圧薬開始後においても重要であるとされている項目として、減塩のほか、食事パターンの改善（野菜や果物の積極的摂取、脂質の削減）、減量、運動、節酒、禁煙が挙げられています。

食事は塩分や脂質を控え、野菜や果物を多く摂取する

塩分摂取量は1日6g未満をめざしましょう。具体的な減塩の方法については、Q81 を参照してください。

野菜や果物などには、カリウムが比較的多く含まれています。その他、海藻類、豆類、イモ類などの食品にも広く含まれています。カリウムは、ナトリウムの体外への排泄を促すはたらきがあります。ただし、果物に含まれる果糖の摂取過剰は、中性脂肪の増加リスクにつながるため注意が必要です。また、腎機能の低下などでカリウム制限のある人については特に注意が必要です。

野菜や海藻類、きのこ類、こんにゃくなど低カロリーな食品の積極的な摂取は、食事のカサ増しや摂取カロリーダウンにもつながり、体重の減量や維持に役立ちます。

コレステロールや飽和脂肪酸の過剰な摂取にも注意しましょう。脂質は重要なエネルギー源ですが、過剰摂取はエネルギー過剰につながり、体重増加のリスクとなります。また、不飽和脂肪酸の多い魚類を積極的に摂取しましょう。脂質は動物性の食品に多く含まれているため、極端な摂取制限はタンパク質不足につながることにも留意したいです。

夕食の分量が多くなってしまう、夜食を食べてしまうなどの食習慣は、エネルギーの過剰摂取をまねきやすいです。菓子類やアルコールの習慣的な摂取もエネルギーの過剰摂取につながりやすいため、注意が必要です。

体重はBMI 25未満を目標に

適正な体重の維持を図りましょう。その目標として、BMI 25未満を維持します。BMIは次の式で求めることができます。

$$BMI(kg/m^2) = 体重(kg) \div \{身長(m) \times 身長(m)\}$$

18.5未満はやせ、18.5以上25未満がふつう、22が標準、25以上が肥満とされます。食べすぎと運動不足が肥満の主な原因です。肥満は内臓脂肪の増加を招きます。脂肪細胞の肥大化は、アディポサイトカインの異常をもたらします（表1）。その結果、さまざまな病態へとつながります。

表1　内臓脂肪の肥大・増殖に伴い増加するアディポサイトカインとその作用

アディポサイトカイン	作用	病態
TNF-α、レジスチン	インスリン感受性低下	高血糖、糖尿病
PAI-1	線溶系抑制	血栓形成、動脈硬化
アンジオテンシノーゲン	レニン-アンジオテンシン系亢進	血圧上昇、高血圧
遊離脂肪酸（FFA）	脂質合成促進	高TG血症、低HDL血症、脂肪肝
MCP-1	炎症反応亢進	血管内皮障害、動脈硬化

宮崎滋:メタボリックシンドローム．日本病態栄養学会編，病態栄養認定管理栄養士のための病態栄養ガイドブック　改訂第5版，南江堂，東京，2016:276．より改変して転載

定期的な有酸素運動を実施する

　有酸素運動を中心に毎日30分以上を目標に定期的に運動を行います。心血管疾患のない高血圧患者が対象です。それ以外の人の運動については主治医に相談し、自己判断では行わないようにしましょう。

　「健康づくりのための運動指針2013」においては、「65歳以上の身体活動（生活活動・運動）の基準」にて、「強度を問わず、身体活動を10メッツ・時/週行う。具体的には、横になったままや座ったままにならなければどんな動きでもよいので、身体活動を毎日40分行う」とあります。メッツとは、安静時の何倍エネルギーの消費があるかを示したものです（→Q3）。

アルコールの習慣的摂取を控える

　アルコールの習慣的摂取は、血圧の上昇リスクとなります。エタノール量で、男性では20～30mL/日以下、女性では10～20mL/日以下が摂取の目安となっています。度数の高い酒類ほど単位当たりに含まれるアルコール量やエネルギー量は多くなります（表2）。例えば、ビールならアルコール度数は約5度ですので、500mLでは、500×5%×0.8（比重）でアルコール量は約20gと求めることができます。

　また、アルコールはつまみなどとともに摂取する機会が多く、それらは味の強いもので

表2　主な酒類のエネルギー量

種類	エネルギー量（kcal/100mL）
清酒	109
ビール	40
発泡酒	45
ワイン（赤、白）	73
焼酎（連続式蒸留）	206
ウイスキー/ブランデー	237
梅酒	156

文部科学省:日本食品標準成分表2015年版（七訂）．より

あったり、油の多いものであったりすることが多いため、併せて指導が必要です。

禁煙

　喫煙は血管動脈疾患のリスクを上昇させるため、禁煙が勧められます。禁煙後の問題として、食事摂取量の増加による体重増加などのリスクがあり、併せて食生活指導も必要です。具体的には喫煙に代わり、菓子類の摂取が増える場合があります。

文献
1) 日本高血圧学会高血圧治療ガイドライン作成委員会編:高血圧治療ガイドライン2014．ライフサイエンス出版，東京，2014．
2) 日本病態栄養学会編:病態栄養認定管理栄養士のための病態栄養ガイドブック　改訂第5版．南江堂，東京，2016．

3 疾患

24 心不全のときにむくんだり胸水がたまったりするのはなぜ？

 心不全の際は、心臓のポンプ機能の低下により循環動態が悪化しているため、うっ血からむくみや浮腫を生じることがあります。

医師
新田正光

うっ血がむくみや胸水につながる

　心不全でむくんだり胸水がたまるのがなぜか、ということについて、一言で答えるのは大変難しいです。

　心不全と診断されているのであれば、例えるなら、高速道路の料金所に不具合（心不全）があり、車が何百台と高速道路（動脈系）に通えずに一般道路（静脈系）に渋滞（うっ血）しているようなもので、それが、むくみや胸水につながっている、と説明することがよくあります。

　もしくは、お金の循環を考えてみてください。原因を忙しい仕事（心不全）に例え、むくみや胸水をお金が貯まることに例えると、原理は似ているかもしれません。仕事に追われ、お金を使う機会がなく、お金が貯まっていく（貯まらない…という反論もあるかもしれませんが）、と例えることができます。

　皆さんも、心不全とむくみや胸水を何かに例えると、病態への関心も高まり、かつ患者さんにも説明しやすくなるのではないでしょうか？

頻脈からむくみや胸水が生じることもある

　むくみや胸水につながる病態の例として、頻脈誘発性心筋症（tachycardia induced cardiomyopathy：TIC）が挙げられます。一定の時間頻脈が続くと、心機能が弱まり、胸水やむくみの原因となり得ます。

　TICの原因に多いのは、発作性心房細動（paroxysmal atrial fibrillation：Paf）です。心電図モニタで見かけると、ついついドクターコールをしたくなると思いますが、患者さん本人が特に異常を訴えていなければ、緊急性は低いといえるでしょう。ただし、このような状態が何日も続くと、心不全につながるため、注意が必要です。治療が必要になる場合もあるため、医師に報告してください。

患者にはまず体重変化に気をつけてもらう

　診察の際、患者さんには「普段気をつけるべきことは何か？」と聞かれることがしばしばあると思います。心不全の状態を患者さんが把握するには、症状という主観的なもののほかには、体重やむくみのチェック、そして家庭血圧計による血圧や脈拍のセルフチェックなどが参考になります。

　医療従事者が家族にいれば、頸動脈怒張の程度や聴診器によるⅢ音やⅣ音、湿性ラ音の有無などを評価できるかもしれませんが、これらにしても、それなりの医療経験者、専門家でないとなかなか自信をもって判断するのは難しいと思います。蓄尿して尿量をチェッ

クすることも家庭でできなくはないですが、蓄尿する場所の確保は難しく、臭いもきついでしょう。

その点、体重が増えむくんできているようであれば、症状が落ち着いていても早めに病院に来院してもらうことで、早期に対処できる可能性が十分にあります。

心疾患による浮腫は圧痕性浮腫となることが多い

むくみの原因の1つとして、ここでは下腿浮腫にターゲットをしぼり説明します。浮腫に関しては、患部を指で押したときに、圧痕（図1）が何秒で元に戻るかを1つの指標に、大まかな原因検索をすることができます。

毛細血管圧の上昇や低アルブミン血症、血管透過性の亢進などによって生じる浮腫（心不全、肝臓疾患、ネフローゼ症候群、慢性腎臓病、リンパ浮腫など：表1）は、圧痕性浮腫の形態をとることが多いです。

一方で、圧痕がほとんどできない非圧痕性浮腫の場合は、炎症性疾患や血腫、甲状腺機能低下症などが原因と考えられます。

むくみといえば利尿薬を処方、というイメージがあるかもしれませんが、炎症性疾患やリンパ浮腫、甲状腺疾患などによるむくみであれば、利尿薬では効果は出ません。炎症

図1 圧痕性浮腫

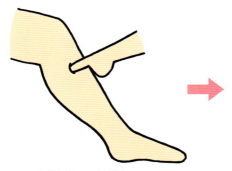

患部を指で10秒押す。

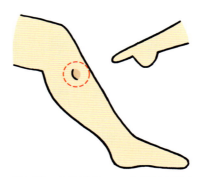

指を離し、40秒以内にへこみが元に戻らない（破線部）場合、圧痕性浮腫と判断できる。

表1 むくみ（浮腫）の分類と特徴

全身性浮腫		局所性浮腫	
心性浮腫	・顔、腹部、足にかけてむくみが生じる ・重度になると背中にもむくみが生じる ・胸水がたまりやすい ・動悸、息切れが生じる	静脈性浮腫	・下肢の表層の静脈瘤が原因となり、膨隆がみられる（下肢静脈瘤） ・深部静脈血栓の場合は、基本的に片側性に硬いむくみが生じる
肝性浮腫	・腹水が貯留し、腹部が膨らむ ・下半身にむくみが強く生じる ・上半身はやせていることが多い	リンパ浮腫	・手術によりリンパ節郭清を行った際などにみられる ・乳がんの場合は、手術部位の側の上半身にむくみが生じる ・子宮がんの場合は、片足または両足にむくみが生じる ・難治性であることが多い
腎性浮腫	・全身性にむくみが生じる ・特にネフローゼ症候群でむくみが強く、手足がパンパンになりうる ・水分排泄が減り、体重増加が起こる	血管透過性浮腫	・クインケ浮腫というアレルギー性の浮腫である ・血管の透過性亢進により、むくみとともに口や口唇、目のまわりなどに赤みが生じる ・かゆみが生じる ・呼吸困難感の有無に注意する

性疾患による下腿浮腫であれば、RICE、すなわち安静にし（rest）、冷やし（icing）、包帯を巻き（compression）、下肢挙上（elevation）を試みることが大切であり、これはまさに看護医療であると私は思っています。

また、リンパ浮腫や長期立位による一般的なむくみも、下肢挙上や弾性ストッキングなどによって圧をかけることが重要です。

胸水は利尿薬で改善する場合も

下腿浮腫の有無を観察すれば、むくみが生じているかどうかはたいていわかりますが、胸水は簡単にはわかりません。患者さんは呼吸困難感などの症状をきっかけに病院を訪れ、検査によって原因検索を行います。定期的な通院患者さんであっても、医師による定期的胸部X線写真フォローを施行し、かつ側面で見ないと胸水の存在がわからない場合があります。

胸水の量の程度を把握するにはCTを施行するしかないでしょう。この場合、必ずしも造影CTでなくてもよいと思われます。

CTを施行したとき、胸部X線で考えていた以上に、背側に胸水が貯留しているのをみて驚くことがしばしばあります。ですが、すぐに胸腔穿刺にて胸水を抜こうとするのは、必ずしも正しいやり方とはいい難いです。特に心不全が原因の胸水であれば、利尿薬などで改善する場合もあるので、緊急事態を除き、少し内科的治療を行ってから胸腔穿刺を施行してもよいのではないでしょうか。

一方、悪性疾患による胸水で、すでに何度か入院されている患者さんに関しては、早めに胸腔穿刺を施行することがあります。

心不全の患者さんの治療を行ううえでは、平素の症状やむくみの把握、炎症性疾患などによるむくみのケアに関して、看護医療でフォローしてもらえると大変助かります。

文献
1) Light RW. The undiagnosed pleural effusion. *Clin Chest Med* 2006；27：309-319.

Column　個別性のある看護を提供するために

突然来院した、初めて診る患者さんに、「昨日の熱の原因はなんだ？」「この咳は何なんだ？」などと、簡単に原因を尋ねられることがあります。残念ながら、そんな少ない情報では原因を追求できるはずがありません。年齢性別はもちろん、原疾患も、心機能、生活環境も、服薬状況も、貧血の状況から腎機能まで、同じ背景、病態をもった患者さんは2人といないのです。疾患を単純比較し、画一化して治療方針を決めようとすると、問題や歪みが生じることがあります。

まして心不全は百者百様千差万別であり、一筋縄では解決できません。心不全でもむくまないこともあれば、心不全以外でむくむこともあります。個別性のある看護を提供するために、なぜそのような病態が生じているのか、目の前の患者さんにはどのような背景があるのか、多職種で連携しながら治療方針の検討やケアを進めていくようにしましょう。

なお、むくみに関連して気になった事例があります。むくみを取る効果から転じてか、健康な女性が利尿薬でのダイエットをもくろむ場合があります。これはまったく医療をわかっていない、むしろ危険な行為となります。たまたまこういった患者さんが入院した場合、こういったことをそっと聞けるのも看護師であり、そっとやさしく諭してあげるのも看護師の役目だと私は思っています。　　　　（新田正光）

3 疾患

Q25 たこつぼ心筋症って、どのような状態なの？

A 突然発症する、左室心尖部の収縮障害と、心基部の過収縮により、心臓のポンプ機能が低下する疾患です。

看護師
大槻由佳

「たこつぼ」型の造影所見に注目する

たこつぼ心筋症の患者さんでは、心臓の収縮期に、左室の心尖部がほとんど収縮せずに、心基部のみが過収縮する状態となっています。左室造影を行うと、この状態がまるで「たこつぼ」のようにみえることから、この名前がついています（図1）。胸痛を伴い、急性心筋梗塞の症状と類似している点があるため鑑別が重要です。

たこつぼ心筋症の症状には胸痛、胸部不快感、呼吸困難などがあります。

強いストレスが誘因となる

たこつぼ心筋症には精神的・身体的な強いストレスが大きく影響するといわれています。

日常のストレスのほか、自然災害によるストレスがたこつぼ心筋症の誘因になっていることが知られていて、1995年の阪神・淡路大震災、2007年の新潟県中越沖地震、2011年の東日本大震災発生後、多数のたこつぼ心筋症の発症が報告されています。

ストレスがかかると交感神経のはたらきが高まり、副腎皮質からの多くのカテコラミン（アドレナリンやノルアドレナリン）が分泌されます。このカテコラミンの過剰分泌が、微小血管のスパズムや心筋のはたらきに影響しているのではないかといわれています。

性差は男：女＝1：7で、特に閉経後の高齢女性に多いことから、エストロゲンの減少

図1　たこつぼ心筋症のイメージ

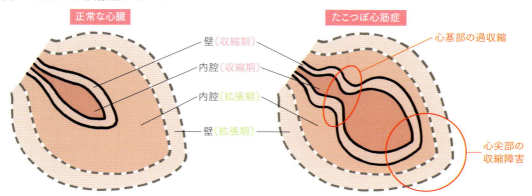

たこつぼ心筋症では、拡張期（点線部）は正常な心臓と変わらないが、収縮期（実線部）に正常と比べて心尖部があまり収縮せず、心基部が強く収縮する。

も重要な要因と考えられていますが、その発症機序はいまだ明らかではありません。

また、日本からの報告が最初であったため、アジア人に多いと思われてきましたが、最近は海外全般からの報告も増えています。

左室造影やMRIにより診断される

1. 心電図

急性期には前胸部誘導におけるST上昇がみられます（図2）。また、引き続いて起こる陰性T波がみられることがほとんどです。場合によってはQT延長を伴います。

図2　たこつぼ型心筋症の前胸部誘導心電図

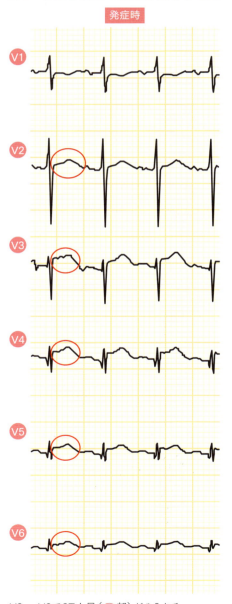

発症時

V2〜V6でST上昇（◯部）がみられる。

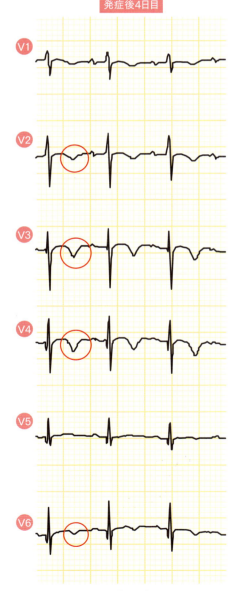

発症後4日目

V2〜V4、V6に陰性T波（◯部）がみられる。

2. 血液検査

CK、CK-MBなどの心筋逸脱酵素や、トロポニンTなどの心筋障害マーカーが上昇しますが、軽度です。

3. 心臓超音波検査（心エコー）

左室心尖部の収縮障害と心基部の過収縮を認めます。また、左室流出路狭窄を約20％に認めます。

4. RI検査

検査試薬としてTl、BMIPP、MIBGなどを用いた画像にて、左室心尖部の集積低下を認めます。特にMIBG画像では左室心尖部から中間部に至る広範囲の集積低下を認めます。

5. 心臓カテーテル検査

冠動脈造影では、閉塞所見はみられません。急性期左室造影では、左室心尖部の収縮障害と心基部の過収縮による典型的なたこつぼの形態がみられます（図3）。

6. MRI

MRI撮影においては、主に脂肪組織を白く写し出し、解剖学的な構造が見やすいT1強調画像と、脂肪組織に加え水分なども白く写し出すT2強調画像を撮影します。たこつぼ心筋症においては、急性期にはT2強調画像で、収縮障害を呈する部位に一致した心筋浮腫を高頻度に認めます。

治療にはストレス要因の除去と安静が重要

ストレス要因の除去と安静に努めましょう。数週間から1か月後には自然回復するため、経過観察だけでよい場合が多いのですが、左室内血栓を生じることがあり、ヘパリンの点滴を併用することがあります。

一般的には予後は良好で、重篤になるのはまれですが、心原性ショックになり大動脈内バルーンパンピング（IABP）やカテコラミンを使用したり、心破裂や不整脈で死亡する例もあります。

図3　たこつぼ心筋症の造影所見

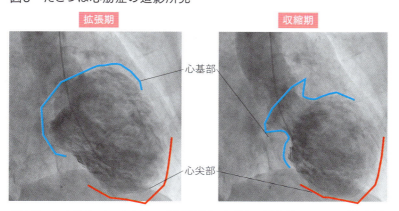

収縮期に心尖部がほとんど収縮せず（赤線部）、心基部の過収縮がみられる（青線部）ため、収縮末期の造影像が「たこつぼ」のようにみえる。

3　疾患

Q26 経カテーテル大動脈弁留置術（TAVI）を行うのは循環器内科？心臓血管外科？

A 循環器内科や心臓血管外科だけにとどまらず、画像専門医、麻酔科医、コメディカルまで含めたハートチームが連携して行います。

医師
飯塚大介

大動脈弁狭窄症の治療には早期の弁の取り換えが必要

　大動脈弁は心臓に存在する4つの弁のうちの1つで、左心室から大動脈部への出口に当たる部分です（1　心臓の機能）。大動脈弁狭窄症は、大動脈弁に炎症や癒着、硬化、石灰化が生じ、狭くなる疾患です。

　大動脈弁狭窄症の原因としては、リウマチ性、先天性、加齢変性が挙げられ、高齢者に多くみられます。大動脈弁が狭くなると、左心室に圧負荷がかかり、心肥大をきたし、やがて心不全に至ります。また、十分な血液が全身に届かなくなり、狭心症や失神発作もきたします。

　ひとたび、心不全や狭心症、失神発作が出現した場合、予後は不良であるといわれています。狭心症が起きると余命5年、失神発作では3年、心不全では2年といわれています。そのため、重度の大動脈弁狭窄症においては、症状が出始めたらすぐ弁を取り換えることが必要なのです。

　しかし、もともと高齢者に多い病気であり、症状に気づいたときにはかなり高齢となっていることが多いです。そのため、外科手術（外科的大動脈弁置換術）のリスクが高く、手術が実施できない患者さんがこれまで多くみられました。この状況を打開すべく、経カテーテル大動脈弁留置術（transcatheter aortic valve implantation：TAVI）が開発されました。

TAVIは侵襲が少なく、ハイリスク患者にも施行可能

　TAVIは、重度の大動脈弁狭窄症でありながら、高齢（80歳以上）や低心機能ほか種々の依存疾患を理由に外科手術がハイリスクもしくは不可の場合でも、施行できる可能性をもった新しい治療法です。

　TAVIの施行時には、脚などの血管、もしくは心臓そのものにカテーテルを留置し、そのなかを通じて人工弁を植え込んできます。よって、脚などの血管から施行できる場合は、開胸することなく、また心臓を止めることなく大動脈弁を取り換えることができます。それゆえ、患者さんに対する侵襲（負担）が少なく、入院期間も短く済みます。脚の血管が使えない（動脈硬化などで詰まっている）場合は、心臓そのものにカテーテルを入れるため少し開胸が必要になりますが、その際もやはり心臓を止める必要はありません。

チーム医療によりTAVIを施行する

TAVIを施行する科は主に循環器内科や心臓血管外科ですが、病院によってどちらの科が主に担当しているかはまちまちです。当院では、脚から施行できる場合（経大腿アプローチ）では循環器内科が主、その他の代替アプローチ（心尖、大動脈、鎖骨下など）では心臓血管外科が主として施行していますが、いずれの場合も2つの科が合同で手技に当たります。その意味では、「TAVIは循環器内科と心臓血管外科のどちら？」という質問に対しては「両方です！」という返答になります。

TAVIの対象となる患者さんは先に述べたとおり脆弱な高齢患者さんですが、デバイスが大きく、心臓という直接生命にかかわる部分を治療するゆえに、合併症などが致命的になることがあり、すぐさま外科的処置を行わなければならないことも多いです。そのため、通常の冠動脈形成術に比べリスクが大きく、心臓血管外科によるバックアップが不可欠なのです。

しかし、循環器内科医、心臓血管外科医だけではTAVIは施行できません。どのような患者さんがTAVIの対象になるかを見きわめたり、術中のリアルタイムの評価には、心臓超音波検査（心エコー）やCTがとても重要なので、画像専門医（主に手術中の経食道心エコーを担当することが多い）が不可欠です。また、TAVI中は特殊な血圧コントロールが必要で、麻酔科医の協力も不可欠です。

むろん、コメディカル（臨床工学技士、放射線技師、看護師など）の協力も不可欠です。このようにチーム、いわゆるハートチームでしかできない治療なのです（図1）。

ハートチームが全員理解、納得したうえでTAVIを施行することが必要です。

図1　ハートチームによる治療

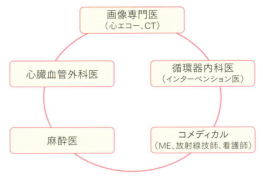

多職種によるハートチームで協力してTAVIを実施する。

Column　ハートチームとTAVI

　循環器内科、心臓血管外科、画像専門医、麻酔科医、コメディカルより構成されるハートチームが連携することにより、経カテーテル大動脈弁留置術（TAVI）は成り立っています。従来の内科、外科というような枠を越え、「TAVIはひとり（単科）ではできない」ことを理解し、TAVI成功という1つの目標に向けて、ハートチームのそれぞれがお互いを信頼、尊重しつつ、密にコミュニケーションをとり、歩み寄りを日々重ねていくことがとても大切なのです。

　私もTAVI治療を始めてから、外科の先生とよりコミュニケーションをとることができるようになりましたし、外科の先生の考え方など一部ではありますが、わかるようになりました。現に、合併症が生じた患者さんに対しても迅速に対応してもらい、全員で救命することのすばらしさを実感し、ハートチームの必要性を痛感しています。

　TAVIは、専門家、細分化した現代医療のなかではしばしばおろそかになりがちな、科の枠を越え、全員で治療に当たるという医の原点の1つに基づく、すばらしく、やりがいのある治療だと思っています。

（飯塚大介）

3 疾患

Q27 IABPアラームへの対応はどうするの?

A 迅速な原因検索と対処が必要です。特にチューブの破損や体内でのバルーン折れ曲がりなどは、すぐに医師に報告してください。

臨床工学技士
林　貞治

血行状態の悪化を防ぐため迅速な対応を

大動脈内バルーンパンピング（intra-aortic balloon pumping：IABP）は、血行状態が悪い患者さんに使用しているため、迅速かつ適切な対応が必要となります。

アラームにはいくつかの種類があり、また機種によってもさまざまな原因と対処があります。表1に主なアラームとその確認箇所、対処方法を記しました。特に緊急性の高いものは医師への迅速な報告が必要です。

表1　IABPアラームの内容と対処方法

アラーム内容	確認箇所	対処方法
ガス漏れ検出	チューブの接続部外れはないか？	ただちに接続する
	チューブの亀裂やピンホールの有無は？	チューブ・カテーテルを交換する（医師に報告）
	チューブ内に血液がないか？	ただちに使用を中止し、カテーテルを抜去する（医師に報告）
	チューブは折れていないか？	折れないように伸ばす
高圧	胸部X線でバルーンの折れ曲がりはないか？	バルーンが閉じない場合は使用を中止する（医師に報告）
	チューブは折れていないか？	折れないように伸ばす
トリガ不良	心電図や血圧は正しく表示されているか？	心電図波形（電極交換、誘導切り替え）、動脈波形（圧ラインのフラッシュ）を正しく表示する
ヘリウムボンベ	ヘリウムボンベのバルブは開いているか？	バルブが閉まっている場合、バルブを開放する
	ヘリウムボンベの残量はあるか？	残量がない場合、ヘリウムボンベを交換する
バッテリー電圧低下	電源プラグは差さっているか？	抜けている場合、ただちにコンセントにプラグを差し込む
電源異常	電源プラグは差さっているか？	抜けている場合、ただちにコンセントにプラグを差し込む
		差さっている場合、電源コードや本体の異常が疑われるため、装置を交換する
オーグメンテーション圧（IABP圧）	血圧は低下していないか？	オーグメンテーション圧が設定より低下しているため、血圧を上げるか適正な圧に設定する

3 疾患

Q28 PCPSアラームへの対応はどうするの？

A 多いのはlow flowアラームです。適切な水分管理を行ってください。

臨床工学技士
林　貞治

PCPS使用中の循環血液量の不足に注意する

　経皮的心肺補助法（percutaneous cardiopulmonary support：PCPS）を開始している状況で発生するアラームはlow flow（血流量の低下）がほとんどです。原因は、回路の折れ曲がり、流量センサの不良、循環血液量の低下が考えられます。そのため、回路が折れ曲がっていないか、流量センサは正しく取り付けてあるか、ジェルは付いているか、を確認し、問題がなければ循環血液量が不足していると考えられます。

　PCPSを使用している場合や、手術などの侵襲により、血管透過性が亢進します。すると、細胞内（ファーストスペース）でも血管内（セカンドスペース）でもない場所（サードスペース）に体液が漏出し、循環血液量の低下をきたします。

　状態が落ち着き心機能も回復すれば、自然にサードスペースから体液が戻ってくるため（リフィリング）、循環血液量は安定し、利尿期となります。しかし、PCPSは非常に大きな侵襲を与えているため、なかなか自然に回復を待てる状態にはなりません。

　そのため、PCPS使用中は、水分出納バランスを注意深く観察し、適切な水分管理が必要となります。

　PCPSで脱血するためには、血管内に水分（血液）が必要となります。前述のように、PCPS中は循環血液量が低下しているため、何らかの輸液が必要となります。血管透過性の亢進によって、細胞内やサードスペースに逃げてしまった体液を引き戻すためにも、膠質浸透圧の高いアルブミン製剤や新鮮凍結血漿（fresh frozen plasma：FFP）などの輸液が必要不可欠です。

　また、リフィリングによって体液が戻ってきていても、腎機能が低下していて尿量が確保できない場合は、心不全や肺水腫となりやすいので注意が必要です。人工呼吸器による呼吸管理もしていると思いますので、適切な呼気終末陽圧（positive end expiratory pressure：PEEP）を設定することで肺水腫を予防することも重要となります。

機器の接続確認や破損の有無、血栓や気泡の有無に注意する

　low battery（電圧低下）でアラームが鳴ることもあります。この場合、プラグが抜けていないか確認し、対処すれば問題ありません。しっかりプラグがコンセントに差さっているにもかかわらず改善されない場合、装置本体の異常となりますので、交換が必要となります。

アラームに限らず、機器使用中のトラブルの発見と対処は重要です（表1）。特に、回路交換が必要となるような機器の破損をみつけた場合や、回路内に血栓や気泡が確認された場合は、ただちに医師に報告しましょう。

表1 PCPS使用中のトラブルの内容と対処方法

トラブル内容	確認箇所	対処方法
異音	遠心ポンプは正しく接続されているか？	外れている（浮いている）ならば、ドライブユニットにしっかりとはめる
	遠心ポンプに破損はないか？	遠心ポンプの破損は、ただちに回路交換となる（医師に報告）
遠心ポンプの停止	遠心ポンプは正しく接続されているか？	外れている（浮いている）ならば、ドライブユニットにしっかりとはめる
	遠心ポンプに破損はないか？	遠心ポンプの破損は、ただちに回路交換となる（医師に報告）
	遠心ポンプに血栓は付着していないか？	血栓が確認された場合、ただちに回路交換となる（医師に報告）
	電源は外れていないか？	外れている場合、プラグをコンセントに差し込む
	装置故障と思われる遠心ポンプの停止を確認	ただちに手回しハンドルを用いて対処する（設定していた回転数程度回し、血行状態を確認する）。装置故障の場合交換が必要となる（医師に報告）
血栓	遠心ポンプに血栓を確認	ただちに医師へ報告し、回路交換を検討する。また、抗凝固管理を再確認・再検討する
	回路内に血栓を確認	
気泡混入	回路内に気泡を確認（ごく少量）	位置にもよるが三方活栓より除去を試みる。人工肺でトラップされ除去されることもあるが、そのまま砕かれ送血される可能性がある（医師に報告）
	回路内に気泡を確認（中等量・大量）	遠心ポンプが空回りし送血できなくなるため、ポンプは停止させ緊急で回路交換すべきである（医師に報告）
ウエットラング・血漿リーク	人工肺に結露はないか？	10L/10秒程度、O_2フラッシュを試みる
	人工肺から泡は出ていないか？	泡が出ている場合、すでに血漿がリークしている状況なので、回路交換が必要となる（医師に報告）

4

心電図

ここだけはおさえておきたい

4 心電図

須藤麻美

心電図は心臓の電気刺激の流れを波形として表す

　心臓は電気刺激によって規則的に収縮し、血液のポンプ機能を果たしています。右心房にある洞結節で発生した電気刺激が心臓全体に伝わることで、心臓が収縮します（図1）。この電気刺激の流れを波形として表したものが心電図です。

　心電図波形には、大きく分けて3つの波形が記録されます。心房の興奮を表すP波、心室の興奮を表すQRS波、心室の興奮からの回復を表すT波です（図1）。QRS波の終わりからT波のはじまりまでをST部と呼びます。基本型から何らかの変化がある場合、不整脈を疑います。例えば、QRSの幅が広ければ脚ブロックや心室性不整脈、ST部が基線よりも下降していれば狭心症、上昇していれば心筋梗塞が疑われます（→ Q31 ）。

図1　刺激伝導系と心電図

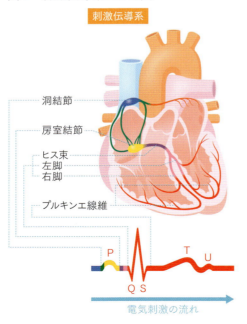
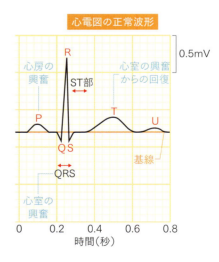

誘導法や用途により心電図の種類は異なる

　最も一般的に用いられるのは、十二誘導心電図です。四肢誘導（単極肢誘導、双極肢誘導：図2）と胸部誘導（→ Q30 ）とを合わせて12種類の波形を記録し、不整脈や虚血性心疾患の診断、評価に用いられます。

　症状が出現している間しか心電図に変化が現れないことがあります。そのため、小型軽量で、身につけたままの活動が可能な心電図計を装着し、24時間波形を記録することで、診断を行うことがあります（ホルター心電図）。

　また、不整脈の監視に用いられる心電図モニタは、観察可能な波形（誘導）が1種類のみのため、波形に変化があったり、患者さんから胸痛や動悸などの訴えがあったときは、すみやかに十二誘導心電図をとり、詳細な波形を確認しましょう。

計測の際はアーチファクトに注意

　電極貼り付け部の皮膚の汚れや、患者さんの体動などによって、波形にアーチファクト（ノイズ）が入ることがあります。貼り付け部の皮膚はアルコールで拭いてから、電極を装着しましょう。計測の際は、誘導コードが引っ張られないように位置を調整します。患者さんには、体を動かさずにゆっくりと呼吸をしてもらうよう声かけをしましょう。

図2　四肢誘導

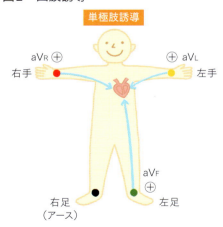
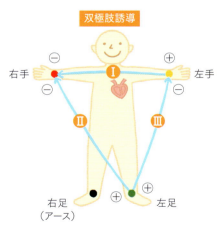

右手、左手、左足、いずれか1点から心臓をみていると考える。

右手、左手、左足、いずれか2点間の電位差を記録する（→ Q29 ）。

4 心電図

Q29 心電図モニタではなぜⅡ誘導をとるの？ Ⅲ誘導ではだめなの？

Ⅱ誘導はP波やQRS波が最もみやすく、不整脈の監視に適しているからです。Ⅲ誘導がだめというわけではなく、病態に合わせて選択します。

看護師
増山英里子

双極肢誘導では2つの電極間の電位差をみる

心電図では、心臓の電気活動（興奮の流れ）を波形として記録しています。

心電図を計測する際は、患者さんの体に電極を装着します。標準十二誘導で用いられる、双極肢誘導では、両手両足に電極を装着して波形を計測します（図1）。誘導にかかわる電極を右手（●）、左手（●）、左足（●）に装着し、右足にはアースと呼ばれる誘導にかかわらない電極（●）を装着します。

双極肢誘導では、これら電極間の電位差をみています。どこの電極間の差をみているかによって、それぞれⅠ誘導、Ⅱ誘導、Ⅲ誘導と呼ばれます。表1にそれぞれの誘導の特徴をまとめます。

Ⅱ誘導による観察波形が心臓の興奮を最もみやすい

心電図で、基線の上下どちらに波形の山ができるかは、各誘導の観察方向に電気刺激が近づくか遠ざかるかによって変わります。観察方向に対して近づく電気刺激は、基線から

図1　双極肢誘導と心臓の観察方向

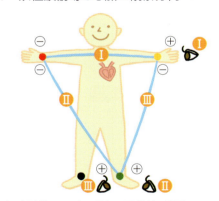

- 双極肢誘導では2点の電極の電位差を計測する。
- 目線はそれぞれどの方向から心臓をみているかを表している。

表1　双極肢誘導における各誘導法の特徴

名称	誘導法	心臓の観察方向	観察部位
Ⅰ誘導	右手（●）と左手（●）間の電位差	心臓を左方向からみている	●左心室側壁
Ⅱ誘導	右手（●）と左足（●）間の電位差	心臓を左下方向からみている	●心尖部
Ⅲ誘導	左手（●）と左足（●）間の電位差	心臓を右下方向からみている	●右心室の側面 ●左心室の下壁

上向きに、観察方向から遠ざかる電気刺激は、基線から下向きに描写されます（図2）。

心臓の電気刺激は、洞結節から房室結節、ヒス束、左右の脚を通り、プルキンエ線維へと伝わります（図3）。心臓は胸郭内において、心尖部を下にしてやや右に傾いた状態となっているため、電気刺激の流れは図3に示したように、左上から右斜め下（心臓からみると右上から左斜め下）の方向へと向かうことになります。

このとき、Ⅱ誘導の場合は電気刺激の進行方向のほぼ正面から心臓をみることになるため、観察方向に近づく電気刺激のみとなり、最も大きい波形が描かれます。そのため、P波、QRS波が大きく、みやすくなり、不整脈の際の変化が観察しやすい波形となります。

なお、Ⅰ誘導の場合は、横方向には電気刺激が近づいてきますが、縦方向には遠ざかるため、観察方向へと向かう電気刺激が減衰します。Ⅲ誘導の場合は、Ⅰ誘導とは逆に、縦方向には電気刺激が近づきますが、横方向には遠ざかるため、やはり電気刺激が減衰します。そのため、これらの誘導法では、Ⅱ誘導に比べて波形がやや小さめに描かれます。

ただし、他の誘導法がだめというわけではありません。Ⅱ誘導で波形がはっきり観察できない場合は、Ⅰ誘導やⅢ誘導に切り替えて観察を行うこともあります。

図2　興奮の向きと波形の上下

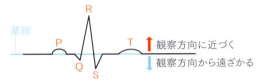

心臓の観察方向に近づく電位は基線から上向き（陽性）に、遠ざかる電位は下向き（陰性）に描写される。

図3　興奮の流れと双極肢誘導の波形

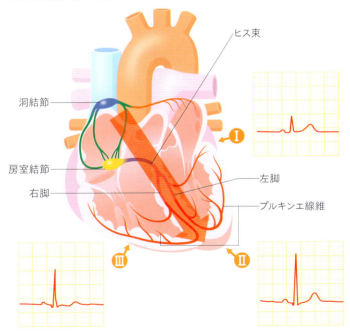

心臓の電気的興奮はⅡ誘導の観察方向に向かう（→）ため、Ⅱ誘導の波形が最も大きく、みやすく観察できる。

4 心電図

Q30 胸部誘導を右側にも行うのはどのようなとき？

A 右室梗塞の可能性など、右室変化を詳しく観察したいときです。体の右側に心臓がある右胸心の人にも、右側胸部誘導を行います。

臨床検査技師
進藤達也

右側胸部誘導では右室変化がみやすい

　胸部誘導では、胸部に貼り付けたそれぞれの電極の位置から水平に心臓をみていると考えます（図1）。標準十二誘導の胸部誘導での電極配置でカバーできるのは、心臓水平面の150度程度です。そのため、右室や後壁の情報が反映されにくくなっています。このため、右室変化を詳しくみたい場合は、標準十二誘導と併せて右側胸部誘導を行います。

　右側胸部誘導を行う際は、胸部誘導のV1とV2の位置はそのままで、V3〜V6と左右対称の位置に電極を貼り付けた状態（V3R〜V6R）で、心電図をとることになります（図1）。

　右室変化を詳しく観察したい病態としては、右室梗塞が挙げられます。例えば、右冠動脈の閉塞によって引き起こされる急性下壁梗塞では、Ⅱ、Ⅲ、aVFでST上昇がみられます（図2）。この場合、右冠動脈により栄養されている右室でも、梗塞を合併している可能性があります。右室梗塞の際は、V3R〜V6R（特にV4R）でST上昇がみられます。右室梗塞の合併の有無を確認するため、図2のような波形がみられた際は、右胸部誘導（V3R〜V6R）も記録するとよいでしょう。

図1　胸部誘導の電極貼り付け位置

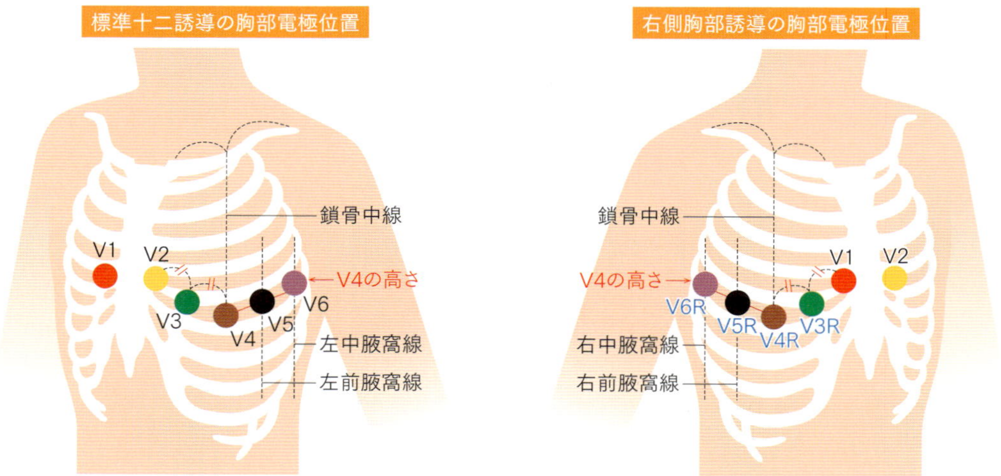

右側胸部誘導では、V1とV2の電極位置は変えず、V3〜V6を標準十二誘導とは左右対称の電極位置に貼る。

右胸心は右側胸部誘導で通常どおりの波形が観察できる

通常は胸郭の左側に位置する心臓が、右側に位置している状態を右胸心といいます。この場合、標準十二誘導で心電図をとると、電極に対する心臓の電気刺激の方向が通常とは異なるため、波形によっては正負が通常と逆になるなど、特徴的な波形が観察されます（図3）。

心臓が通常とは左右対称の位置にあるため、電極を左右対称に貼り付けてとる右側胸部誘導では、通常の人の胸部誘導と同様の波形が観察できます（図3）。また、併せて四肢誘導でも、右手と左手、右足と左足それぞれの電極を入れ替えて測定します。

図2　下壁梗塞の心電図例

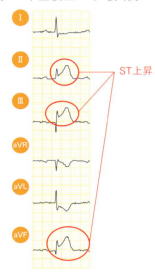
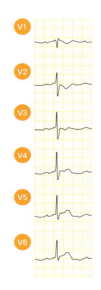
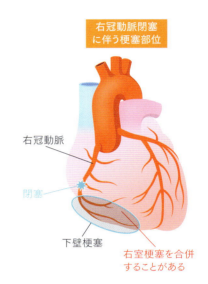

図3　右胸心の心電図例

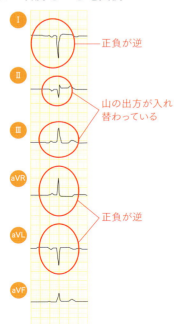
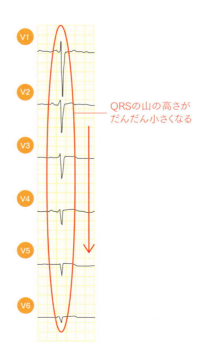
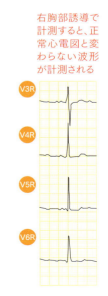

4 心電図

Q31 治療後はどのような心電図変化が起こるの？

心筋梗塞の場合、発症直後からST上昇がみられ、時間経過に伴い異常Q波や陰性T波が出現します。治療後2時間以内は致死性不整脈が生じやすく、注意が必要です。

臨床検査技師
進藤達也

虚血性心疾患ではST変化がみられる

虚血性心疾患では、冠動脈の狭窄や閉塞によって心筋が虚血状態となり、心筋障害が生じます。この心筋障害が、ST変化の原因となります。

主に心筋の内側のみに障害が起きている段階では、ST低下がみられます。ST低下は冠動脈狭窄の疑いを示し、代表的な疾患としては狭心症が挙げられます。

冠動脈閉塞などで心筋障害が悪化し、外側まで障害が及んだ状態になると、今度はST上昇がみられます。特に心筋梗塞の診断において、ST上昇が重要な診断指標となります。

心筋梗塞では時間経過に伴い波形の特徴が変化する

心筋梗塞時の心電図波形の推移を図1に示します。

心筋梗塞を発症すると、冠動脈の閉塞や高度の狭窄によって起きる急性の心筋障害が、ST上昇波形として表れます。急性期には、心筋壊死に伴い閉塞部の電位が消失することで、Q波の深さや幅が増大する異常Q波が出現します。亜急性期には徐々にST上昇が改善される一方で、心筋障害が原因でT波の向きが負方向に振れる陰性T波（冠性T波）が出現してきます。

なお、亜急性期経過以降は、発症後約1か月（陳旧性期）で陰性T波は改善していきます。異常Q波は心筋壊死による不可逆的変化

図1　心筋梗塞時の心電図波形の推移

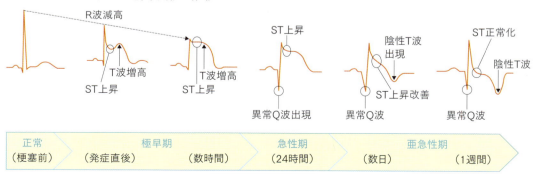

が原因となるため、消失せずに残ります。

このように、心筋梗塞の際は発症から時間経過とともに心電図波形が変化していきます。

PCI治療後の冠動脈再閉塞に伴いST変化が生じる

心筋梗塞の際は、経皮的冠動脈形成術（percutaneous coronary intervention：PCI）や血栓溶解療法（線溶療法）による治療を行います。詰まった冠動脈の血流を再開させる（再灌流）ことで心筋虚血が改善され、心筋障害が回復するにつれST変化は正常へと戻ります。

PCIの最中やPCI治療後に生じる合併症には、心電図変化を伴うものがあります。

PCI中の合併症としては、末梢循環や微小循環の閉塞が挙げられます。病変拡張後に冠動脈造影（coronary angiography：CAG）を行い、造影剤の流れが悪くなっている状態（slow flow）や、再灌流が得られていない状態（no reflow）が観察された際は、これらの合併症が疑われます。このように再灌流が不十分な状態では、心筋の虚血状態が改善されないため、ST変化がみられます。

PCI後の合併症としては、治療部位の冠動脈が急激に閉塞する急性冠閉塞や、ステント治療後数日内に起きる亜急性血栓性閉塞が挙げられます。再灌流によりいったん血流が回復したとしても、これらの合併症が生じると心筋が再び虚血状態となるため、ST変化が認められます。PCI後にST変化を認めた際は、冠動脈の再閉塞を疑い、すぐに医師に報告しましょう。

再灌流後には心室性不整脈が起こる場合がある

治療により再灌流が得られた後、心筋壊死や心筋内出血などの心筋障害や、有毒物（乳酸、カリウムなど）の流出、蓄積により、心室性不整脈などのいわゆる再灌流障害が起こる場合があります。

ST上昇が高度な症例や、治療時に責任病変が完全閉塞状態だった症例では、再灌流に伴い致死性不整脈が出現しやすくなります。

促進心室固有調律は経過観察を行う

再灌流後に出現する一過性の心室性不整脈としては、心室細動、心室頻拍といった致死性不整脈や、促進心室固有調律、心室性期外収縮などが挙げられます。

このなかで、最も出現頻度が高いのは、促進心室固有調律です。心筋障害が生じた部位のまわりの心筋が興奮状態となり、心室の自動能が亢進することで起こります。60～100/分程度の心室調律となり、心電図波形としては幅広いQRS波がP波と関係なく一定の間隔で連続してみられます（図2）。

再灌流後に出現する促進心室固有調律は、自然経過で正常に戻ることが多く、心室細動のような致死性不整脈に移行するリスクは高くないため、経過観察を行います。

図2 促進心室固有調律の波形の特徴

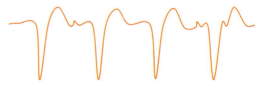

- 幅の広いQRS波が、一定のリズム（60～100回/分）で出現。
- P波とQRS波が関係なく出現。

文献
1) 塚本篤子：臨床情報講座．循環器画像技術研究会第241回定例研究会, 2008.
2) 日本循環器学会：循環器病の診断と治療に関するガイドライン（2012年度合同研究班報告）ST上昇型急性心筋梗塞の診療に関するガイドライン（2013年改訂版）．
http://www.j-circ.or.jp/guideline/pdf/JCS2013_kimura_h.pdf（2017年6月閲覧）

4 心電図

Q32 心電図モニタの波形で緊急なものは何？ 緊急時にするべきことは？

A ①心室細動、②心室頻拍、③無脈性電気活動、④心静止の4つです。ただちに心肺蘇生が必要になることが多いです。

看護師
佐藤亜美
上場彩菜

緊急の波形をみた際はただちに患者のもとへ駆けつけCPRを

　循環器疾患で入院治療を行っている患者さんには、心電図モニタを装着し、不整脈の監視を行っている場合が多いです。不整脈のなかには、緊急対処を行わないと生命にかかわるような致死性不整脈が含まれます。

　心電図波形のなかで緊急性の高いものについて、図1に示します。これらの波形を目にした際は、すぐに応援を呼ぶとともに患者さんのもとに駆けつけ、心肺蘇生（cardio pulmonary resuscitation：CPR）を行います。

　緊急の不整脈は、心臓に電気刺激を与えることで、正常な拍動（洞調律）を取り戻せる場合があります。救急カートには自動体外式除細動器（automated external defibrillator：AED）が搭載されており、医師が不在でも除細動による治療が可能です。

心室細動には一刻も早い除細動が必要

　心室細動（ventricular fibrillation：VF）は、心室の心筋細胞が同調して興奮せずに、個々が無秩序に興奮を繰り返すことで、心室が小刻みに震えている状態です。

　この状態では心臓のポンプ機能は果たせず、心停止状態となっています。その結果、血液の循環は停止し、脈は触れず意識は消失します。ショック状態から死に至る危険があります。

　VFの際は、除細動により洞調律を回復させる必要があります。脈拍、意識の消失を確認したら、すぐに胸骨圧迫を開始し、救急カートの準備ができ次第ただちに除細動を行う必要があります。

心室頻拍はVFに移行する危険が高い

　心室頻拍（ventricular tachycardia：VT）は、心室期外収縮が高頻度に生じている状態で、心拍数130/分以上の頻脈を呈します。この状態では、心室から拍出される血液量が減少するため、血圧低下が起こりやくなります。VTが続くとVFに移行する危険があるため、できるだけ早い段階で対処する必要があります。

　意識があるなかでは、症状として動悸、呼吸困難、血圧低下、めまい、失神などがあります。血行動態の有無などによって、対応が変わってきます。

　血圧もあり、脈もしっかり触れ、血行動態が安定して、意識がある場合は、胸骨圧迫の必要はありません。放置していると意識がなくなる可能性が高いため、モニタ管理をし、緊急時に備えて救急カートの準備をしておき

図1　緊急の心電図波形の例

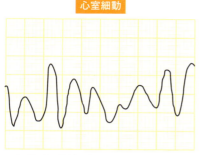

心室細動
- 不規則に基線が揺れている。
- P波、QRS波、T波などは観察できず、まったく規則性のない波形。

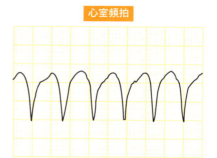

心室頻拍
- 波形全体がノコギリの歯のようになる。

無脈性電気活動
- 何らかの波形は観察されるが、脈拍が触知されない。

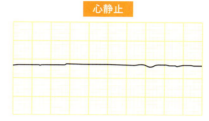

心静止
- 波形はフラット。

ましょう。

　血圧が低く、脈も触れにくく、血行動態が不安定、意識はかろうじてあるような場合は、除細動を行い洞調律を回復させます。

　脈が触れないVT（PulselessVT）は、血液循環が停止している心停止の状態です。すぐに胸骨圧迫を開始し、救急カートの準備ができ次第、除細動を行います。

無脈性電気活動や心静止には除細動は効果がない

　無脈性電気活動（pulseless electrical activity：PEA）は、心電図上で波形は観察されるものの、脈拍が触知できない状態です（VF、Pulseless VTは含めない）。心臓から電気刺激は出ているものの、それに心筋が反応していないため、心停止と同様の状態となります。

　心静止（asystole）は、心筋が動いておらず電気刺激も出ていない状態で、やはり心停止と同様の状態となります。

　これらの際は、まずは患者さんの状態を確認し、脈拍がなければただちにCPRを行います。除細動による治療は効果がなく、早急に原因を突き止めて対処する必要があります。

緊急時は心停止アルゴリズムに沿った救命を行う

1. 意識レベルの確認・心電計コードの確認

　緊急時、患者さんのもとに駆けつけたら、まずは意識状態を確認します。高齢の患者さんなどの場合には、聴力低下や既往に片麻痺などがある場合があるため、両肩を同時に叩きながら呼びかけ、意識の確認をします（touch & talk）。

　その際、心電図計のコード類の外れはないか、電極位置の間違いはないかの確認も同時に行いましょう。

2. スタッフを集め、医師へ連絡、救急カートの要請

呼びかけに反応しない、緊急不整脈が出現しているとわかったら、次はスタッフと物品集めです。

応援の依頼方法はそれぞれの病院で「ドクターABC」や「ドクターブルー」など呼び名が決まっていると思います。応援スタッフを集める際には患者さんのもとからは絶対に離れず、ナースコールや院内PHSを使用して招集をかけましょう。

応援スタッフに伝える内容は、①場所、②患者さんの状態、③持参してもらいたい物品（救急カート、除細動器、ベッドサイドモニタ、バックバルブマスクなど）です。はっきりと冷静に大きな声で伝えましょう。

3. 頸動脈にて5秒以上10秒未満の脈拍確認、同時に胸郭の動きをみながら呼吸の有無を確認

脈拍を確認するためには頸動脈を選択します。頸動脈は40〜60mmHg程度の低い血圧でも触知でき、一番脈拍が確認しやすい部位だからです（→ Q7）。

頸動脈（胸鎖乳突筋と気管の間のくぼみ）に第2、3、4指をしっかり当て、5秒以上、10秒未満で脈拍触知の有無を確認しましょう。徐脈など、5秒以上かけなければ確認できない場合もありますが、緊急時は早急にCPRを開始する必要があるので、10秒未満で確認しましょう。

脈拍を確認すると同時に、患者さんの口元に耳を近づけ、胸郭の動き上りがみられるかの評価をしましょう。

4. ①反応なし、②呼吸停止、③脈拍触知不可、の場合、すぐに胸骨圧迫を開始

胸骨圧迫は、強く（5cm以上、6cmは超えない深さ）、早く（100〜120回/分）、絶え間なく（中断を最小に）行います。人工呼吸の準備ができ次第、30：2で胸骨圧迫に人工呼吸を加えます。物品が届くまでは胸骨圧迫のみ絶え間なく行いましょう。

以上のように、蘇生ガイドライン・アルゴリズムに従ってCPRを施行しましょう（→ Q79）。

5

検査

ここだけはおさえておきたい

5 検査

須藤麻美

フィジカルアセスメントによって患者の状態を把握する

　視診、触診、打診、聴診やバイタルサイン測定を通して、患者さんの状態を把握することをフィジカルアセスメントと呼びます。これは看護師の重要な役割です。

　例えば視診では、チアノーゼ、顔面蒼白の有無を観察することで、循環動態を推測することができます（表1）。

　脈拍を触診することで、脈拍数、拍動のリズムが規則的か、脈圧の大きさや欠損、血管の弾力をみます。緊急時やショックの場合は、どの部位で脈拍が触れるかで、おおよその血圧の目安とすることができます（→ Q7）。

　また、末梢の動脈の閉塞や狭窄を知るためにはアレンテストを実施します（図1）。患者さんの橈骨動脈と尺骨動脈を同時に圧迫し、その後、片方の動脈の圧迫を解除します。血流が正常であればピンク色に戻り、閉塞があれば白いままとなります。心臓カテーテル検査・治療では、橈骨動脈からアプローチすることが多く、検査・治療後の圧迫止血時に循環障害を起こさないよう、あらかじめアレンテストをしておきます。

　その他にも、心音の聴診や浮腫の視診・触診などによってさまざまな情報を得ることができます。フィジカルアセスメントを有効に使いましょう。

表1　チアノーゼの種類

種類	観察部位	症状	原因
中心性チアノーゼ	口唇、口粘膜、爪床	動脈血酸素飽和度の低下	●呼吸機能障害 ●先天性心疾患 ●右左シャント ●肺胞内酸素分圧低下 ●メトヘモグロビン血症
末梢性チアノーゼ	四肢末梢、顔面など	動脈血酸素飽和度は正常。静脈血酸素飽和度と毛細血管内血液酸素飽和が低下	●心拍出量の低下 ●動脈・静脈閉塞性疾患

疾患の種類により必要な検査は異なる

　虚血性心疾患が疑われる際は、まず心電図を測定します。虚血によって、心臓の電流障害が発生するため、ST下降やST上昇が観察されます。労作性の狭心症の場合には、運動負荷を与えて虚血を誘発することで、心電図にST変化が現れます。その他にも、心臓超音波検査（心エコー）や心臓核医学検査によって心臓のはたらきを、冠動脈造影や心臓カテーテル検査によって狭窄部位を観察できます。

　弁膜症の際は心エコーが有用です。弁の大きさや、形、機能を観察するとともに、弁口面積を測定することで重症度を診断できます。カラードプラ法では血液の逆流を確認できます（➡ Q35）。

　心不全の際は、胸部X線検査を行い、心陰影の拡大や肺うっ血所見を確認します。心エコー検査では心臓の動きや拍出量が確認できます。血液検査ではBNPの上昇がみられます（➡ Q37）。重篤な心不全が疑われる場合は、肺動脈カテーテル（スワンガンツカテーテル）を挿入し、心拍出量や中心静脈圧などを計測します（➡ Q5）。

　大動脈瘤や大動脈解離の際は、CT検査を行うことで血管の形状を観察し、造影によって真空・偽腔が確認できれば、大動脈解離の確定診断となります。心エコーでは、大動脈解離の合併症である大動脈弁逆流や心嚢液貯留の有無を確認できます。大動脈解離の際は、血圧に左右差や上下肢差が現れます。

　以上のように、疾患によって有用な検査は異なります。問診やフィジカルアセスメントにより患者さんの状態を把握し、必要な検査にすぐに対応できるように準備しておきましょう。

図1　アレンテストによる血流の確認

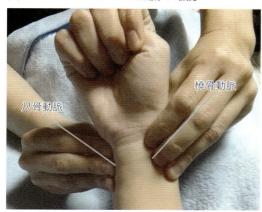

①患者に手掌を握ってもらい、橈骨動脈と尺骨動脈を同時に圧迫したままグーパーを10回ほど繰り返してもらう。手掌を開いてもらい、白くなっていることを確認する。

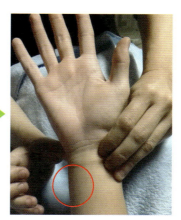

②手掌を開いてもらい片方の動脈の圧迫を解除する（〇部）。手掌が5秒以内にピンク色に戻れば正常、10秒以上白いままであれば血管閉塞があると考えられる。

5 検査

心臓に関する検査にはどのようなものがあるの？

血液測定、心電図測定、胸部X線検査、心臓超音波検査、CT、MRI、心筋シンチグラフィ、心臓カテーテルなどの検査があります。

看護師
佐久間恵子

血圧の変化は心収縮力や血行動態の指標になる

循環器分野において、血圧は心臓の収縮力や血流の状態を反映する重要な指標となります（→「2 血圧」参照）。日本高血圧学会の「高血圧治療ガイドライン2014」により、診察室血圧で、収縮期血圧が140mmHg以上、かつ/または拡張期血圧が90mmHg以上の場合、高血圧と診断されます（図1）。

血圧は、疾患の予防や増悪化防止において、重要な手がかりになります。患者さんの日常生活においても簡単に測定してもらうことができるため、日々測定を行い記録してもらいましょう。

心電図波形からは不整脈や心筋障害を読み取れる

心電図は、心臓に伝わる電気刺激を波形として反映したもので、不整脈や虚血性心疾患による心筋障害があると、波形が正常なものから変化します（→「4 心電図」参照）。

心電図をとる際は、十二誘導心電図が最も一般的です。四肢誘導と胸部誘導により12種類の波形を記録し、不整脈や心筋障害の検査に用いられます。また、電極を装着した患者さんの心電図波形を、ナースステーションに置いたモニタ本体で持続的に監視すること

図1 診察室血圧に基づく血圧の分類

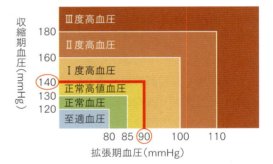

診察室血圧で、収縮期血圧が140mmHg以上、かつ/または拡張期血圧が90mmHg以上の場合を高血圧とし、治療が必要になる。

もできます（心電図モニタ）。入院中の患者さんで、不整脈の監視が必要な場合などに用います。

心機能を評価するうえで、運動による負荷をかけて波形の変化を観察することもあります（運動負荷心電図）。運動負荷の方法には、トレッドミル・テスト、自転車エルゴメーター・テスト、マスター・テストなどがあります（図2）。

不整脈の診断のためには、24時間持続的に波形を記録するホルター心電図を用いることがあります。主な誘導法（電極の貼り付け位置）を図3に紹介します。

不整脈、心肥大、心房中隔欠損症、心筋梗塞、狭心症、拡張型心筋症、心臓偏位、弁膜症、電解質失調などで、心電図波形に異常が現れます。

図2　運動負荷心電図の計測方法

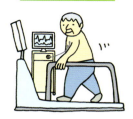

トレッドミル・テスト

心電図を記録している状態でベルトコンベア上を歩行する。

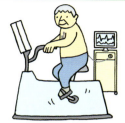

自転車エルゴメーター・テスト

心電図を記録している状態で自転車型の器具をこぐ。

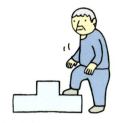

マスター・テスト

安静な状態で心電図を記録し、2段の階段を上り下りした後に心電図を再度記録する。

図3　ホルター心電図における主な誘導法

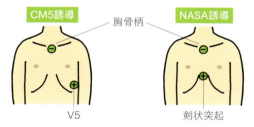

CM5誘導　　　NASA誘導
胸骨柄
V5　　　　　剣状突起

これらの誘導法では心臓を長軸方向から観察できるため、心電図波形が観察しやすい。

血液検査ではBNPや心筋マーカーの値をみる

　心不全の患者さんでは、血中の脳性ナトリウム利尿ペプチド（brain natriuretic peptide：BNP）の値が上昇します（→Q37）。日本心不全学会のステートメントにより、BNPのカットオフ値は18.4pg/mLとされています。これ以下であれば心不全の可能性はきわめて低いと判断され、BNPが200pg/mLを超えている場合は治療が必要になる可能性が高いです。

　急性心筋梗塞の患者さんでは、心筋マーカーであるトロポニンT（→Q36）やクレアチンキナーゼMBなどの値の上昇がみられます。また、循環器疾患の誘因となる動脈硬化の危険因子として、高脂血症が挙げられます。この場合は、総コレステロールやトリグリセリドの上昇がみられます。

胸部X線検査では心臓の大きさやうっ血をみる

　胸部にX線を照射し静止画像を得る胸部X線検査は、X線透過率の差によって、心臓の大きさやうっ血、胸部の炎症や胸水の有無などを確認することができます。

　例えば、心不全の患者さんでは、心拡大と、肺うっ血による肺野の透過性の低下が認められます（図4）。

心臓超音波検査（心エコー）で心臓の動きや形態をみる

　心エコーでは心臓に超音波を当て、心臓の大きさや形、心臓の壁の厚さ、心臓の動き方などを観察します。

　観察した心機能を数値化し、客観的に評価することができます。また、血流の速度や方向もわかります。詳細はQ35で解説されています。

　心肥大、拡張型心筋症、弁膜症、先天性心疾患、肺高血圧などの際に、撮影像に異常が現れます。

心臓CT検査では非侵襲的な冠動脈評価ができる

　コンピュータ断層撮影（computed tomography：CT）検査においては、造影剤を注射して放射線を当てることで、非侵襲的に冠動脈の評価を行うことができます。マルチスライスCT（multi-detector CT：MDCT）を用いての検査では、多層の撮影像を短時間で得ることができ、3D画像を作成することでより視覚的、客観的に冠動脈狭窄を評価することができます（図5）。

　虚血性心疾患（狭心症、急性心筋梗塞）の評価において、欠かせない検査となっています。

心臓MRI検査では、心臓の形態や心機能を評価する

　核磁気共鳴画像法（magnetic resonance imaging：MRI）では、高周波の磁場を用いることで、生体内情報を画像化することが可能です。

　心臓MRIでは心機能、心臓の形態や心筋の状態を調べることができます（図6）。また先天性心疾患の診断、冠動脈の疾患や狭窄

図4　胸部X線画像

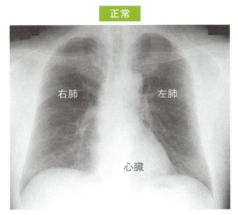
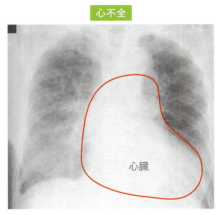

心不全が生じると、正常と比較して心拡大がみられる（○部）とともに、肺うっ血に伴い肺野の透過性が低下する。

図5　MDCTによる撮影像

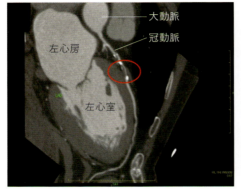
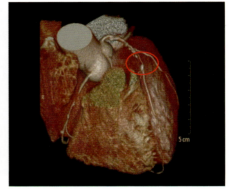

造影剤により心臓表面に白く写し出されているのが冠動脈。○部に狭窄が確認できる。

撮影像を元に3D画像を作成。○部に狭窄が確認できる。

などの検査もできます。

　強力な磁力を使用するため、金属などがついている場合は検査できません。ペースメーカーが挿入されている患者さんは、機種により撮影できないものがあるため、医師への相談が必要です。

心筋シンチグラフィでは心筋の虚血状態が観察できる

　心筋シンチグラフィは、X線を用いた検査の1つです。放射性を出す物質（放射性同位体）を血管内に投与し、特殊なカメラで撮影すると、心筋に取り込まれた放射性同位体の分布や濃度を画像として表せます（図7）。心筋虚血により心筋の線維化や壊死が生じると、その部分への放射性同位体の集積低下が生じ、欠損像が観察されます。このような画像が得られた際は、心筋虚血を疑います。

　心筋細胞の状態や心機能、心臓の血流や代謝などを調べることができ、狭心症や心筋梗

図6　心臓MRI画像

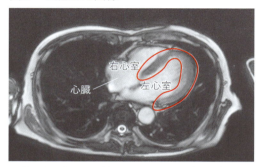

心臓の左心室に全周性の肥厚がみられる（○部）。

図7　心筋シンチグラフィの撮影像

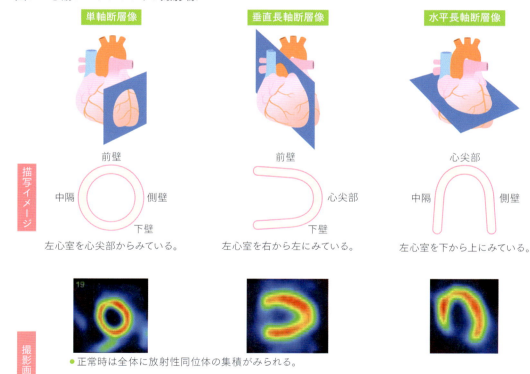

●正常時は全体に放射性同位体の集積がみられる。

●心尖部から中隔、下壁に集積低下がみられ、虚血や線維化が疑われた。

塞、心肥大、心拡大、心不全、心筋症などで異常が現れます。

なお、検査前は絶食や、薬剤によっては休薬が必要となります。また、検査に用いる薬剤で、カフェインと拮抗するものがあるため、検査の12時間前からカフェインを含む飲食物を摂取しないよう、患者指導を行います。

心臓へのカテーテル挿入で血管狭窄や心機能の評価が可能

冠動脈の状態や心機能を評価するために、経皮的に冠動脈や心臓内にカテーテルを挿入して検査が行われます。

冠動脈造影（coronary angiography：CAG）では、冠動脈の狭窄部位や狭窄度合いを評価することができます（図8）。狭心症や心筋梗塞の確定診断に用いられ、治療を行うのか経過観察で問題ないのか、検査後の方針決定にもつながります。経皮的冠動脈形成術（percutaneous coronary intervention：PCI）の適応と判断された場合、そのまま治療を行うこともあります。

また、大動脈造影を行うと、解離性大動脈瘤をはじめとした動脈瘤の有無や程度がわかります。

右心カテーテル検査では、先端にバルーンやセンサのついたカテーテル（スワンガンツカテーテル）を用います（→Q5）。心内圧の測定（図9）をはじめとした心機能評価が可能で、心不全の診断や先天性疾患の重症度、肺高血圧症などを検査することができます。

カテーテルを用いて生検を行うことも可能です。心筋を採取し調べることで、肥大型心筋症や心筋炎などの診断が可能です。

カテーテルを利用して心臓内に電極を挿入することで、電気生理学的検査（electrophysiology study：EPS）が可能です。心電図では心臓の電気活動を体表からみていますが、EPSで

図8　心臓カテーテル造影検査画像

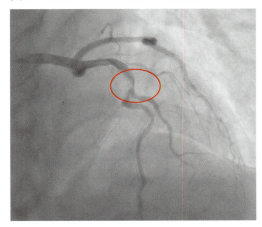

冠動脈造影により狭窄部（○部）が確認できる。

図9　測定部位と心内圧波形の目安

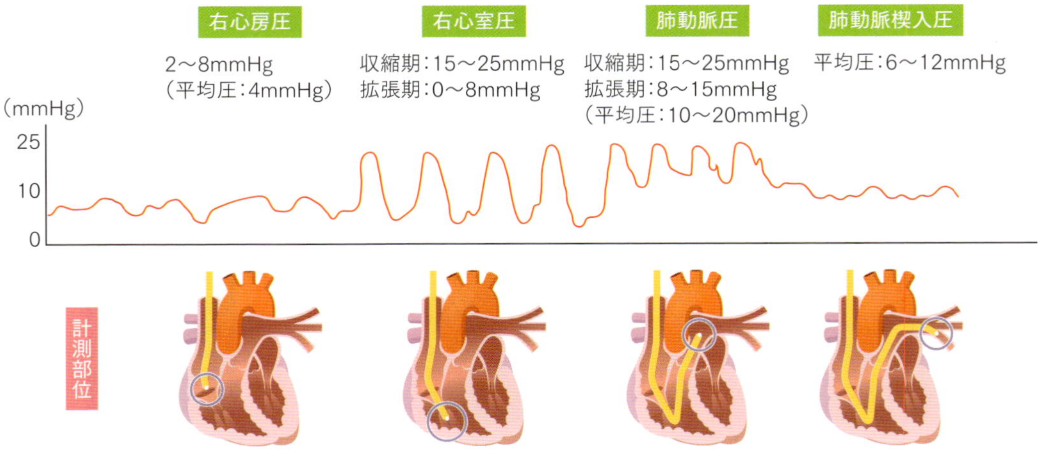

右心房圧	右心室圧	肺動脈圧	肺動脈楔入圧
2〜8mmHg（平均圧：4mmHg）	収縮期：15〜25mmHg 拡張期：0〜8mmHg	収縮期：15〜25mmHg 拡張期：8〜15mmHg（平均圧：10〜20mmHg）	平均圧：6〜12mmHg

は心臓内に直接複数本の電極を挿入することで、心臓内の電気活動を詳細に得ることが可能です（図10）。これにより、不整脈がどのように起こっているのか、詳細を診断することができます。カテーテルアブレーション（心筋焼灼術）が有効と判断された際は、そのまま治療を行うこともあります（→ Q56）。

患者さんの苦痛や不安をできるだけ軽減することが、看護師の大切な役割です。検査の際は、必要に応じて患者さんに声かけや説明を行いましょう。異常の早期発見のためには、検査結果だけではなく、患者さんの表情や様子もよく観察することが大切です。

文献
1) 日本高血圧学会高血圧治療ガイドライン作成委員会編：高血圧治療ガイドライン2014．ライフサイエンス出版，東京，2014．
2) 日本心不全学会：血中BNPやNT-proBNP値を用いた心不全診療の留意点について．http://www.asas.or.jp/jhfs/topics/bnp201300403.html（2017年6月閲覧）
3) 医療情報科学研究所編：病気がみえるvol.2 循環器 第3版．メディックメディア，2010．

図10　電気生理学的検査の例

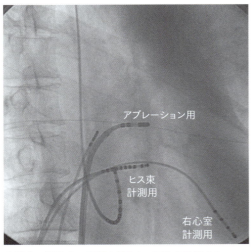

心臓内に複数本の電極を挿入し、電位を計測する。

5 検査

Q34 全血血小板凝集閾値係数（PATI）って何？

A 抗血小板薬投与の適応や治療経過のモニタリングを主な目的とし測定するもので、血小板凝集能の亢進・正常・低下の指標となります。

臨床検査技師
進藤達也

凝固惹起物質を用いて血小板凝集能を評価する

冠動脈造影（CAG）や経皮的冠動脈形成術（PCI）などの検査・治療の際は、血栓予防のために抗血小板薬を投与します。抗血小板薬の選定や投与量が、検査・治療に最適なものになっているかを判断するためには、血小板凝集能の評価が必要です。

全血血小板凝集閾値係数（platelet aggregatory threshold index：PATI）は、血小板凝集能の指標として用いられます。抗血小板薬投与の適応（効果判定）や、治療経過のモニタリングなどを主な目的に、測定します。

測定の際は、全血に凝固惹起物質を加えて反応させたものを、マイクロメッシュフィルターを通して吸引します。全血中の血小板が凝固惹起物質により活性化されると、不可逆的凝集（二次凝集）が出現し、血小板凝集塊が生じます。血小板凝集塊がフィルターを目詰まりさせることで、吸引圧力は上昇します（図1）。

加える凝固惹起物質の濃度を、低濃度から高濃度まで4段階的に設定し、それに伴う吸

図1 血小板凝集能検査のしくみ

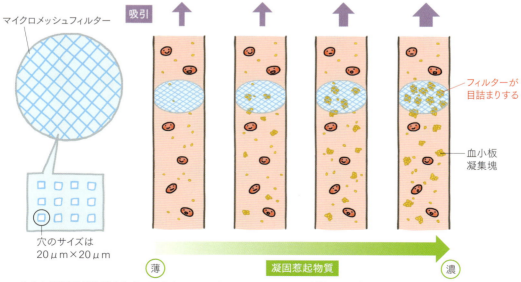

- 全血に凝固惹起物質を加えて反応させ、マイクロメッシュフィルターを通して吸引する。
- 凝固惹起物質の濃度が高くなるとより多くの血小板凝集塊が生じ、フィルターを目詰まりさせ、吸引圧力が上昇する。

引圧力の変化を解析することでPATIを算出し、血小板凝集能を評価します。

最低でもPATI 2.00であれば薬剤溶出性ステント可能と判断する

凝固惹起物質としてアデノシン二リン酸（adenosine diphosphate：ADP）を用いた際の、PATIの検査結果の例を図2に示します。

当院ではADP濃度を、1.0μM、2.0μM、4.0μM、8.0μMの4段階に設定しています。X軸にADP濃度、Y軸には吸引圧の変化から導かれる血小板凝集率を設定し、グラフを描きます（グレーディングカーブ）。

ADP最大濃度の際の凝集率を100％と換算し、二次凝集が出現すると判断される値（凝集率50％）が、PATIとして算出されます。また、測定値によって、グレード（血小板凝集能の亢進・抑制の程度を表す）が6段階に分けられます。

当院の場合、最低でも測定値が2.00μMあれば、薬剤溶出性ステント（drug-eluting stent：DES）を使用可能としています。

PATIの値によって抗血小板薬の効果が判定できる

PATIを測定した際、例えば、薄い濃度の惹起物質でも二次凝集の出現が多くみられる場合（PATI低値）、その患者さんでは血小板凝集能が亢進していると判断できます。この状態では、血栓症などの合併症のリスクが高いことが予想されるため、注意が必要です。

前述のとおり、PCIを行う際は、ステント血栓症予防のために必ず抗血小板薬を服用します。PCIの際はPATIを測定し、血小板凝集能が亢進していれば、血栓の予防のために抗血小板薬を増量したり、あるいは種類を変更します（→ Q41 ）。そのうえで、翌日再検査を行い、血小板凝集能が期待どおり改善されているかを確認しています。

図2　血小板凝集能検査結果の例

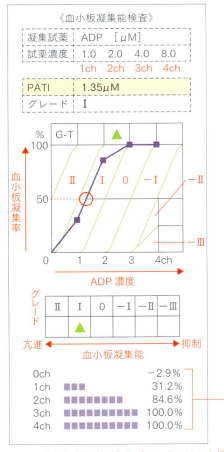

- ADP濃度1段階目と2段階目の間で、大きく凝集率が上昇している。凝集率50％と判断されるADP濃度（○部）が、PATIとして算出される。
- PATIがⅡ～－Ⅲのどのグレードゾーン（緑線で区切られた範囲）に位置するかによって、グレード（G-T）が判定される。

文献
1)　アイエスケー株式会社：ISK WBA-Neo取扱説明書．

5 検査

Q35 心臓超音波検査（心エコー）では何をみているの？

超音波によって心臓の形態や動きをリアルタイムで観察し、それらの異常や、血液逆流の有無などをみています。

看護師
須藤麻美

心エコーで心房や心室、弁の形態やその動きがわかる

心臓超音波検査（心エコー）の際は、心臓に超音波を当て、その反射波を受信することで、心臓の形態（心房や心室の大きさや壁の厚さ、弁の形など）やその動きをリアルタイムで観察することができます。

X線やCTと異なり放射線被曝の心配がなく、表示方式によって、心臓の形態や動きだけではなく血液逆流などの血流の状況も把握できるため、循環器疾患において有用な検査となっています。

心エコーの際は動きがみやすいMモード図を主に利用

超音波検査画像の表示方式は、主にBモード図とMモード図の2つがあります。Bモード図は臓器の実質的な形態がみやすい表示方式です。Mモード図は、反射波を経時的にとらえることができ、臓器の動きがみやすい表示方式となります。心エコーの際はMモード図を利用する場合が多いです。

代表的な撮影像を表1に紹介します。最も基本的な像は、胸骨左縁長軸像です（図1）。左室の長軸に沿って心臓を縦断した状態で描写する、心臓検査において最も基本的な像で、心室中隔、僧帽弁、大動脈弁の形態や動きを観察することができます。Mモード図もこの像で記録します。

表1 心エコー像の種類と特徴

主な心エコー像	特徴
胸骨左縁長軸像	●心室中隔、僧帽弁、大動脈弁を観察 ●Mモード図を記録
胸骨左縁短軸像 （長軸像から90度回転）	●心室中隔、僧帽弁、大動脈弁を観察 ●撮影する高さによって、大動脈弁レベル、僧帽弁レベル、乳頭筋レベルに分けて観察可能
心尖部四腔像	●右心室、左心室、左心房、右心房を観察
心尖部二腔像	●左心房、左心室を観察 ●下壁と前壁の壁運動を観察可能
心窩部四腔像	●右心室、左心室、左心房、右心房を観察 ●心嚢液貯留量の判定や心膜の癒着、心房中隔欠損症が観察可能

図1　心エコー画像の例（胸骨左縁長軸像）

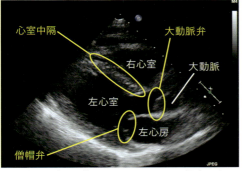

弁の動きや壁の形態などをリアルタイムで観察できる。

図2　カラードプラ法による心エコー画像

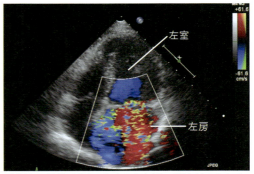

僧帽弁に異常があり、左室から左房に逆流がみられる。

カラードプラ法により血流の速さや逆流の有無がみられる

心エコーの際、カラードプラ法により、心臓に流れる血液の動きを画面上にカラーで表示させることができます。超音波のプローブに近づいてくる血流が赤色、プローブから遠ざかる血流が青色、血流の乱れが黄色や緑色で表示されます（図2）。

時間経過とともに血液の動きを観察することで、血流の速度や逆流の有無を観察することができます。

心エコーは弁膜症や先天性心疾患の検査に有用

心エコーはさまざまな症例の検査に用いられます。

心筋梗塞が起こっている場合、梗塞を起こした部位は他の部位と比べて動きが悪くなっているのが観察できます。弁膜症が疑われる際には、カラードプラ法で血液の向きを確認し、血流の速度を測定することで、狭窄や逆流をみることができます。

心不全に陥ると、心臓のポンプ機能が低下して、血液を送り出せない部分に血液がたまる（うっ血）ため、心臓が大きくなるのが観察されます（心肥大）。

心筋症の際も形態変化が重要な指標となります。心臓の壁が厚くなったり、心臓の形態が大きく変化したりしている場合、心筋症を疑います。

心エコーは放射線被曝の危険性がないため、幼い子どもなどにも実施することができます。心エコーによって先天性心疾患が見つかることも多く、心房中隔欠損症や心室中隔欠損症など心臓の形態異常が起こっている場合は、通常みられない血流の乱れがみられます。

心エコーの検査結果に出てくる基準値・用語を把握する

心エコーの結果には、さまざまな数値や専門用語が用いられ、英文や略称で記載されていることも多いです。表2、表3に検査結果に表示される項目と基準値を紹介します。これらすべてを理解するのは難しいですが、心エコーの結果によって、その後に必要となる検査や治療方法も変わってくるため、迅速な対処ができるよう、把握しておきましょう。

表2 心エコーで計測できる項目と正常値

主な項目

観察項目	正常値	観察項目	正常値
左房径（LAD）	20～40mm	大動脈径（AOD）	20～35mm
左室拡張末期径（LVDd）	36～55mm	大動脈弁口径（AVO）	15～25mm
左室収縮末期径（LVDs）	30～45mm	右室径（RVD）	10～25mm
心室中隔厚（IVS）	8～11mm	左室拡張末期容積（EDV）	80～180mL
左室後壁厚（LVPW）	8～11mm	左室収縮末期容積（ESV）	20～80mL
駆出率（EF）	50～80%	下大静脈径（IVC）	＜18mm
左室内径短縮率（%FS）	28～40%	呼吸変動*	≧50%

＊ 右房圧の指標となる。50%以上であれば、右房圧は正常。

左室流入血流波形（僧帽弁通過血流）観察時の項目

表示項目	意味	正常値	補足事項
E波	拡張早期波	70～100cm/sec	左室拡張による血液の流入を表す
A波	心房収縮期波	45～70cm/sec	心房収縮による血液の流入を表す
E/A比＊＊	E波、A波の最高流速比	≧1	E/A比＜1は左室コンプライアンスの低下を表す
DcT＊＊	E波の減速時間	150～250msec	左室左房間の圧較差を表す
E/e'	左室流入血流速度（E）と僧帽弁輪速度（e'）の比	8以下	値が高い場合は心不全が疑われる

＊＊ E/A比＜1かつDcTが250msec以上ならば心臓の拡張障害、E/A比＞2かつDcTが150msec未満ならば拘束型障害。

表3 心エコーの際に把握しておきたい用語

心エコー結果に記載される用語

maxPG	最大圧較差	MVP	僧帽弁逸脱
meanPG	平均圧較差	SAM	収縮期僧帽弁前方運動
maxV	血流速度（最大流速）	AVA	大動脈弁弁口面積
MVA	僧帽弁弁口面積	NCC	大動脈弁無冠尖
AML	僧帽弁前尖	RCC	大動脈弁右冠尖
PML	僧帽弁後尖	LCC	大動脈弁左冠尖

所見で使われる用語

calcification	石灰化
vegetation	疣腫
collapse	虚脱
pleural effusion	胸水
pericardial effusion	心嚢液

壁運動に関連する用語

壁の部位	血流を届ける冠動脈
中隔（septal）	● 左冠動脈前下行枝（LAD）
前壁（anterior）	● 左冠動脈前下行枝（LAD）
前壁中隔（anteroseptal）	● 左冠動脈前下行枝（LAD）
前壁側壁（anterolateral）	● 左冠動脈前下行枝（LAD） ● 左冠動脈回旋枝（LCX） ● 左冠動脈主幹部（LMT）
広汎前壁（extensive anterior）	● 左冠動脈（LCA）
下壁（inferior）	● 右冠動脈（RCA） ● 左冠動脈回旋枝（LCX）
側壁（lateral）	● 左冠動脈回旋枝（LCX） ● 左冠動脈主幹部（LMT）
後壁（posterior）	● 後下行枝（PDA）
右室梗塞（RV）	● 右冠動脈（RCA）
心尖部（apex）	ー

壁運動異常（asynergy）の分類に用いられる用語

diffuse	びまん性
mild	軽度
moderate	中等度
severe	重度
normal（WNL）	正常
hypokinesis	低運動
akinesis	無運動
dyskinetic	逆方向運動
aneurysmal	心室瘤
paradoxical	奇異性運動

5 検査

Q36 心筋トロポニンTが上がっていたら、急性心筋梗塞（AMI）と判断できるの？

A 心筋トロポニンTはAMIをはじめとした心筋の傷害によって上昇しますが、AMI以外の疾患でも上昇することがあるため、これだけで判断はできません。

臨床検査技師 進藤達也

心筋トロポニンTは心筋特異性が高い

トロポニンは、心筋細胞に含まれているタンパク質の一種で、トロポニンT、トロポニンC、トロポニンIの3つの成分から構成されています（図1）。

心筋虚血などが原因となり、心筋が傷害されると、心筋細胞質中の細い筋原線維に含まれるアクチンフィラメントから、心筋トロポニンTが流出し始めます。さらに傷害が継続すると、そこからの心筋トロポニンTが血中に流出します。

心筋トロポニンTは、急性心筋梗塞（acute

図1　心筋の構成要素の1つがトロポニンT

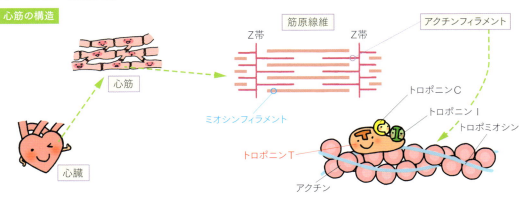

心臓に存在する心筋細胞内にトロポニンTが存在する。

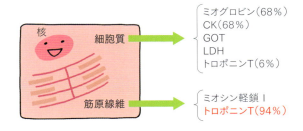

myocardial infarction：AMI）をはじめとする虚血性心疾患の診断に、積極的に活用されています。心筋トロポニンTは、心筋特異性が高いため、血中濃度が陽性（上昇）の場合には、常に心筋に傷害が生じていると診断できます。ただし、AMI以外でも心筋傷害でトロポニンTが陽性になる疾患はあり、心筋トロポニンTの上昇が必ずしもAMIを意味するとは限りません。

トロポニンT測定の高感度化と注意点

AMIの予後改善のためには、早期発見・早期治療が重要です。心筋トロポニンTは、AMI発症後、時間経過に伴い血中濃度が上昇しますが、従来の測定法には、発症早期での診断感度が低いという弱点がありました（図2）。

2009年に、トロポニンTの検出感度を従来法の10倍以上改善した高感度測定が臨床導入されました。これにより、低濃度域を正確に評価できるようになり、AMI発症早期の診断感度が大幅に改善されました。一方、非常に感度が高くなったことにより、AMI以外の疾患に起因する心筋傷害も検出されることから、AMI診断の特異度が低下するという課題もありました。

2015年に、ヨーロッパのガイドライン[1]で、高感度トロポニンT測定を用いた新しい診断アルゴリズムが発表されました（図3）。胸痛患者にはまず心電図を実施し、ST上昇がみられればAMIの可能性が高いと判断できます。ST上昇がみられない場合でもAMIが生じていることがあり（非ST上昇型心筋梗塞）、診断において高感度トロポニンT測定が有用となります。アルゴリズムを利用することで、高い感度をもちながら、AMI診断の特異度も改善されると考えられます。

高感度化により低値の心筋トロポニンT測定値の信頼性が増し、微小心筋傷害が検出可能となれば、トロポニンTの変動が少ない心不全などにおいても、予後予測などで活用されることが期待されます。

腎不全患者ではトロポニンT値が高くなる傾向がある

心筋トロポニンは腎臓で排泄されるため、腎不全患者は値が高値になることがあり、検査結果が偽陽性となることがあります。ただし、腎不全患者でのトロポニン陽性も、心筋に何らかの傷害があり血中に心筋トロポニンTが流出していることを表している可能性もあります。そのため、心筋トロポニンTが高値であった場合には、将来の心血管イベントの強い予測指標となりうると考えられます。

腎不全患者における心筋トロポニンT上昇は、単なる腎機能障害によるクリアランスの低下の影響ではなく、心血管リスクを反映したものです。とりわけ透析患者はAMIのハイリスク群であり、トロポニンT測定はリスク管理において期待されます。

文献
1) Roffi M, Patrono C, Collet JP, et al. 2015 ESC guidelines for the management of acute coronary syndromes in patients presenting without persistent ST-segment elevation：Task Force for the Management of Acute Coronary Syndromes in Patients Presenting without Persistent ST-Segment Elevation of the European Society of Cardiology（ESC）. Eur Heart J 2016；37（3）：267-315.
2) 桜井みどり：エクルーシス試薬高感度トロポニンTの紹介. 生物試料分析 2014；37（2）：115-122.
3) ロシュ・ダイアグテクノス株式会社：ESCガイドラインの1時間アルゴリズムを用いた際の高感度トロポニンTによるRule-out/Rule-inパフォーマンス.

図2　AMI発症後のトロポニンT上昇と血中濃度測定

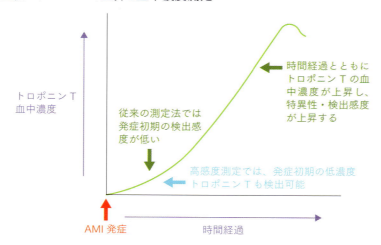

図3　胸痛患者の心筋梗塞診断アルゴリズム

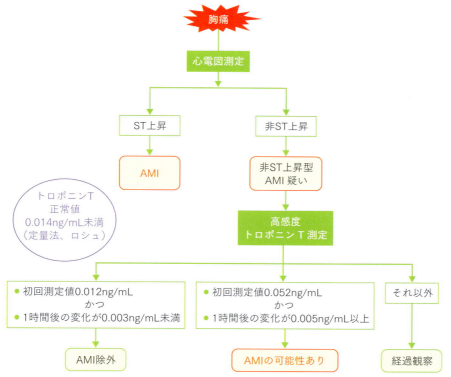

大規模試験（APACE-2015）の結果、AMI除外とされた患者の99.9％が実際にAMI陰性、AMIの可能性ありとされた患者の80％近くが実際にAMI陽性となっていた。

5　検査

Q37　BNPはどのように評価するの?

> **A** 血中BNPの値が高いほど心不全が存在する可能性が高く、重症と判断されます。

臨床検査技師
進藤達也

■ BNPは心筋の保護にはたらく

脳性ナトリウム利尿ペプチド（brain natriuretic peptide：BNP）は、ホルモンの一種で、松尾、寒川らによって1988年にブタの脳から分離されたことから、その名がつけられました。その後、心臓から分泌されることが判明し、現在は心不全の非常にすぐれた指標として用いられています。

BNPは、主に心室から分泌され、利尿、血管拡張、交感神経系抑制、心肥大抑制などの作用があります。これらの作用により、心筋を保護するようにはたらきます（図1）。

■ 心室への圧負荷によって血中にBNPが流出する

BNPは、通常の状態では70％が心室由来で、残りは心房由来とされています。

心室に圧負荷がかかると、BNPの前駆体であるpreproBNPの合成がただちに開始されます。preproBNPはタンパク質分解酵素によって切断され、BNPと、N末端 pro BNP（N terminal pro BNP：NT-proBNP）がほぼ1対1の割合で心筋細胞外に放出され、血中濃度が上昇します（図1）。NT-proBNPはホルモン活性をもちませんが、BNPは前述のように心筋の保護にはたらきます。

BNPおよびNT-proBNPの値は、どちらも心機能評価や予後評価における有用性は同等とされています。表1に、BNPとNT-proBNPの特徴を示します。

心臓に負荷が増えたり、心筋が肥大すると、自覚症状が出る前から血中濃度が上昇するので、心不全の早期発見や診断の指標として使われます。

異常値を示す病態や疾患としては、腎不全、慢性心不全、弁膜症、急性心筋梗塞、急性心不全、狭心症、高血圧症などがあります。

■ BNP、NT-proBNP値を指標に心不全の重症度を判断できる

BNPやNT-proBNPが指標として特にすぐれている診断は、①心不全の存在診断、②心不全の重症度診断、③心不全の予後診断です。血中BNP、NT-proBNP値が高いほど心不全の疑いが強まり、重症と判断されます（図2）。

図1 圧負荷によるBNP、NT-proBNPの生成

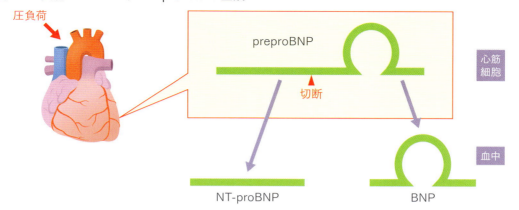

- 血中に分泌されたBNPは心筋保護にはたらく（NT-proBNPは生理活性をもたない）。
- 圧負荷により血中濃度が上昇するため、心不全診断のマーカーとして用いられる。

表1 BNPとNT-proBNPの違いと特徴

	NT-ProBNP	BNP
心不全の診断基準	・400pg/mL以上は心不全の疑い ・125pg/mL未満は除外	・100pg/mL以上は心不全の疑い ・40pg/mL未満は除外
検体	・血清・EDTA血漿	・EDTA血漿のみ
安定性	・室温で24時間、冷蔵で72時間まで安定	・冷蔵では一晩で約10％低下
分子量	・約8500	・約3500
ホルモン活性	・なし	・あり
血中半減期	・120分	・20分
代謝過程	・腎クリアランス	・タンパク質分解酵素 ・クリアランス受容体 ・腎クリアランス

図2 BNP、NT-proBNP値の心不全診断へのカットオフ値

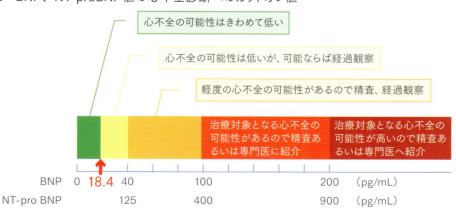

血中BNPが18.4pg/mL以下の場合は、心不全の可能性はきわめて低いと判断できる。

日本心不全学会：血中BNPやNT-proBNP値を用いた心不全診療の留意点について．図2 BNP, NT-proBNP値の心不全診断へのカットオフ値．より改変して転載
http://www.asas.or.jp/jhfs/topics/bnp201300403.html（2017年6月閲覧）

BNP、NT-proBNP値は肥満や心房細動、腎機能にも影響される

　BNP、NT-proBNPの値は、基本的には心筋への壁応力を反映していますが、さまざまな因子により影響を受けます。

　肥満はBNP、NT-proBNP値を低下させ、心房細動や加齢、腎機能の悪化は値を上昇させます。また、女性では高めの値を示すことがわかっています。

　NT-proBNPは腎臓で排出されるため腎機能の影響を受けます。一方BNPは、ナトリウム利尿ペプチド系にかかわるクリアランス受容体と、腎臓のほかに血管内皮にも存在する中性エンドペプチダーゼの分解によって排出されます。そのため、BNPの血中濃度に対する腎機能の影響は弱いとされてきました。

　しかし、BNP値を説明する因子として、心機能と腎機能を同時に解析した検討では、BNP値は心臓への負荷と同様、腎機能の影響も受けていることがわかりました。NT-pro-BNPよりは腎機能の影響は少ないものの、腎機能低下症例では少なからずBNP値も影響を受けるため、考慮が必要です。

　なお、NT-proBNPは腎不全により高値となりますが、その際の値と予後がBNPよりもより密接に関係するため、心臓・腎臓疾患におけるすぐれたマーカーとされています。

文献

1) 木原康樹監修：NT-proBNP～心不全マーカーと生活習慣病との関連性～．広島市医師会だより 2014；第579号付録．
2) 日本循環器学会：循環器病の診断と治療に関するガイドライン（2009年度合同研究班報告）慢性心不全治療ガイドライン（2010年改訂版）．http://www.j-circ.or.jp/guideline/pdf/JCS2010_matsuzaki_h.pdf（2017年6月閲覧）
3) 米田孝司，佐藤清：BNP検査とNT-proBNP検査の使い分け．検査と技術 2008；36（9）：842-847．
4) 髙橋伯夫：心疾患マーカー．検査と技術 2010；38（10）：910-915．
5) 石井潤一：心房性ナトリウム，利尿ペプチド，脳性ナトリウム利尿ペプチド．検査と技術 2010；38（7）：513-518．
6) 小倉克巳，杉浦哲朗：検査値はどうなる？ 血液データの見方．Medical Technology 2008；36（2）：191-196．
7) 佐蔵幸人，蔵原久義，鷹津良樹：循環器疾患における血中BNP，NT-proBNP測定の意義．J Cardiol Jpn 2008；2（3）：163-177．

6

薬剤

ここだけはおさえておきたい

6 薬剤

須藤麻美

循環器疾患の治療に使われる薬を把握する

　狭心症の治療には、血管拡張作用のある硝酸薬、カルシウム拮抗薬、β遮断薬などが使われ、心不全の治療には強心薬や利尿薬、硝酸薬、β遮断薬などの心臓の負担を軽減させる薬剤が使われます。主な治療薬を表1にまとめます。

表1　循環器疾患の治療薬の例

分類		一般名（主な商品名）	作用
硝酸薬		ニトログリセリン（ニトログリセリン、ニトロペン、ミオコール、ニトロダームなど）	●冠動脈を拡張させて心臓への血流を増やすことで狭心症発作を抑える ●末梢血管（動脈・静脈）を拡張させることで、心臓の負担を軽減する
		硝酸イソソルビド（ニトロール、フランドルなど）	
カルシウム拮抗薬		アムロジピン（アムロジンなど）	●冠動脈のけいれんを抑制する ●血管拡張作用により後負荷を軽減する
		ニフェジピン（アダラートなど）	
		ベニジピン（コニールなど）	
		ジルチアゼム（ヘルベッサーなど）	
		ベラパミル（ワソランなど）	
β遮断薬		プロプラノロール（インデラルなど）	●交感神経の亢進を抑えることにより、心筋収縮や心拍数を低下させ、心臓の負担を軽減する
		アテノロール（テノーミンなど）	
		カルベジロール（アーチストなど）	
強心薬	ジギタリス製剤	ジゴキシン（ジゴシンなど）	●心臓の収縮力を上げる
		メチルジゴキシン（ラニラピッドなど）	
	カテコラミン製剤	ドパミン（イノバンなど）	
		ドブタミン（ドブトレックスなど）	
	ホスホジエステラーゼⅢ阻害薬	ミルリノン（ミルリーラなど）	
		オルプリノン（コアテックなど）	
利尿薬		フロセミド（ラシックスなど）	●利尿作用により循環血液量を減少させ、前負荷を軽減する

薬剤投与量はγを単位として計算する

　循環器疾患の治療の際は、強力な昇圧・強心作用があるカテコラミンなどがよく使われます。流量を決めるときには、γ（ガンマ）という単位が使われます。医師からはγを流量に換算して指示されるときもあれば、特にICUなどではγのまま指示されることもあります。

　体重50kgの人と100kgの人に同じ量の薬剤を投与したら、50kgの人のほうが効果が強く現れます。そのためγが使われます。1γは「体重1kg当たり1分間に1μgの薬剤が入る投与スピード」のことで、1γ＝1μg/kg/分です。これを計算しやすくすると、以下のようになります。

> 1（γ）＝1（μg/kg/分）
> 　　↓　1μg＝1/1000mgなので
> 1（γ）＝0.001（mg/kg/分）
> 　　↓　ポンプの設定は1時間（60分）当たりの流量なので
> 1（γ）＝0.001×60（mg/kg/時間）＝0.06（mg/kg/時間）
> 　　↓　これに患者の体重を反映させて
> 1（γ）＝0.06×体重（mg/時間）

　例えば体重50kgの人であれば1γは0.06×50＝3.0（mg/時間）となります。次に薬剤の濃度（mg/mL）を考え、必要な投与量（mL）を算出します。

　例えば、体重50kgの患者さんに、1.5mg/mL濃度の薬剤を1γ投与したいと考えたとします。この場合、上述のとおり1時間当たりに3.0mg投与となるよう設定するため、必要な薬剤投与量（mL）は、3.0（0.06×体重）/1.5（薬剤濃度）＝2（投与量）となり、1時間当たりに薬剤2mLを投与すればよい、となります。

　γ計算は慣れるまで難しいですが、適切な投与量のために必要なので覚えておきましょう。

6Rに注意して薬剤投与を行う

　γ計算や循環器に限らず、薬剤のインシデント・アクシデントは医療事故のなかでも多くを占めます。6Rに注意して薬剤投与をしましょう。

> ①正しい患者（Right Patient）　　④正しい用量（Right Dose）
> ②正しい薬剤（Right Drug）　　　⑤正しい用法（Right Route）
> ③正しい目的（Right Purpose）　　⑥正しい時間（Right Time）

6 薬剤

Q38 抗血小板薬と抗凝固薬の違いって何？

A 動脈血栓（白色血栓）には抗血小板薬、静脈血栓（赤色血栓）には抗凝固薬を用います。

薬剤師
出雲貴文

血栓には動脈血栓と静脈血栓がある

　動脈血栓は血液の流れが非常に速い血管で発症します。赤血球などは速い血流に流されるため、血小板が主体の白色血栓（血小板血栓）となり、抗血小板薬が使用されます。

　一方、静脈血栓は血液の流れが遅い、あるいは滞っている血管で発症し、フィブリンが主体の赤色血栓（フィブリン血栓）となります。こちらにはフィブリンに作用する抗凝固薬が使用されます（表1）。例えば、心原性脳塞栓はフィブリンが主体の赤色血栓であるために抗凝固薬が使用されます。

　なお、すでにできてしまった血栓には、血栓溶解薬として組織プラスミノーゲンアクチベーター（tissue plasminogen activator：t-PA）を使用します。t-PAは、タンパク質分解酵素の一種であるプラスミノーゲンに作用することで、血栓を溶解させ、血流を回復させます（表2）。

抗血小板薬と抗凝固薬は、作用点の違いにより持続期間も異なる

1. 抗血小板薬は血小板血栓を防ぐ

　高血圧や高血糖、高脂血症などの状態が続いた場合や、経皮的冠動脈形成術（percutaneous coronary intervention：PCI）によるステント留置後の血管の内側には、プラークと呼ばれる塊が付着してきます。このプラークが何らかの原因で剥がれたり、破れたりすると、そこに血小板が集まってきて血栓がつくられてしまいます。

表1　血栓の形成機序と主な治療薬

血栓の形成機序		主な疾患	主な治療薬
動脈血栓	・血液の流れが非常に速い血管で発症 ・白色血栓（血小板血栓）	・虚血性心疾患 ・アテローム血栓性脳梗塞 ・ラクナ梗塞	抗血小板薬 ・アスピリン ・クロピドグレル ・プラスグレル
静脈血栓	・血液の流れが遅い、ないしは滞っている血管で発症 ・赤色血栓（フィブリン血栓）	・心原性脳梗塞 ・全身性塞栓症 ・静脈血栓塞栓症	抗凝固薬 ・ワルファリン ・ヘパリン ・エドキサバン

抗血小板薬は、この血小板の集まり（血小板凝集）を抑制します。

血小板そのものに作用するため効果は不可逆的で、血小板の寿命である7日から10日は作用が持続します（表3）。

2. 抗凝固薬はフィブリン血栓を防ぐ

不整脈や心房細動、心不全などによって血液の流れが滞ることにより、よどんでたまった血液には高濃度のトロンビンが局所に存在します。これがフィブリン生成を促進させることでフィブリン塊を形成し、赤血球を巻き込みながら血栓をつくります。

抗凝固薬はトロンビンの生成を阻害することで、フィブリン塊の形成を抑えます。

効果は可逆的で、服用を中止して24～48時間くらいで作用が消失します（表4）。

出血リスクと血栓リスクを考慮し休薬期間を調節する

薬剤の休薬期間はあくまで目安となります。術式によって見込まれる出血量には差があり、また、薬剤溶出性ステント（drug-eluting stent：DES）挿入の直後は、血栓ができやすい状況となっているため抗血小板薬の服用を止めにくいケースもあります。

実際には、手術時の出血リスクと休薬のリスクを十分考慮して、個別に休薬期間を調節します。開腹手術など、出血が多く見込まれる手術では、表に示した薬剤以外でも休薬期間を設けることもあります。また、内視鏡手術などの出血が少ない手術では、服用したまま処置（手術）をする場合もあります。

個別の休薬の有無や期間については、必ず主治医の指示を確認することが大切です。ルーチン的に判断する危険性を理解することが、事故防止にもつながります。

表2 血栓溶解薬の作用と主な治療薬

t-PAの作用	主な疾患	主な治療薬
組織プラスミノーゲンアクチベーター（t-PA） プラスミノーゲン → プラスミン フィブリン → フィブリン分解（血栓溶解）	● 末梢動・静脈血栓症 ● 脳血栓塞栓症 ● 冠動脈血栓 ● 急性肺血栓塞栓症	● ウロキナーゼ ● アルテプラーゼ ● モンテプラーゼ

t-PAがプラスミノーゲンを介して血栓溶解を促進する。

表3 主な抗血小板薬の種類と休薬期間

一般名（主な商品名）	手術前の休薬期間の目安
アスピリン（バイアスピリン、バファリン）	7日間
チクロピジン（パナルジン）	7日間
クロピドグレル（プラビックス）	7～14日間
クロピドグレル/アスピリン（コンプラビン配合錠）	7～14日間
プラスグレル（エフィエント）	7～14日間
シロスタゾール（プレタール）	2～3日間
サルポグレラート（アンプラーグ）	1～2日間

表4 主な抗凝固薬の種類と休薬期間

一般名（主な商品名）	手術前の休薬期間の目安
ワルファリン（ワーファリン）	2～3日間＊
ダビガトラン（プラザキサ）	1～2日間
リバーロキサバン（イグザレルト）	1～2日間
アピキサバン（エリキュース）	1～2日間
エドキサバン（リクシアナ）	1～2日間

＊この間はヘパリン置換を行う。

6 薬剤

Q39 ステントを用いる治療時に、抗凝固薬は中止するのに抗血小板薬は中止しないのはなぜ？

A 抗凝固薬は出血性合併症の予防のために中止することが多く、抗血小板薬は術後のステント血栓症を防止するために投与を続けます。

看護師
小野寺千恵

ステント血栓症予防に抗血小板薬を用いる

カテーテル治療（経皮的冠動脈形成術［PCI］）を実施する際は、バルーンで狭窄部を拡張させた後に、拡張状態を保持するため、金属製のステントが留置されることが多いです。この治療後の合併症にステント血栓症があり、約0.5％の頻度で出現します。

ステントを冠動脈の中に入れた直後は、血管の内側からみると金属が剥き出しで付いていることになります。ステントは体にとっては異物ですので、そのままにしておくと徐々に新生内膜に覆われ、血管内腔が狭まります（図1）。さらにステントの剥き出しの金属部分に血液の塊が付いて、血管そのものを塞いでしまうことがあります。これをステント血栓症といいます。

冠動脈ステントを用いる際の最大の問題点が、このステント血栓症です。

ステントを用いた治療が導入された当初は、高い確率でステント血栓症が発症していました。ステント血栓症を発症すると致死率も高く、予防のためにアスピリンやワルファリンなどの抗血栓薬（抗血小板薬や抗凝固薬）が使用されていました。しかし、アスピリン、ワルファリンを併用しても、ステント血栓症の発症頻度はなかなか抑えられず、抗血栓作用に伴う出血性合併症も生じ

図1 ステント留置後の内皮形成

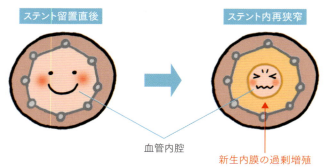

①ステント留置直後は、血管拡張の手技に伴う血管内皮細胞の傷害を修復するために血栓がつくられやすくなる。
②時間が経過すると徐々に血栓形成傾向は薄れ、新生内膜（内皮）がステント内を覆うようになる。
③一部ステントが露出したままの場合、抗血小板薬を中止すると突然この部分に血栓ができ、詰まる危険がある。

ていました[1]。

1998年のSTARS試験において、アスピリンとチクロピジンの抗血小板薬二剤併用療法（dual antiplatelet therapy：DAPT）を行うことで、ステント血栓症の頻度が減少し、出血性合併症の減少もみられることが報告されました[2]。また、冠動脈ステント挿入前からチクロピジンを内服することで、治療から1年後の心事故を減らしたとの報告もあります。

以上のため、PCIを実施する際は、抗血小板薬の投与を続ける必要があります。

抗凝固薬と抗血小板薬は作用点が異なる

抗血栓薬である抗凝固薬と抗血小板薬は、どちらも血栓の予防に使用されますが、作用点がまったく異なる薬剤です（図2）。血栓のでき方や疾患のタイプによって明確な使い分けがされています（→ Q38）。

ステント血栓症の予防においては、前述のようにDAPTが効果的とされているため、抗血小板薬を用いています。アスピリンとチクロピジンの組み合わせのほか、アスピリンとクロピドグレルの併用も推奨されています（→ Q40）。

抗凝固薬は出血リスクを高めるため中止する場合がある

カテーテル時、抗血小板薬は投与を継続しますが、抗凝固薬は出血性合併症のリスクがあるため、中止することがあります。ただし、中止による血栓リスクが出血リスクを上回る場合は、内服したままカテーテル検査や治療を行う場合もあります。

抗凝固薬を内服している患者さんにカテーテルを行う際は、内服の継続、中止について、必ず医師の指示を仰いでください。

文献

1) Fischman DL, Leon MB, Baim DS, et al. The stent restenosis study investigators. A randomized comparison of coronary-stent placement and balloon angioplasty in the treatment of coronary artery disease. *N Engl J Med* 1994；331：496-501.
2) Leon MB, Baim DS, Popma JJ, et al. A clinical trial comparing three antithrombotic-drug regimens after coronary-artery stenting. *N Engl J Med* 1998；339：1665-1671.
3) 日本循環器学会：循環器病の診断と治療に関するガイドライン（2010年度合同研究班報告）安定冠動脈疾患における待機的PCIのガイドライン（2011年改訂版）．http://www.j-circ.or.jp/guideline/pdf/JCS2011_fujiwara_h.pdf（2017年6月閲覧）
4) 日本循環器学会：循環器病の診断と治療に関するガイドライン（2010年度合同研究班報告）心筋梗塞二次予防に関するガイドライン（2011年改訂版）．http://www.j-circ.or.jp/guideline/pdf/JCS2011_ogawah_h.pdf（2017年6月閲覧）
5) 中川義久著：研修医・看護師のための心臓カテーテル最新基礎知識 第3版―心臓カテーテルなんて怖くない！．三輪書店，東京，2011．
6) 横井宏佳，延吉正清：冠動脈ステントの現況．日獨医報 2003；48（3）368-375．

図2　血管内皮損傷時の血栓形成過程と抗血栓薬の作用

正常

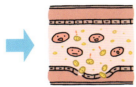
血管内皮の損傷

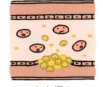
血小板の粘着・凝縮

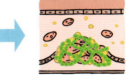
フィブリンによる血栓形成

抗血小板薬の作用点
　血小板のはたらきを抑えることで、血液を固まりにくくする

抗凝固薬の作用点
　フィブリンのはたらきを抑えることで、血液を固まりにくくする

6 薬剤

Q40 抗血小板薬を2種類服用するのはなぜ？

A 抗血小板薬二剤併用療法がステント血栓症を有意に抑制することが証明されているからです。

看護師
須藤麻美

PCI後はステント血栓症のリスクがある

　虚血性心疾患の治療として経皮的冠動脈形成術（PCI）が多く行われており、ほとんどの場合で血管内にステントが留置されます。薬剤溶出性ステント（DES）により長期開存も得られるようになってきましたが、まれに、ステント内に突然血栓が付着して血管が閉塞するステント血栓症が起こります（→ Q39）。

　ステント血栓症の予防のために、抗血小板薬が投与されます。アスピリンとチエノピリジン系抗血小板薬であるチクロピジンによる抗血小板薬二剤併用療法（dual antiplatelet therapy：DAPT）が、アスピリン単独、およびアスピリン＋ワルファリンと比較して、30日までのステント血栓症を有意に抑制することが証明され、二剤併用が標準となりました。

　現在では、副作用の多いチクロピジンに代わって、クロピドグレルが用いられることが多く、クロピドグレルとアスピリンの2つの有効成分が合わさった合剤（商品名：コンプラビン）もあります。

現在ではクロピドグレル＋アスピリンが主流

　抗血小板薬の効果が現れるまでには、数時間から1日かかるため、PCIの前から服用を始めます。緊急でPCIを行うときには、初回に大量に服用させて血中濃度の立ち上がりを早くする、ローディングドーズと呼ばれる用法があります。

　抗血小板薬は、血小板凝集反応のどこを阻害するかによって種類があります（図1、表1）。第一選択としてはアスピリンとクロピドグレルが選択されることが多いですが、血小板凝集抑制効果の指標である血小板凝集能（→ Q34）や、副作用の状況によっても薬剤が選択されます。

文献
1）日本循環器学会：循環器病の診断と治療に関するガイドライン（2008年度合同研究班報告）　循環器疾患における抗凝固・抗血小板療法に関するガイドライン（2009年改訂版）．
http://www.j-circ.or.jp/guideline/pdf/JCS2009_hori_d.pdf（2017年6月閲覧）

図1 血小板凝集反応と主な抗血小板薬の作用点

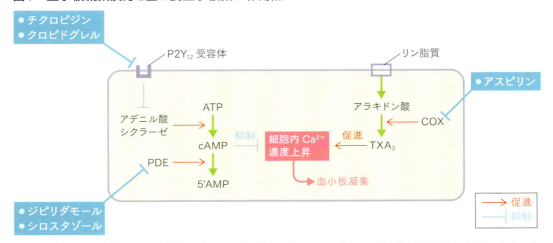

ATP：アデノシン三リン酸　cAMP：環状アデノシン一リン酸　5'AMP：5'アデノシン一リン酸　PDE：ホスホジエステラーゼ
COX：シクロオキシゲナーゼ　TXA$_2$：トロンボキサンA$_2$

- 細胞内カルシウムイオン濃度の上昇によって血小板凝集が引き起こされる。
- DAPTでは作用点の異なる2種類の抗血小板薬を用いて血小板凝集を抑制する。

表1 主な抗血小板薬の作用機序

一般名（主な商品名）	作用機序
アスピリン（バファリン）（バイアスピリン）	シクロオキシゲナーゼの阻害により、血小板膜のリン脂質からつくられるトロンボキサンA$_2$の生成を抑える
ジピリダモール（ペルサンチン）	ホスホジエステラーゼを阻害し、cAMPを蓄積させる
シロスタゾール（プレタール）	ホスホジエステラーゼを阻害し、cAMPを蓄積させる
チクロピジン（パナルジン）	アデニル酸シクラーゼを阻害するタンパク質の受容体を抑え、cAMPを増加させる
クロピドグレル（プラビックス）	アデニル酸シクラーゼを阻害するタンパク質の受容体を抑え、cAMPを増加させる

6 薬剤

Q41 金属ステント（BMS）と薬剤溶出性ステント（DES）で、抗血小板薬の内服期間に違いはあるの？

A 内服期間は、BMSでは最低1か月、DESでは最低6〜12か月とされています。

看護師 池田悟志

ステント治療時には抗血小板薬二剤併用療法が必須

経皮的冠動脈形成術（PCI）施行において、術後にステントが血栓で閉塞してしまう亜急性ステント血栓症（subacute stent thrombosis：SAT）を防止するために、PCI施行の2〜3日前から、アスピリンとチエノピリジン系抗血小板薬を併用内服する、抗血小板薬二剤併用療法（DAPT）が必須になります（→ Q40 ）。

現在、臨床で使用されている抗血小板薬は、アスピリンとチエノピリジン誘導体が主体となっています。DAPTが用いられるようになった当初、わが国で使用されていたチエノピリジン系抗血小板薬は、チクロピジン、クロピドグレルの二剤でした。現状では、チクロピジンよりも安全性が高いとされているクロピドグレルが多く用いられています。

チエノピリジン系抗血小板薬の欠点としては、効果発現が遅い点と、薬剤効果が出にくい症例（クロピドグレル抵抗性）が存在することが挙げられます。こうしたなか、クロピドグレルよりも効果発現が早く、薬剤効果にむらがない、プラスグレルが開発されました。これらの薬剤を組み合わせ、DAPTが行われています。

ステント留置後の経過の違いが内服期間に影響する

金属ステント（bare metal stent：BMS）は、素材がステンレススチールやコバルト合金で、金属が剥き出しのステントであり、慢性期の再狭窄率は20〜30％とされています。

薬剤溶出性ステント（drug-eluting stent：DES）は、ステント内再狭窄の原因となる血管平滑筋細胞（新生内膜）の増殖を抑制する薬剤をステント表面にコーティングしたステントです。再狭窄率が10％以下と良好であるので、基本的にはDESが使用されています。

ステント留置後のDAPTは、BMSは最低1か月（SATが生じる期間）であるのに対して、DESは薬剤効果によりステント内に新生内膜が増殖されず、ステントの金属部と血液が接触するため、DAPTの長期使用（6〜12か月）が必要となります。そのため、手術を控えた症例や、DAPTの継続使用に問題がある症例（急性心筋梗塞におけるPCIなど）については、BMSが選択されます。

以上の理由から、BMSとDESで抗血小板薬の内服期間に違いがあります。

抗血小板薬の薬効評価は
PATIの測定により行う

　抗血小板薬の薬効が得られているかを評価する指標として、全血血小板凝集閾値係数（platelet aggregatory threshold index：PATI）を測定する検査があります（→ Q34）。PCI施行時において、シース挿入後に検体（血液）を採取して、PATIを測定します。値が低いほど、血小板凝集のリスクが高いと判断されます。

　2009年に、抗血小板薬の内服状況とPATI値の相関性に対する検証が行われています。PATI値とSAT発症の相関性を検証した結果、SAT症例のPATI値は、平均値の4.40μMと比較して、37％程度低値を示しました。この結果から、抗血小板薬を調整することで、SATを減らせるのではないか、と推測されます。

　これまで、PATI値が5.00μM以下の患者さんには、数種類の抗血小板薬を内服してもらう傾向にありました。また、急性心筋梗塞歴のある患者さんはPATI値が低く、平均PATI値は5.90μMとなっていました（非SAT症例では平均7.74μM、SAT症例では3.26μM）。

　当院では、PATI値が8.00μM以上であれば、抗血小板薬の薬効が十分に得られていると判断しています。6μM以下の場合は薬効不十分と判断し、内服中の抗血小板薬の追加、もしくは変更がなされています。

DESは無期限の
アスピリン内服が必須

　何らかの理由（手術や抜歯など）でDAPTの休薬が必要になった場合、DES、BMSともに最低期間を内服していた後なら、ステント血栓症は生じにくいといえますが、そうでない場合はリスクが高まります。その際、まずは造影検査を行い、評価します。血管内視鏡を用いて、内膜が増殖しているかどうかを確認すれば、より確実です。

　もし再狭窄をきたしていても、待機的なカテーテル治療で問題なければ、DAPTを休薬する間はヘパリン入りの持続点滴で置換し、ステント血栓症の防止を図ります。

　ただし、DESに関しては、DAPT終了後も無期限のアスピリン内服が必須とされています。

文献
1) 木島幹博, 添田信之編：カテーテルスタッフのためのPCI必須知識 これだけおさえれば大丈夫. メジカルビュー社, 東京, 2014.
2) 笠尾昌史：冠動脈のリスクと管理 抗血小板薬. HEART nursing 2014；27（8）：12-13.

6 薬剤

Q42 降圧薬や抗血小板薬は、朝に服用することが多いのはなぜ？

A 1日1回の薬剤を忘れずに服用してもらえるように、朝に指定することが多いです。

薬剤師　出雲貴文

薬剤を服用するうえで大事な3点を守れるタイミングを設定する

薬剤を服用するうえで大事なこととして、以下の3点が挙げられます。

①決められた用法用量で続けること
②食事やアルコールなどの影響を受けにくくすること
③副作用にすぐ気づけること

これらを守れるタイミング（図1）に服用時間を設定することが大切です。もちろんその他にも大事なことはありますが、今回はこれに絞って解説します。

決められた用法用量で続ける

1日1回を忘れることなく続けられる確率が高いのは一般的にいつでしょうか？

昼は会社や学校などに薬を持っていけなかったり、昼食がとれなかったりする人もいます。夜は仕事で遅くなったり、外食をしたり、不規則な人も多いです。

これらを考えると、やはり朝がよいと考えられます。朝食をとらない人でも、コップ1杯の水と薬は習慣的にとることができそうです。

食事やアルコールなどの影響を受けにくくする

薬剤もアルコールも肝臓で代謝されるため、アルコールを摂取する機会が多い夕食時は薬効への影響を受けやすくなります。また昼夜は外食などして薬を持っていないケースも多いでしょう。

朝の服用であれば、これらの影響は受けにくいと考えられます。

副作用にすぐ対処できる時間帯に服用する

薬剤の副作用は、はじめての服用の場合でなくても起こり得ます。

さまざまなケースがありますが、服用してから30分～2時間後に薬剤の血中濃度が高くなるため、そのころに副作用の発現も多くなりがちです。

1日1回を夕食時にした場合、仮に食事の時間が19時～21時だとすると、深夜に副作用が起こってしまいます。夜間に診療してくれる病院が近くにあればいいですが、難しい場合が多いです。また、場合によっては本人が就寝していて副作用に気づくのが遅れる場合もあります。朝の服用ならば、このようなリスクは減ります。

日常生活のリズムに内服習慣を組み込んでもらう

表1に服用時間が決まっている薬剤の代表例を示します。2017年5月現在、抗血小板薬で昼や夜間を指定して服用する薬剤はありません。大切なのは、毎日決まった時間に服用し、飲み忘れを防止することです。

鎮痛薬などと違い、降圧薬や抗血小板薬を飲み忘れても、患者さん本人にすぐに自覚症状が出ることはあまりありません。そのため、服用がついつい不規則になりがちです。

毎日きちんと服用してもらえるよう、服用を生活のリズムに組み込んでしまうことが大切です。以上の理由から、服用が朝に指定されていることが多いのです。

なお、降圧薬については、患者さん個々の病態にあわせた指示になっていることもあります。夜間のスパズム予防や、早朝高血圧の治療などの理由で、服用のタイミングが指定されている可能性があります。この場合は、医師からの処方の指示に従いましょう。

図1　服薬のタイミング

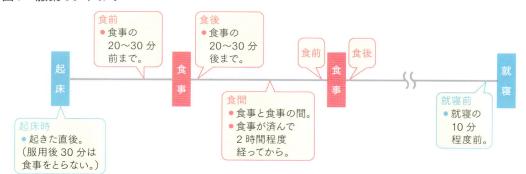

表1　服用時間が決まっている薬剤の代表例

時間	分類	理由
起床時	骨粗鬆症治療薬	食事により吸収が大きく阻害されるため
食前	胃腸機能調整薬	胃酸分泌により食欲を促すため
	糖尿病治療薬（血糖降下薬）[*1]	食後高血糖を抑制するため
食後[*2]	鎮痛薬	空腹時の服用では胃腸障害を起こしやすい[*3]
	脂溶性の薬剤（EPAやイトラコナゾールなど）	油の吸収を助ける胆汁が十分に腸内に分泌されている食直後のほうが、吸収がよい
食間	胃粘膜保護薬	空腹時、胃内が空のときのほうが効果が高まる
	漢方薬	空腹時のほうが薬効成分を吸収しやすい
就寝前	気管支喘息治療薬	夜間・明け方に出やすい喘息発作を抑えるため
	冠攣縮性狭心症治療薬	明け方に出やすいスパズムを押さえるため
	緩下薬	起床時に便通をよくするため
	睡眠薬	睡眠を促すため

[*1] 食直前に服用する。
[*2] 食後は胃内に食物が残っており、薬剤の胃への刺激が少なく、ほどよく吸収されるため、多くの薬剤は食後服用の指示が出される。
[*3] 頓服服用や例外も多々あるため、絶対ではない。
すべての医薬品は、添付文書上に承認された用法用量があるので、それに準じて服用してもらう。

6 薬剤

Q43 ワルファリン導入時に、ヘパリンはどのように使用するの？

A ワルファリン導入による過凝固状態を防ぐため、血液凝固の指標となるPT-INRが治療域に達するまでヘパリンを併用して投与します。

医師
橋本勝也

ワルファリンはビタミンKに拮抗し抗凝固作用を発揮する

ワルファリン（商品名：ワーファリン）は経口摂取の薬物で、抗凝固薬のうち、唯一血液検査で効果をモニタリングできる薬物です。また、ワルファリンは非ビタミンK阻害経口抗凝固薬（non-vitamin K antagonist oral anticoagulants：NOAC）と比較し、2017年5月現在非常に安価（ワーファリン錠1mg、9.6円/錠）で、最も歴史が長くエビデンスのある抗凝固薬です。

ワルファリンはビタミンKに拮抗作用をもち、それにより血液凝固能に影響を与えます。

ビタミンKは、肝臓でのみつくられるビタミンK依存性凝固因子（プロトロンビン［第Ⅱ因子］、第Ⅶ因子、第Ⅸ因子、第Ⅹ因子、プロテインC、プロテインSなど）が産生される際に、補酵素としてはたらきます。プロトロンビンは血中でトロンビンとなり、血液凝固にはたらくフィブリンの産生を促すことで、凝固作用を発揮します。これにより、出血リスクは減少しますが、血栓リスクが高まります（図1）。

ワルファリンは、ビタミンKによる凝固因子の活性化を阻害し、ビタミンK依存性凝固因子の合成を抑制します。また、ワルファリン投与によりビタミンKが欠乏すると、プロトロンビンが正常に活性化されず、血液凝固作用をもたないPIVKAⅡ（protein induced by vitamin K absence or antagonistⅡ）が産生されます。

凝固因子の阻害と、凝固作用をもたない異常因子の増加により、ワルファリンの抗凝固作用が発揮されます（図1）。

なお、ビタミンK依存性凝固因子の活性化状態は種類によって差があり、ワルファリンの投与後1日程度は、一過性の過凝固状態となることがわかっています。そのため、ワルファリンの導入時は、過凝固状態を防ぐため、抗凝固薬であるヘパリンを併用することが望ましいとされています。

人工弁置換術後はワルファリンが第一選択薬

人工弁置換術後、心房細動、深部静脈血栓症・肺塞栓症などが対象疾患です。特に人工弁置換術後と弁膜症を有する心房細動では、NOACの有効性が示されておらず、ワルファリンが第一選択となります。

適応外は、出血傾向、重篤な肝障害・腎障害、大手術や外傷後、妊娠中（ワルファリンには催奇形性がある）、服薬コンプライアンス不良などがあります。

図1 ワルファリンの血液凝固系への作用

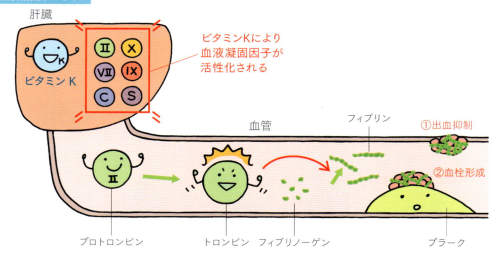

- 肝臓において、ビタミンKの作用により血液凝固因子が活性化される。
- 血液凝固因子Ⅱ（プロトロンビン）は血中でトロンビンへと変化し、フィブリン生成を促す。
- 出血の際は、フィブリンの作用により凝集塊を生じ止血につながる（①）。
- 凝集塊がプラークに付着すると、血栓の形成につながる（②）。

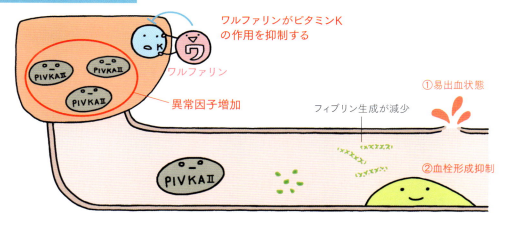

- ワルファリンが肝臓において、ビタミンKの活性化を抑制する。
- 凝固作用をもたない異常因子（PIVKA Ⅱ）が増加する。
- フィブリン生成が抑制され、出血しやすくなる（①）。
- 凝集塊がつくられにくくなるため、血栓形成の抑制につながる（②）。

原則としてワルファリンは低用量から導入開始する

ワルファリン導入の際、基本的には1mg/日から開始し、1～2週間ごとに増量して維持量を決めます。

ワルファリンの効果発現には3～4日要するため、早期に十分な抗凝固活性を得たい場合は、入院のうえ、ヘパリンによる抗凝固療法を併用し、2～3mg/日から開始し維持量を決めます。

モニタリングにはトロンビン時間国際標準比（prothrombin time international normalized ratio：PT-INR）という指標を用います。

人工弁置換術後ではPT-INR 2.0〜3.0、非弁膜症性の心房細動ではPT-INR 1.6〜2.6が目標値となります。70歳未満では2.0〜3.0、70歳以上では1.6〜2.6が至適治療域とされています。

導入時にヘパリンを併用する場合、活性化部分トロンボプラスチン時間（activated partial thromboplastin time：APTT）が対照の1.5〜2.5倍になるように投与量を調節します。PT-INRが治療域に達したところでヘパリンを中止します。ヘパリンは投与を中止すれば数時間で作用が消失します（未分画ヘパリン半減期60分以内）。

前述のように、ワルファリン導入時にはヘパリンの併用が望ましいです。とはいえ、ワルファリン開始時は常にヘパリンが必要というわけではなく、血栓が形成されていてそれが大きくなる可能性がある場合、例えばすでに心房内血栓がある心房細動症例、深部静脈血栓症あるいは肺塞栓症症例などで併用が必要になります。

作用の増強・減弱作用をもつ薬剤・食品に注意する

作用に影響を及ぼすものとしては、以下が挙げられます。

①増強：抗菌薬、NSAIDs、H2ブロッカー、サルファ薬、ステロイド、チラーヂン、アミオダロンなど
②減弱：ビタミンK、食品（納豆、クロレラ、ブロッコリー、ほうれん草、青汁など）、リファンピシン、バルビタール、経口避妊薬など
③その他：高齢者や高度腎機能障害例では、薬効は同程度であっても出血事象が増加する

内服開始時は、当てはまるものがないか注意して確認しましょう。特に減弱作用は普段の食事でも起こりうるため、患者さんにも注意してもらうよう指導しましょう（図2）。

文献
1) 山下武志, 是恒之宏, 矢坂正弘編：ファーマナビゲーター 抗凝固療法編. メディカルレビュー社, 東京, 2015.

図2 ビタミンK摂取によるワルファリン作用の減弱

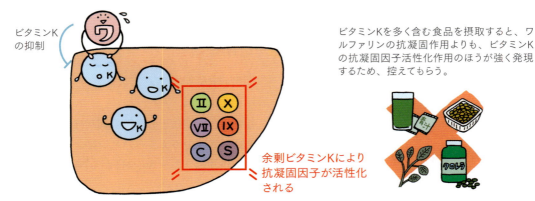

ビタミンKを多く含む食品を摂取すると、ワルファリンの抗凝固作用よりも、ビタミンKの抗凝固因子活性化作用のほうが強く発現するため、控えてもらう。

6　薬剤

Q44 心房細動でも抗凝固薬を内服していない人がいるのはなぜ？

A 血栓リスク（塞栓症、脳梗塞など）よりも、出血性合併症のリスクが高いと判断される場合、内服を行わないこともあります。

看護師
須藤麻美

心房細動では血栓が生じやすい

心房細動は、心房が不規則に興奮し、異常な電気旋回が生じるため、規則正しい収縮がなくなります。そのため、心房内で血液がよどみやすくなり、血栓を形成しやすくなります。その血栓が飛散することで、脳梗塞を発症することがあります。

心房細動の初期は、多くは発症後48時間以内に自然に停止します。しかし、発作を繰り返しながら次第に持続時間や頻度が増大し、やがて細動が停止しなくなります。

心機能低下や虚血など、不整脈以外の病態が改善しても心房細動が持続する場合には、抗不整脈薬による治療と、血栓予防のための抗凝固療法が検討されます。

ワルファリンやNOACによる抗凝固療法を検討する

僧帽弁狭窄症や人工弁に伴う心房細動では、塞栓症のリスクが高いため、ワルファリンが適応されます。

それ以外の心房細動では、脳梗塞や出血のリスク評価に基づいて、抗凝固療法が実施されます。脳梗塞発症リスクの評価には、$CHADS_2$スコア（→ Q46 ）が提唱されており、2点以上で抗凝固療法が推奨されます。1点では脳梗塞予防効果が出血性合併症の発症率を上回ることが明らかでないため、検討が必要です。

$CHADS_2$スコア以外の危険因子として、心筋症、年齢65〜74歳、心筋梗塞の既往、大動脈プラーク、末梢動脈疾患を含む血管疾患がある場合には、抗凝固療法が検討されます。

抗凝固療法には、ワルファリンか非ビタミンK阻害経口抗凝固薬（NOAC）が選択されます。NOACはワルファリンと同じ効用をもちながら、効果が食品などに左右されず、長期のモニタリングが不要であり、脳出血のリスクが低い利点があります（→ Q45 ）。そのため、$CHADS_2$スコア1点でも投与可能となっています。

ただし、NOACは薬効の発現と消失がすみやかなため、飲み忘れによる薬効消失で血栓リスクが高まる可能性があります。また、ワルファリンにおいて血液凝固能を評価しているPT-INRのような指標がないため、薬効の強弱を判別しにくいデメリットがあります。

その他の注意点として、腎機能が低下している患者さんでは、血中濃度が上昇しすぎるため、慎重投与が必要です。また、ワルファリンには拮抗薬がありますが、NOACの大部分には拮抗薬がないため、出血時に即座に薬効を消失させられないため、注意が必要です。

6　薬剤

Q45 NOAC内服による薬効の評価はどのようにするの？

A 用法・用量に従い投与したうえで、心イベントの発生がないことが、NOACが効いている評価となります。細かい用量調節や頻回なモニタリングは、基本的に不要です。

薬剤師　出雲貴文

従来の抗凝固薬の欠点を補うようNOACが開発された

　抗凝固薬のワルファリンは、従来から血栓の予防に広く用いられてきました。ワルファリンによる治療の際は、血液が凝固するまでの時間を標準化した指標（PT-INR）を用いた、定期的な血液凝固能のモニタリングが必須となります。

　通常、ワルファリン導入を開始した際は、PT-INRが目標範囲に入るように投与量を調整します（→Q43）。この調整がうまくいかず、血液凝固能が下がりすぎると、脳出血や消化管出血などの重大な副作用につながってしまうことがあります。逆に、適切な投与量に到達するまでに長期間かかってしまうと、その間に血栓が形成されるリスクを抱えることになります。

　また、ワルファリンの効果は個人差が大きいことも知られています。関連するファクターとしては、食事、併用薬、体重、遺伝子などが知られています。

　近年開発されてきた、非ビタミンK阻害経口抗凝固薬（non-vitamin K antagonist oral anticoagulants：NOAC）は、年齢や腎機能、体重などいくつかのファクターによって用量調節は必要となりますが、ワルファリンのような微調整は必要ないとされています。NOACの特徴（ワルファリンと大きく異なる点）について、表1に挙げます。

NOACは頭蓋内出血のリスクが少ない

　NOACはそれぞれ、RE-LY試験（ダビガトラン）、ROCKET AF試験（リバーロキサバン）、ARISTOTLE試験（アピキサバン）ENGAGE AF-TIMI 48試験（エドキサバン）といった大規模臨床試験で、ワルファリンと同等またはそれ以上に有効であることが示さ

表1　NOACの特徴

利点	欠点
●食事制限がいらない ●薬剤の相互作用が少ない ●頭蓋内出血、大出血のリスクが低い ●用法用量が決まっており個人による微調整が不要 ●半減期が短い（ワルファリンは40時間）	●腎機能、特にクレアチニンクリアランスに影響する ●高齢者に注意が必要である ●ダビガトラン以外には拮抗薬がない（2017年6月時点） ●ワルファリンに比べて高価である

れました。また、安全性に関しては、頭蓋内出血が少ないという結果が示されています（ワルファリン投与下では、欧米人に比較して日本人は頭蓋内出血が多いといわれてきた）。そのため、基本的にはそれぞれの用法・用量に従って投与します（表2）。

なお、服薬回数については、1回のものと2回のものがありますが、どちらがすぐれているというようなエビデンスはありません。臨床試験では両方とも同等の効果が出ています。併用している薬剤の服薬回数や、その患者さんのコンプライアンスによって選択されています。

心房細動の薬物治療においてNOACが用いられることが多い

主にNOACが使用される、心房細動における抗血栓療法において、最も大事なことは、脳塞栓症の合併をいかに減らすか、ということです。心房細動（非弁膜症性心房細動）における脳梗塞のリスクは、CHADS₂スコア（→ Q46）を用いて評価されます。

「心房細動治療（薬物）ガイドライン」において、このスコアが2点以上でNOACやワルファリンが「推奨」とされ、1点ではダビガトランとアピキサバンのみ推奨、その他のNOACとワルファリンは「考慮可」レベルとされています。なお、同等レベルの適応がある場合は、ワルファリンよりもNOACが望ましいとされています。

薬効やコンプライアンス、経済面を総合的に考慮して薬剤を検討する

NOACはワルファリンに比べて高額であり、高齢化する日本の医療費を考えると、一考の余地があるともいえます。また、ダビガトランには拮抗薬がありますが、その他のNOACには2017年6月時点で拮抗薬がありません。その点、ワルファリンはビタミンKという拮抗薬も根づいており、値段も安く、コントロールさえしっかりできていれば問題があるではありません。用量の微調整が効くのもワルファリンの魅力といえます。

NOACもワルファリンも、期待される薬効としては、脳塞栓などのイベントが起きないこと、大出血などの副作用が起きないことが、共通していえることです。どちらがよりすぐれているとは、一概にはいえないでしょう。患者さんの合併症や身体的リスクのみならず、コンプライアンスや経済面も考慮して、薬剤が選択されることが望ましいです。

文献
1) 日本循環器学会：循環器病の診断と治療に関するガイドライン（2012年度合同研究班報告）心房細動治療（薬物）ガイドライン（2013年改訂版）. http://www.j-circ.or.jp/guideline/pdf/JCS2013_in-oue_h.pdf（2017年6月閲覧）

表2 NOACの種類と投薬時の注意

一般名（主な商品名）	服用回数	注意すべき症例
ダビガトラン（プラザキサ）	1回150mgを1日2回	クレアチニンクリアランス30～50mL/分の患者、70歳以上の患者には、1回110mgを1日2回
リバーロキサバン（イグザレルト）	1回15mgを1日1回	クレアチニンクリアランス30～49mL/分の患者には、1回10mgを1日1回
アピキサバン（エリキュース）	1回5mgを1日2回	①80歳以上、②体重60kg以下、③血清クレアチニン1.5mg/dL以上のうち、2つ以上当てはまる場合は、1回2.5mgを1日2回
エドキサバン（リクシアナ）	体重60kg以下：1回30mg 体重60kg超　：1回60mg を1日1回	クレアチニンクリアランス30～50mL/分の患者には、1回30mgを1日1回

6 薬剤

Q46 抗凝固薬は一生内服が必要なの?

A 心房細動、弁置換術後、静脈血栓塞栓症などは継続的な内服が必要です。患者さんの状態により内服を中止できる場合もあります。

薬剤師
出雲貴文

CHADS₂スコアを基準に内服を考慮する

心房細動では、心房が不規則に興奮することで、血液がよどみ、血栓ができやすくなります。CHADS₂スコア（表1）を基準として、1点以上では抗凝固薬の内服を考慮します。カテーテルアブレーション（→Q56）により根治と考えられれば、内服を中止できることもあります。患者さんが比較的若く、体力があれば、根治的にカテーテルアブレーションを行うという選択肢もありますが、高齢者の場合は基本的にワルファリンの内服を続けます。

血液は異物に触れると血栓になりやすい性質があるため、弁置換術後は抗凝固薬の内服が必要となります。生体弁の場合は短期間の内服（一般的には術後3か月程度）ですが、機械弁の場合は一生内服が必要です。ただし、機械弁置換術後の女性が妊娠した場合は、ワルファリンには催奇形性があるので、妊娠中はヘパリンに置換します。産後は再びワルファリンに戻して継続します。

肺血栓塞栓症および深部静脈血栓症などの静脈血栓塞栓症では、発症後3〜6か月間内服し、血栓が消失したことを確認すれば中止します。ただし、再発性の場合や、血栓症の素因（プロテインS、C欠損/欠乏症、アンチトロンビンⅢ欠損/欠乏症、抗リン脂質抗体症候群など）を有する場合は、一生内服を継続する必要があります。

抗凝固薬の内服が必要となる病態を表2、および図1に示します。

現在は、弁置換術後および弁膜症性心房細動を除いては、ワルファリンに代わり非ビタミンK阻害経口抗凝固薬（NOAC）の内服も可能です。

飲み忘れた場合、気づいたタイミングにより対処が異なる

ワルファリンの服用を忘れてしまった場合、原則として服用予定時間の12時間以内であれば、当日分のワルファリンを服用し、翌日からは決められた時間に服用します。服用予定時間の12時間以降に気づいた場合は、その日には飲み忘れた分は飲まずに、翌日から決められた時間に服用します。出血傾向が強くなりますので、飲み忘れた分とまとめて2日分服用するというようなことはしません。

なお、患者さんが海外旅行などで時差のある国に行く際は、服薬間隔に注意するよう指導を行い、現地で適切な時間に服用してもらいましょう。

重篤な合併症につながらないよう内服の必要性を理解してもらう

これまで紹介してきたように、ワルファリンの内

服を止められるか否かについては、どのような目的で服薬が必要か、その理由次第だということがわかります。

例えば、心房細動の合併症で最も注意すべきものは、心原性脳塞栓（脳梗塞）です。ワルファリンは、食事制限（納豆などが禁止➡ Q43）や注意すべき点が多い薬剤なので、一生内服が必要となった場合、患者さんが負担に思うことも多いでしょう。しかしながら、内服の中止によって、万が一脳梗塞を発症してしまった際は、介護生活が必要となることもあり、さらに多くの制限や負担が生じることが考えられます。

この先に待ち受ける超高齢化社会で、医療者がいかに介護人口を増やさない予防医学（薬学）を実施できるかは、これまで以上に大きな意味をもつといえます。必要な薬剤を適切に服用してもらうためにも、医師、薬剤師、看護師が連携して取り組むことが重要です。

患者さんによって、ADLや精神的な活動力はまったく異なります。大切なのは、年齢や服薬の有無ではなくその人のライフスタイルだと考えます。医療者はそれを援助できるような治療、ケアを心がけていく必要があるでしょう。

文献
1) Gage BF, Waterman AD, Shannon W, et al. Validation of clinical classification schemes for predicting stroke：results from the National Registry of Atrial Fibrillation. *JAMA* 2001；285：2864-2870.

表1　CHADS$_2$スコア

	危険因子		スコア
C	Congestive heart failure	心不全	1
H	Hypertension	高血圧	1
A	Age≧75	年齢75歳以上	1
D	Diabetes Mellitus	糖尿病	1
S$_2$	Stroke/TIA	脳卒中/TIA（一過性脳虚血発作）	2
	合計		6

Gage BF, Waterman AD, Shannon W, et al. Validation of clinical classification schemes for predicting stroke：results from the National Registry of Atrial Fibrillation. *JAMA* 2001；285：2864-2870.

表2　抗凝固薬の内服が必要となる病態

病態	患者の状態	抗凝固薬の内服
心房細動	内服加療	一生継続
	カテーテルアブレーションで根治	中止できる場合もある
人工弁	生体弁	術後3か月程度で中止
	機械弁	一生継続
静脈血栓塞栓症	初発、内服後に血栓消失	3〜6か月程度で中止
	再発、血栓性素因あり	一生継続

図1　抗凝固薬の内服が必要となる病態

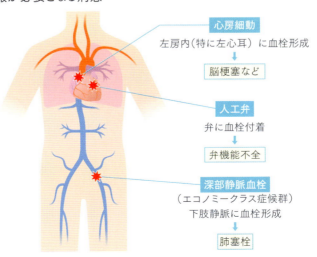

6 薬剤

Q47 ノルアドレナリンとドパミンの違いって何?

A どちらもカテコラミンの一種ですが、体内での作用が異なります。ノルアドレナリンはドパミンの前駆物質です。

薬剤師
出雲貴文

カテコラミンは昇圧作用や強心作用をもつ

アドレナリンやノルアドレナリン、ドパミンは、カテコラミンと呼ばれる副腎髄質ホルモンです。副腎髄質は、交感神経で支配されており、交感神経の緊張により、血中にカテコラミンが放出されます。

カテコラミンの体内での役割は、血管の収縮や弛緩、血圧の維持、心臓の収縮などです。投与に用いられるのはアドレナリン、ノルアドレナリン、ドパミンと、合成されたドブタミンの4種類です。

カテコラミンの種類によって作用する受容体が異なる

カテコラミンの受容体は、一般的にアドレナリン受容体と呼ばれており、α受容体(α_1、α_2)とβ受容体(β_1、β_2、β_3)に分けられます。カテコラミンの種類により作用する受容体が異なるため、薬効も異なってきます(図1)。

アドレナリンはβ_2への作用が強く、気管支平滑筋を弛緩させて気道を拡張するため、気管支喘息の発作に使用されます。また気管支拡張作用に加えて、α_1、α_2への作用によって血管が収縮するため、鼻出血や眼の充血などにも使用されます。蜂や食物のアナフィラキシーショックには、アドレナリン製剤であるエピペン注射液が承認されています。

図1 カテコラミンの受容体の主な種類と作用

α_1 α_2 末梢血管収縮

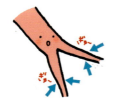

- α_1は血管収縮に作用する代表的な受容体。
- α_2はノルアドレナリン過剰時に放出を抑制するフィードバック作用がある。

β_1 心筋収縮増強

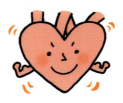

- 心臓刺激に作用する代表的な受容体。

β_2 気管支拡張

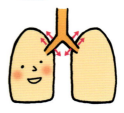

- 気管支平滑筋の拡張に作用するため、気管支喘息の治療薬としてはβ_2作用が強いものが用いられる。

ノルアドレナリンは、心臓に対する$β_1$への作用がかなり強く、強心作用、血圧上昇に使用されます。ショック時の昇圧でドパミンが無効な場合、ノルアドレナリンが追加されます。

表1に主なカテコラミン製剤とその作用をまとめます。

表1 主なカテコラミン製剤とその作用

一般名	アドレナリン	ノルアドレナリン	ドパミン	ドブタミン
特徴	● 強力な$α_1$、$α_2$、$β_1$作用（$β_2$作用もあり） ● 副腎髄質で合成	● 強力な$α_1$、$α_2$、$β_1$作用 ● 脳内で合成	● 用量によって作用が異なる	● $β_1$作用
主な商品例	● ボスミン （写真提供：第一三共株式会社）	● ノルアドレナリン （写真提供：第一三共株式会社）	● イノバン （写真提供：協和発酵キリン株式会社） ● ドパミン塩酸塩（キット） （写真提供：ファイザー株式会社）	● ドブトレックス （写真提供：共和薬品工業株式会社） ● ドブポン （写真提供：協和発酵キリン株式会社）
作用と投与目的	● 末梢血管収縮 ● 冠動脈拡張 ● 心停止時の補助治療 ● 喘息の発作治療 ● 止血 ● アナフィラキシーショック時の昇圧	● 昇圧（ショック時） ● 敗血症ショックなど血管が開いて血圧が下がる状況で使用する	● 血圧上昇 （高用量：5γ以上） ● 利尿（低用量：2〜4γ） ● 急性循環不全時に使用する	● 心収縮力増強（強力な$β_1$刺激） ● 心原性ショックなどで使用する
副作用と注意点	● ノルアドレナリンよりも心臓を刺激する作用が強い	● 徐脈* ● 過度な昇圧 ● 心疾患時、特に収縮不全の場合には使いにくい	● 心室性の不整脈 ● 麻痺性イレウス（末梢循環が悪くなるため）	● 末梢血圧低下 ● 血清カリウム低下

＊ 硫酸アトロピンにて対応

6 薬剤

Q48 心不全の患者さんにβ遮断薬を使うのはなぜ？

A 心不全で亢進している交感神経やレニン-アンジオテンシン系（RAS）の活動性を抑えるためです。

薬剤師
出雲貴文

β遮断薬はRASの亢進を抑える

β遮断薬は一般的に左室の収縮力を落としてしまいます。しかし、左室収縮能が低下している心不全の患者さんに、β遮断薬は有効な治療薬として広く使用されています。

この、一見して正反対のことをしているようにみえる要因には、「心不全患者は交感神経やレニン-アンジオテンシン系（renin-angiotensin system：RAS）の活動性が亢進している」という背景があります。

心不全の患者さんでは、弱まった心機能を賦活すべく、交感神経の活動が亢進されています。その結果、心筋障害などを引き起こしてしまい、予後を悪化させることがわかっています。

また、心不全による腎血流量の低下により、RASの活動性が亢進し、水とナトリウムの再吸収により循環血流量が増加します（→ Q22）。これが心臓への負荷となり、病態の悪化につながります。

これらの事実が負のフィードバックを引き起こし、心不全の病態を悪化させています。β遮断薬は、交感神経系やRASを抑えることで、心不全治療に有効にはたらきます。

薬物療法の心不全増悪による再入院に対する減少効果は、大規模臨床試験において、ACE阻害薬で22％（SAVE試験）、β遮断薬（ビソプロロール）で32％（CIBIS II試験）と証明され（図1）、以降β遮断薬は広く使われるようになりました。

慢性心不全における大規模試験のエビデンスのあるβ遮断薬はカルベジロール、ビソプロロール、メトプロロールです。このうちカルベジロールとビソプロロールに保険適用があり、よく使われています。表1に、心不全の重症度に応じた薬物の使い分けについてまとめます。

心不全の増悪や徐脈の出現に注意

β遮断薬の投与に際しては、NYHA III度以上の心不全患者は原則として入院とします。体液貯留の徴候がなく、患者さんの状態

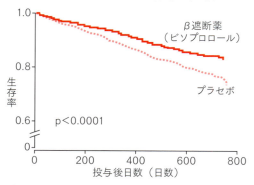

図1　CIBIS II試験による生存率の比較

プラセボと比較してビソプロロールが有意に死亡率（リスク）を軽減した。
The Cardiac Insufficiency Bisoprolol Study II（CIBIS-II）：a randomised trial. Lancet 1999；353：9-13.

表1　心不全の重症度に応じた薬物の使い分け

AHA/ACC ステージ分類		薬物の選択
ステージA	危険因子を有するが心機能障害がない	● 高血圧や糖尿病がある場合には積極的にACE阻害薬を使用する ● 最近では副作用の面からARBが積極的に用いられることが多い
ステージB	無症状の左室収縮機能不全	● ステージAと同様、ACE阻害薬、ARBが第一選択となる ● 左室収縮機能不全ではβ遮断薬が検討される
ステージC	症候性心不全	● NYHA ⅡでACE阻害薬、ARBに加えて、β遮断薬が用いられる ● 肺うっ血や全身浮腫性体液貯留がある場合には利尿薬が用いられる ● NYHA Ⅲではさらにジゴキシンや抗アルドステロン薬が用いられる

が安定していることを確認したうえで、ごく少量より時間をかけて、数日〜5週間ごとに段階的に増量していくことが望ましいです。

β遮断薬の開始に当たっては、徐脈性不整脈や閉塞性肺疾患などの、禁忌となる合併疾患がないことを確認します。また、血中BNP濃度はβ遮断薬の忍容性や有効性の指標となります（→Q37）。

カルベジロールを用いる場合は、初期用量を2.5mg/日（分2）とし、重症例では1.25mg/日とします。以後、3.75または5mg/日→7.5mg/日→10mg/日→15mg/日→20mg/日と増量します。

増量に際しては、自覚症状、脈拍、血圧、心胸比、および心エコー図による心内腔の大きさなどを参考にし、心不全の増悪、過度の低血圧や徐脈の出現に注意しましょう。

投与量は1〜2週間維持し、経過を観察します。重症例ではさらに長期間投与量を維持し、経過を観察します。やむを得ずカルベジロールを中止・休薬する場合には、急に中止せず、段階的に半量ずつ初期投与量まで1〜2週間かけて減量し、中止する必要があります。

ドパミンとの併用薬にはミルリノンを選択

強心薬として用いられるドパミン（ドパミン塩酸塩キットなど）の作用はβ刺激によるものです。そのため、β遮断薬を併用している患者さんでは、ドパミンの強心効果が期待どおりに得られないこともあります。

そのような場合は、β遮断薬の影響を受けにくいホスホジエステラーゼ（phosphodiesterase：PDE）阻害薬のミルリノンが、強心薬として用いられます。

文献
1) 日本循環器学会：循環器病の診断と治療に関するガイドライン（2010年度合同研究班報告）急性心不全ガイドライン（2011年改訂版）. http://www.j-circ.or.jp/guideline/pdf/JCS2011_izumi_h.pdf（2017年6月閲覧）
2) 日本循環器学会：循環器病の診断と治療に関するガイドライン（2009年度合同研究班報告）慢性心不全ガイドライン（2010年改訂版）. http://www.j-circ.or.jp/guideline/pdf/JCS2010_matsuzaki_h.pdf（2017年6月閲覧）
3) The Cardiac Insufficiency Bisoprolol Study II（CIBIS-II）：a randomised trial. *Lancet* 1999；353：9-13.

6 薬剤

Q49 トルバプタン内服中は飲水制限が不要って本当なの？

A 従来の利尿薬と異なり水分だけを排泄するため、過剰な飲水制限を行うと高ナトリウム血症につながる可能性があります。適切な水分補給を行いましょう。

薬剤師 出雲貴文

トルバプタンは電解質排泄に影響せず水分のみを体外へ排出する

抗利尿ホルモンとして知られるバソプレシンは、その作用の1つとして、腎臓のV_2-受容体に結合することで、体液を保持することがわかっています。トルバプタン（商品名：サムスカ）は非ペプチド性バソプレシンV_2-受容体拮抗薬で、腎臓の集合管において、バソプレシンのV_2-受容体への結合を、選択的に阻害する作用機序をもった治療薬です。主に心不全の際の体液貯留改善を目的に使用されます。

従来の利尿薬（フロセミドやスピロノラクトンなど）は、水とともにナトリウムやカリウムなどの電解質まで排泄するという性質をもっていたため、副作用として低ナトリウム血症や低カリウム血症などがありました。

一方トルバプタンは、V_2-受容体においてバソプレシンのはたらきを抑制することで、尿中から血中への水の再吸収を減少させるため、ナトリウムなどの電解質排泄に直接の影響を与えずに水分のみを体外へ排出するメカニズムをもちます（図1）。

体重が増えない程度の適切な水分補給が必要

心不全では体内のナトリウムが増え、水はそれ以上に増えているといわれています。利尿薬でナトリウムと水を排泄しても、ナトリウムと水の摂取量が多くなると、心不全の状態悪化につながります。そのため、心不全ではナトリウムと水を制限する必要があります。

図1 利尿薬による水とナトリウムの排泄

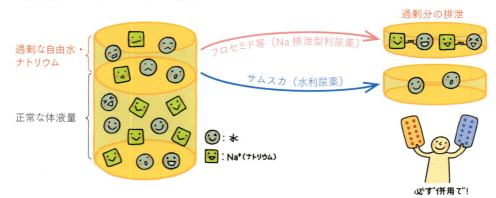

図2 適切な血清ナトリウム濃度の測定

本剤投与開始後24時間以内に水利尿効果が強く発現するため、少なくとも投与開始4〜6時間後ならびに8〜12時間後に血清ナトリウム濃度を測定すること。投与開始翌日から1週間程度は毎日測定し、その後も投与を継続する場合には、適宜測定すること。

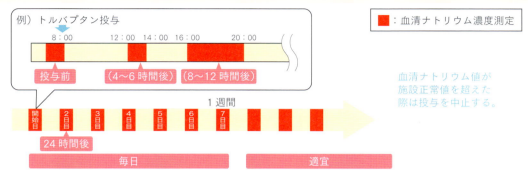

注意事項
- 血清ナトリウム濃度の上昇が1日（24時間あたり）12mEq/Lを超えないように注意する。必要に応じ、飲水量を増量させたり、輸液（5%ブドウ糖液）の投与を検討する。また、血清ナトリウム濃度が24時間以内12mEq/Lを超える上昇がみられた場合には、投与を中止する。なお、可能な限り、投与前、24時間後の血清ナトリウム濃度の測定を行う。
- 目標体重（体液貯留状態が良好にコントロールされているときの体重）に戻った場合は、漫然と投与を継続しない。（国内臨床試験において2週間を超える使用経験はない。）

大塚製薬株式会社：サムスカを処方する前にご確認ください（RMP資材）．より改変して転載

しかし、トルバプタンはナトリウムを排泄することなく水だけを排泄するので（実際にはサムスカは単独ではなく、ナトリウムを排泄する利尿薬と併用されるため、ナトリウムも水も排泄される）、適切な水分の補給がないと、高ナトリウム血症になることがあります。

トルバプタンは投与開始後24時間以内に強い水利尿効果を示すため、少なくとも投与開始4〜6時間後、ならびに、8〜12時間後に血清ナトリウム濃度を測定する必要があります（図2）。そのため、入院して服用を開始する必要があります。

高ナトリウム血症を避けるために適切な水分補給を行いますが、水分をとりすぎると心不全の状態が悪くなることにつながります。そのため、飲水制限が不要というよりも、体重が増えない程度に緩和する、ということになります。

他の利尿薬で効果不十分な場合などにトルバプタンの使用を考慮する

トルバプタンの導入基準については、統一した見解やガイドラインなどがまだありません。そのため、使用開始基準は施設によって異なります。この薬剤を導入するうえで、適正といえる患者さんは、次の項目を満たしている人になります。

- 他のループ利尿薬などで効果不十分な人
- 口渇を自分で感じることができ、水分補給できる人
- 入院加療可能な人（トルバプタン導入は入院で行うため）
- 意識がある人

トルバプタンの処方があった患者さんについては、上記の条件に当てはまるかどうかを確認し、モニタリングすることが重要です。

文献
1) 佐藤直樹：心臓性浮腫とトルバプタン 入院早期の体液管理における役割．医薬ジャーナル 2014；50(1)：96-101.
2) 辻野健：慢性心不全のキーワード 利尿薬．HEART nursing 2013；26(8)：20.
3) 中川ふき：ナースが注意したい利尿薬投与中の水分管理．エキスパートナース 2012；28(4)：102.
4) 大塚製薬株式会社：サムスカ錠15mg製品情報．
5) 大塚製薬株式会社：サムスカを処方する前にご確認ください（RMP資材）．

6 薬剤

Q50 降圧薬の選択基準はあるの？

A カルシウム拮抗薬、ARB、ACE阻害薬のいずれかを第一選択薬とすることが多いです。

医師
海老原敏郎

一般的な高血圧患者の目標血圧は140/90mmHg

降圧薬を選ぶ前にまず知っておかなければならないのが、高血圧患者の目標血圧です。

一般的な高血圧とは、診察室血圧において収縮期血圧が140mmHg以上かつ/もしくは拡張期血圧が90mmHg以上のことをいいます（➡「2 血圧」参照）。一般的な目標血圧の目安は、収縮期血圧/拡張期血圧が140/90mmHg未満です。しかし、その患者さんに糖尿病（diabetes mellitus：DM）や慢性腎臓病（chronic kidney disease：CKD）などが加わると、血圧は130/80mmHg未満まで下げなければなりません（表1）。なお、家庭血圧の場合は、それぞれ診察室血圧より5mmHg低い値が目安となります。

このように患者さんによって目標血圧が異なるので、対象となる患者さん一人ひとりに対して目標値を設定する必要があります。

二次性高血圧は原疾患によって対応が異なる

目標血圧が設定できたらいよいよ降圧薬の選択と思いがちですが、実はその前に必ずやるべきことがあります。それは、二次性高血圧かどうかを調べることです。

二次性高血圧とは何かしらの原因があって血圧が上がってしまうことです。原因となっている疾患によって対応法が異なるので、必ずチェックが必要になります。

とはいえ、精査中に高血圧状態を治療しないわけにもいかないので、精査をしつつ、いよいよ降圧治療に入ります。

代表的な降圧薬は6種類

よく用いる降圧薬は、大きく分けて6種類あります。

①カルシウム拮抗薬
②アンジオテンシンⅡ受容体拮抗薬（angiotensin Ⅱ receptor blocker：ARB）
③アンジオテンシン変換酵素（angiotensin converting-enzyme：ACE）阻害薬
④利尿薬
⑤β遮断薬
⑥α遮断薬

厳密にはどれを最初に用いても問題はありませんが、推奨されている薬剤があります。

わが国においては①②③のいずれかが最初に用いられるケースが圧倒的に多いです。1剤ではコントロールが難しい高血圧の場合は、①+②、①+③というように用いられることが多く、3剤使用となると、そこに④⑤⑥のいずれかを加える場合が多いです。

表1　降圧目標

対象	診察室血圧	家庭血圧
若年、中年、前期高齢者患者	140/90mmHg未満	135/85mmHg未満
後期高齢者患者	150/90mmHg未満 （忍容性があれば 140/90mmHg未満）	145/85mmHg未満（目安） （忍容性があれば 135/85mmHg未満）
糖尿病患者	130/80mmHg未満	125/75mmHg未満
CKD患者（タンパク尿陽性）	130/80mmHg未満	125/75mmHg未満（目安）
脳血管障害患者 冠動脈疾患患者	140/90mmHg未満	135/85mmHg未満（目安）

目安で示す診察室血圧と家庭血圧の目標値の差は、診察室血圧140/90mmHg、家庭血圧135/85mmHgが、高血圧の診断基準であることから、この二者の差を当てはめたものである。

日本高血圧学会高血圧治療ガイドライン作成委員会編：高血圧治療ガイドライン2014．ライフサイエンス出版，東京，2014：35．より転載

降圧薬の特徴や副作用、薬価などを考慮して選択する

世界中では日々さまざまな研究がされており、カルシウム拮抗薬とARBの比較や、ARBとACE阻害薬の比較、さらにそれらが糖尿病やCKDで分けられて比較されたりしています。ARBよりもACE阻害薬がすぐれているという研究結果や、両者に有意差はないという結果など、実に数多くの研究が行われています。

2014年には、日本高血圧学会のガイドラインにて、主要降圧薬の積極的適応が示されています（表2）。

降圧薬の選択についてはこれらの研究結果をもとに、医師の裁量に委ねられています。優位性だけを考慮して薬剤を選ぶことは難しく、最終的には副作用や値段なども考慮して内服薬を決める必要があるでしょう。

以下に各降圧薬の特徴を記します。

1．カルシウム拮抗薬

カルシウム拮抗薬は比較的効果が高い割には、薬価はARBやACE阻害薬よりも控えめです。しかしARBやACE阻害薬にあるような腎保護や心保護の効果は少ないとされています。

2．ACE阻害薬とARB

ACE阻害薬とARBはどちらもレニン–アンジオテンシン系に作用します。

ACE阻害薬には空咳という有名な副作用がありますが、ARBにはそれはありません。しかしARBのほうがACE阻害薬よりも薬価は高いです。

また両者はともに腎保護作用があるとされていますが、その反面、腎機能を悪化させうる副作用があったり、高カリウム血症を惹起させる可能があります。そのため、腎機能の指標となる血清クレアチニン値が2.0mg/dL以上の患者さんには、積極的に使用されることはありません。

3．利尿薬

利尿薬（サイアザイド系）の効果は、他の薬剤と同程度といわれていますが、実際には単独で使用する機会は少なく、現在ではARBやACE阻害薬の補助的な役割で使用されることがほとんどです。

ループ利尿薬は尿量がかなり増えるので、QOLを低下させる懸念や、尿酸値が上がり痛風を惹起させる可能性があります。そのため、一般的には心不全や腎不全、浮腫などに対して処方されることが多いです。

表2 主要降圧薬の積極的適応

		カルシウム拮抗薬	ARB/ACE阻害薬	サイアザイド系利尿薬	β遮断薬
左室肥大		●	●		
心不全			●*1	●	●*1
頻脈		●（非ジヒドロピリジン系）			●
狭心症		●			●*2
心筋梗塞後			●		●
CKD	（タンパク尿−）	●	●	●	
	（タンパク尿＋）		●		
脳血管障害慢性期		●	●	●	
糖尿病/MetS*3			●		
骨粗鬆症				●	
誤嚥性肺炎			●（ACE阻害薬）		

＊1　少量から開始し、注意深く漸増する　＊2　冠攣縮性狭心症には注意　＊3　MetS：メタボリックシンドローム
日本高血圧学会高血圧治療ガイドライン作成委員会編：高血圧治療ガイドライン2014．ライフサイエンス出版，東京，2014：46．より転載

4．β遮断薬

β遮断薬は、降圧効果が他の薬剤に比べて低いですが、心保護作用があり、慢性心不全に適応があります。実際には、降圧薬というよりも心不全用の薬として使用される機会のほうが多いかもしれません。

脈拍数を下げる作用があるため、もともと徐脈の患者さんには、降圧薬としては使いにくい薬剤です。そのため2009年の高血圧ガイドラインでは第一選択薬の候補に挙がっていましたが、2014年のガイドラインでは第一選択薬から除外されました。

5．α遮断薬

α遮断薬は降圧効果が比較的高い反面、心保護や腎保護といった効果はありません。また起立性低血圧を起こしやすくなるといった副作用があり、第一選択薬として使われることは少ないです。

以上のような各薬剤の特徴を理解したうえで、患者さんの病態に適した降圧薬を選択します。前述のように、禁忌事項などがない限りは、カルシウム拮抗薬、ARB、ACE阻害薬のいずれかを、第一選択薬として使用します。高血圧がある入院患者さんでこれらの薬剤が処方されていない人がいた場合、何かしらの理由があると考えられますので、確認する癖をつけてもいいでしょう。

文献
1) 日本高血圧学会高血圧治療ガイドライン作成委員会編：高血圧治療ガイドライン2014．ライフサイエンス出版，東京，2014．
2) 堀正二，永井良三編：循環器疾患 最新の治療2014-2015．南江堂，東京，2014．

6 薬剤

Q51 ニコランジル投与の目的は？

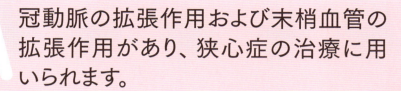

冠動脈の拡張作用および末梢血管の拡張作用があり、狭心症の治療に用いられます。

医師
小山右文

ニコランジルは冠血流量を増加させる

ニコランジル（商品名：シグマート）は、日本で開発されたATP感受性カリウムチャネル開口薬です。血管拡張作用をもち、狭心症治療薬として、国内のほか、ヨーロッパでも使用されています。

血管平滑筋は、細胞内にカルシウムイオンが流れ込む刺激によって収縮します。ニコランジルは、体内で一酸化窒素（NO）を生成することで、細胞内カルシウムイオン濃度を低下させます。これにより、血管平滑筋が弛緩することで、冠動脈を拡張させる作用をもちます。この作用は硝酸薬（ニトログリセリンなど）も同様にもっています。

また、ニコランジルは心筋のATP感受性カリウムチャネルを開口する作用をもち、これにより冠動脈の抵抗性を減少させる効果もあります。

これらによって、冠動脈を拡張させ、冠血流量の増加と冠動脈の微小循環改善作用が発揮されます。また、末梢血管の拡張作用ももっています。

ニコランジルは、狭心症治療のほか、経皮的冠動脈形成術（PCI）実施後にも再灌流が得られないno reflow現象、または灌流状態が悪いslow flow現象の予防や治療にも用いられます。また、ニコランジルは、虚血状態に対する心筋保護作用を発揮することから、心筋保護を目的にPCIの術前から投与されることもあります。

ニコランジルは末梢血管への影響が少ない

血管拡張作用をもつ主な薬剤としては、硝酸薬が挙げられます。硝酸薬は代謝されるのが早く、直接的な冠動脈拡張作用が少ないため、冠動脈を開こうとすると、過剰な末梢血管拡張による低血圧をまねきます。

そこで、末梢血管はあまり開かず、主に冠動脈を拡張する薬剤として、ニコランジルが開発されました。

5126例の冠動脈疾患患者を対象としたIONA研究では、ニコランジルを平均1.6年間投与した際、心血管イベントの発症を14％低下させたという報告があります。

文献
1) 村川裕二：循環器治療薬ファイル 薬物治療のセンスを身につける 第2版. メディカル・サイエンス・インターナショナル, 東京, 2012.
2) 川上将司：安定虚血性心疾患の治療 薬物療法. Hospitalist 2015；3（3）：627-638.
3) The IONA Study Group：Effect of nicorandil on coronary events in patients with stable angina：the impact of nicorandil in angina（IONA）randomized trial. Lancet 2002；359：1269-1275.

6 薬剤

Q52 カテーテル前に糖尿病薬（メトホルミン）を中止するのはなぜ？

A 造影剤の投与で腎機能が低下し、乳酸アシドーシスが起こりやすくなるためです。

薬剤師
出雲貴文

低血糖と薬剤排出遅延を防ぐために中止する

　カテーテル前に糖尿病薬（メトホルミン）を中止するのには大きく2つの理由があります。1つは、食事をとっていないので必要以上に血糖が下がり、低血糖になるのを防ぐためです。もう1つは、造影剤の投与により一時的に腎機能が低下すると、メトホルミンの排泄が遅延し、乳酸アシドーシスが起こりやすくなるためです。

　糖尿病薬は、その作用機序からいくつかに分類されますが、ここで取り上げるメトホルミンは、ビグアナイド系の糖尿病薬です。

　主なはたらきは、以下の3つです。

①肝臓での糖新生の抑制
②インスリン抵抗性の改善
③腸管からの糖の再吸収の抑制

　糖尿病でインスリン抵抗性が増した状態では、乳酸などからブドウ糖をつくろうとするはたらきが活性化されます（糖新生）。造影剤で腎機能が低下した状態では、メトホルミンの排泄が遅延し、血中濃度が上昇します。それにより、糖新生抑制作用が増強し、乳酸値のバランスが崩れて血液が酸性に傾き、乳酸アシドーシスになります。

　緊急に検査を行う必要がある場合を除き、ヨード造影剤投与後48時間はメトホルミンの投与を再開しないこと、とされています。

乳酸アシドーシスに注意する

　乳酸アシドーシスの特徴的な検査所見として、血清乳酸値の上昇（5mmol/L［45mg/dL］超）、動脈血pHの低下（7.35未満）のほか、血液の$PaCO_2$（動脈血二酸化炭素分圧）の低下、重炭酸イオン（HCO_3^-）の低下、アニオンギャップの増加、乳酸/ピルビン酸比の増加などが認められます。これらの徴候がみられた際は、医師に報告し、必要な対処を行います（表1）。

文献
1) 大日本住友製薬株式会社：メトグルコ適正使用Navi. https://ds-pharma.jp/product/metglco/knowledge/navi.html/（2017年6月閲覧）
2) 門脇孝編：別冊 医学のあゆみ 糖尿病・代謝症候群 2004-2006. 医歯薬出版, 東京, 2004.

表1　乳酸アシドーシスの対処法

- メトホルミンの投与中止
- 血液透析、輸液による強制利尿（メトホルミン・乳酸の除去）
　乳酸を含む輸液は使用不可
- 炭酸水素ナトリウム静注
　アシドーシスの補正。過剰投与によるアルカローシスに注意が必要。pHが低い場合に適用を考慮し、慎重に投与

7

心臓カテーテル
―検査・治療・看護―

ここだけはおさえておきたい

7 心臓カテーテル
―検査・治療・看護―

須藤麻美

心臓カテーテルと冠動脈CTで心疾患を診断する

　冠動脈が狭くなったり閉塞することで虚血性心疾患（狭心症や心筋梗塞）が起こります。虚血性心疾患を診断するための検査には、心臓カテーテル検査と冠動脈（心臓）CT（マルチスライスCT［multi detector-row CT：MDCT］）が主に用いられます（表1）。

　MDCTは、従来のCTと異なり、1回転で複数の断面を撮影できるため、検査時間が短く、侵襲も少ない検査です。一方で、息止めができないと画像にブレが生じたり、石灰化が強いと評価が困難だったりというデメリットもあります。

　心臓カテーテル検査は、MDCTに比べ侵襲は大きくなりますが、精度が高く、検査中に治療が必要と判断された際は、そのまま続けて処置をすることもできます。また、追加でスワンガンツカテーテルなどを用いることにより、冠動脈の走行以外の情報も得ることができます。

表1　虚血性心疾患を診断するための検査の例

	心臓カテーテル検査	従来のMDCT	PHILIPS社製 64-SilceMDCT	PHILIPS社製 256-SliceMDCT
動脈損傷、不整脈、脳梗塞などの合併症の危険性	あり	なし	なし	なし
検査中・検査後の出血の危険性	あり	なし	なし	なし
造影剤アレルギーの危険性	あり	あり	あり（単純CTの場合はなし）	あり（単純CTの場合はなし）
検査時間	30分〜1時間	1分以内	10秒以内	5秒以内
入院の必要性	あり（日帰りでも数時間は病院内に拘束される）	なし	なし	なし
外来での検査	不可能	可能	可能	可能
検査後の当日運転	不可能	可能	可能	可能
費用	5〜10万円	8〜9千円	8〜9千円	8〜9千円
検査の信頼性	高度	中等度	高度	高度
不整脈・心筋症による検査の限界	なし	あり	なし	なし

虚血性心疾患のスクリーニングや、冠動脈バイパス手術のフォローアップにはMDCTが実施されることが多く、透析患者など石灰化が強く疑われる患者さんなどには、はじめから心臓カテーテル検査が選択されることもあります。

内科的治療としてカテーテルによる処置が行われる

冠動脈狭窄があるときに、カテーテルを用いて冠動脈を内側から広げるのが、経皮的冠動脈形成術（percutaneous coronary intervention：PCI）です（→ Q15 ）。バルーンカテーテルで冠動脈を広げて、網目状の金属の筒（ステント）で拡張状態を保持する処置が多く行われています。

冠動脈を広げる方法には、バルーンカテーテルの他にも、カテーテルの先端に小さなドリル状の金属を装着し、病変部で高速回転させることで硬い病変を削るロータブレーターや、カテーテルの先端からレーザーを照射して、プラーク組織を蒸散させるレーザーカテーテル、血栓吸引カテーテルなどがあります。

冠動脈の部位と名前を把握することが大切

冠動脈は、大動脈から2本、右冠動脈（RCA）と左冠動脈（LCA）が出ていて、左冠動脈（LCA）は、左冠動脈主幹部（LMT）から、前壁を通る左前下行枝（LAD）と側壁・後壁を通る回旋枝（LCX）の2本に分岐しています（図1）。主要な冠動脈には1から15までの番号がふられています。

患者さんの状態を正しく把握するためにも、冠動脈のそれぞれの部位の名前を覚えておきましょう。

図1　冠動脈の位置と番号

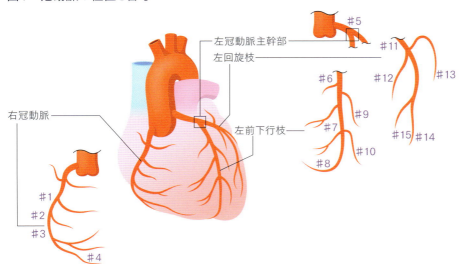

7 心臓カテーテル―検査・治療・看護―

Q53 カテーテル治療はどのようなチームで行うの？

A 医師をはじめ看護師、診療放射線技師、臨床工学技士、臨床検査技師など、多くの職種が協力して治療が行われています。

看護師
関谷英作

医師の方針決定に基づきチームとして治療に取り組む

　カテーテル室では、急性心筋梗塞に対する治療から不整脈に対する治療まで、日々さまざまな治療が行われています。これらの治療を安全に行うために、専門性の高いスキルをもったスタッフが力を合わせて治療を行っています。医師の方針に基づき、看護師、診療放射線技師、臨床工学技士、臨床検査技師などが連携して、チームとして治療に取り組みます。

　医師は、患者さんから得られた情報に基づいて検査や治療の方針を決定し、チームスタッフへの指示出しを行います。術者として最良の医療を患者さんに提供することが、医師の最大の役割となります。また、カテーテル実施前後は、検査内容や治療内容、今後の方針などについて患者さんや家族に説明するのも、医師の大切な役割です。

　看護師はチーム医療の調整役を担っています。カテーテル前の情報収集や、カテーテル中の補助、観察、記録の記入など、看護師の役割は多岐にわたります。また、患者さんの不安や苦痛を緩和できるようなケアを行うことは、看護師の大切な役割です。

　診療放射線技師、臨床工学技士、臨床検査技師は、それぞれ高い専門性をもち、機器の管理や操作を中心に、カテーテル室において重要な役割を果たします。

　表1に、それぞれの職種の役割についてまとめます。

治療に伴うリスクに備え多職種が連携する

　カテーテル治療にはこのように多くの職種がかかわっており、それぞれがプロフェッショナルとしての役割を果たし、お互いが協力し、うまく連携していくことで、よりクオリティの高い治療が行えます。

　カテーテル治療は、低侵襲な治療として広まってきていますが、心臓に関連した手技であり、造影剤アレルギーや術中・術後の出血、手技中の急変など、ある一定のリスクを伴った治療でもあります。各専門職が患者さんを中心に考え、それぞれの役割をしっかり果たすことで安全な治療が行えるのです（図1）。

表1　職種ごとの主な役割

職種	主な役割
医師	● 検査・治療の方針決定とスタッフへの指示 ● 術者となり最善の医療を提供 ● 患者・家族に対するインフォームドコンセント
看護師	● 患者の不安や苦痛の緩和 ● カテーテル中のバイタルサインや症状の観察 ● 医師が行う検査・治療の補助 ● 患者の情報収集 ● カテーテル検査・治療記録の記入 ● チーム医療の調整
診療放射線技師	● 血管造影装置の操作 ● 清潔野での介助 ● 画像データの入力・管理 ● 放射線低減の取り組みと指導 ● 造影剤注入量の管理
臨床工学技士	● ポリグラフの操作・管理 ● 血管内超音波検査（intravascular ultrasound：IVUS）の操作・管理 ● テンポラリーペースメーカー、IABP、除細動器の操作・管理 ● PCPS、人工呼吸器の操作・管理 ● アブレーションやペースメーカー植え込みなどの不整脈治療の業務 ● ロータブレーターやエキシマレーザーなど、カテーテル室におけるすべての医療機器の操作・点検
臨床検査技師	● ポリグラフの操作・管理 ● IVUSの操作・管理 ● アブレーションなどの不整脈治療の業務

図1　患者を中心としたチームでのカテーテル治療

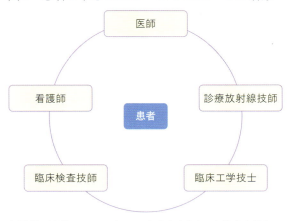

多職種が連携してチームとして、患者を中心とした治療を行う。

7 心臓カテーテル―検査・治療・看護―

Q54 カテーテル室ナースに求められる役割とは？

A 検査・治療に関する準備や記録に加え、患者さんの苦痛や不安の軽減が重要な役割となります。

看護師
鈴木貴大

カテーテル前には情報収集と物品などの準備を行う

　カテーテル室では冠動脈造影（coronary angiography：CAG）や、経皮的冠動脈形成術（percutaneous coronary intervention：PCI）といった検査・治療を行います。カテーテル前には、検査・治療に必要な患者情報を収集します。以下のような点を確認しましょう。

①身長・体重
②検査・治療の目的
③既往歴
④過去にカテーテルを行っている場合は、その際のCAGやPCIの結果
⑤抗血小板薬の内服の有無
⑥採血データ（腎機能、貧血、凝固系、血液型、感染症の有無など）
⑦心臓超音波検査の結果（特に左室駆出率［EF］）
⑧足関節上腕血圧比（ABI）

　これらを把握しておくことで、緊急手術や急変時に迅速に対応でき、医師へ情報提供を行うこともできます。
　さらに、検査・治療のために必要な物品を準備します。機械台やカテーテル室の環境を整え、必要な薬剤（ヘパリン、プロタミン、硝酸イソソルビド［ニトロール］、ニコランジルなど）を準備しましょう。カテーテル中の合併症に備え、緊急時に必要となる薬剤（昇圧薬や血管拡張薬、抗不整脈薬など）が揃っているかも確認しておく必要があります。また、シース、ガイドワイヤ、診断カテーテルなどの物品も準備します。

申し送り時には患者の状態を注意して確認する

　入室前、病棟からの申し送りを受ける際は、取り違えを防ぐために、患者さんの氏名、生年月日、IDを間違いなく確認します。
　また、患者さんが、検査・治療、造影剤についての必要性やリスクなどについて、医師から説明を受け承諾した点を確認するために、検査・治療の同意書と造影剤問診票をチェックします。造影剤アレルギーや喘息がある患者さんの場合は、ステロイド投与の有無を確認しておく必要があります（→ Q60）。
　カテーテル検査を行い冠動脈狭窄が見つかった際、そのままPCIなどの治療を行う場合があります。ステントを留置することになった場合は、血栓予防のため抗血小板薬の内服が必要になるため、内服状況も確認しておきましょう。
　カテーテル中の急変や緊急手術に備え、家族の付き添いの有無も確認しておく必要があります。

入室時にはアプローチ部位や末梢ラインの確認を行う

橈骨動脈や上腕動脈からのアプローチの場合は、動脈を穿刺しやすいようにするため、手枕（新品のオムツを小さく丸めた物などを利用）を穿刺部位の下に入れます。大腿動脈からのアプローチの場合は、羞恥心が伴うため、不必要な露出を避けるようにしましょう。また、鼠径部を消毒する必要があるため、患者さんのプライバシーに配慮した声かけを行います。

検査・治療中は、さまざまな合併症を伴うリスクがあります。患者さんの急変時や、医師の指示で薬を投与する際、末梢ラインが重要になるため、入室時に漏れはないか、しっかりと滴下しているかどうかを確認します。

造影剤や輸液の影響によって、検査・治療中に患者さんが尿意を感じることがあります。検査は15分程度で終わりますが、治療の場合は1時間以上かかることがあります。その間トイレには行けないため、患者さんにその旨を説明し、必要に応じてオムツや尿瓶、膀胱留置カテーテルの挿入など、排尿できる準備をしておきましょう。

検査・治療中は看護記録をとるとともにバイタルサインの変動に注意する

入室時の胸部症状やST変化、動脈触知の状況、何時何分にどのような手技を行ったのか、その際のバイタルサインの変化、検査・治療中の患者の訴え、などについて、看護記録に記載します。

検査・治療中は患者さんの表情とバイタルサインがわかる位置でモニタを見るようにしましょう。患者さんの表情やモニタ類を見ることは、今何が行われているかを理解し、記録に残すという意味でも大切ですが、それ以上に異常の早期発見につなげていくことが重要となります。

検査・治療ごとに起こりやすい合併症を把握し、迅速な対処を行う

処置中は、合併症が起こりやすい場面（表1）を把握し、バイタルサインと患者さんの状態の観察を常に行います。

局所麻酔や造影剤投与によりアナフィラキシーショックが起こった場合は、輸液を全開で投与するとともに、酸素投与が必要になります。アドレナリンやステロイドを準備し、呼吸困難や上気道閉塞が疑われる場合は気管挿管の準備も必要です。

迷走神経反射（→ Q72 ）が生じた際は、下肢を挙上したうえで、輸液の全開投与、硫酸アトロピンの投与、昇圧薬の準備が必要になります。

穿刺・シース挿入時、また処置終了時の圧迫止血の際に、血腫の形成や出血が起こる可能性があります。必要に応じてヘパリンの拮抗薬であるプロタミンの投与を行い、圧迫枕子で穿刺した部位や血腫形成部位をしっかりと固定します。

カテーテルやガイドワイヤ操作時には、血管の解離や穿孔を起こす可能性があります。

表1 処置ごとに起こりやすい合併症の例

場面	合併症
局所麻酔	● アナフィラキシーショック ● アレルギー ● 迷走神経反射
穿刺・シース挿入	● 血腫形成 ● 仮性動脈瘤 ● 動静脈瘻 ● 出血
カテーテル・ガイドワイヤ操作	● 血栓・塞栓症 ● 血管攣縮 ● 内膜損傷・血管閉塞 ● 血管穿孔
ヨード造影剤使用	● アナフィラキシーショック ● アレルギー
血管拡張薬使用	● 血圧低下
圧迫止血	● 静脈血栓・肺梗塞 ● 迷走神経反射

また、アプローチ部位の前腕や上腕の血管が細い場合、カテーテルを進めていく際に血管を傷つける恐れがあります。必要に応じて、プロタミン投与や止血薬の準備、バルーンやステントなどのデバイスの準備をします。特に穿孔では、心タンポナーデの症状に注意し、症状があった場合、心臓超音波検査や心嚢ドレナージの準備が必要です。

血管攣縮が生じた場合は、血管拡張薬を直接冠動脈に投与することになるため、医師に渡せる準備をします。治療の際に血栓を形成することがあるため、活性化全血凝固時間（→ Q57）を適宜測定し、必要に応じてヘパリン投与を行います。血管拡張薬を使用した際は、血圧が低下することがあるため、バイタルサインの変動に注意しましょう。

随時声かけを行い患者の不安をやわらげる

心臓カテーテルの検査や治療は、局所麻酔で行われるため、患者さんは意識がある状態で処置を受けることになります。つまり、患者さんは痛みを感じることで生じる苦痛や不安をもちながら、治療に臨んでいるということを意味します。

看護師は、患者さんの苦痛や不安をできるだけ軽減するために何をすべきか理解することが重要となります。

カテーテル中はX線透視を用いて手技を進めるため、必要以上の被曝を避けるようカテーテル室スタッフは処置室の外に出ます。そのため、絶えず患者さんのそばにいることはできません。

しかし、医師が手を止めている間、例えば治療方針を考えているときやデバイスを準備しているときなどで、X線が照射されていないときには、「変わったことはありませんか？」「腰は痛くありませんか？」など、そのときの患者さんの状態に応じた具体的な声かけをしていきましょう。

また、治療ではバルーンやステントを使用することにより、胸部症状を伴うことがあります。そのため、患者さんに、「これから〜をするので胸が苦しい感じがします」などと前もって声かけをすることで、少しでも不安をやわらげるようにします。

処置終了後は患者への対応と病棟への申し送りを行う

患者さんへの声かけを行うとともに、様子を観察しましょう。強い緊張状態の解除により迷走神経反射が起こることもあるため、患者さんがぼんやりしていたり、生あくびを繰り返すなどの徴候がみられた場合は、急変に注意します（→ Q72）。

病棟への申し送り事項としては、検査・治療中のバイタルサイン、検査・治療の結果や合併症の有無、アプローチ部位の安静度が挙げられます。

このように、患者さんの入室前から退室まで、カテーテル室ナースの役割は多岐にわたります。

7 心臓カテーテル—検査・治療・看護—

Q55 カテーテル室入室時に必要な情報って何?

A カテーテルの目的やアレルギーの有無、事前検査の情報などが、処置を安全に進めるために必要な情報となります。

看護師
平野愛美

情報の把握が患者の不安軽減にもつながる

カテーテル室入室時には、病棟からさまざまな情報が申し送られます。当院での申し送りの内容は、同意書・造影剤問診票の確認、貴金属取り外しの確認、家族の付き添いの有無、既往歴、感染症、アプローチ部位、末梢ラインの確認、抗血小板薬内服の有無とその種類、となっています。

それだけにとどまらず、カテーテル室のスタッフは事前にその他の情報収集もしています。カテーテル時におさえておきたい患者情報を表1にまとめます。

これらを把握しておくことにより、処置を安全に進めることができるほか、情報をふまえた声かけを行うことで、患者さんの不安の軽減にもつながります。個別性のある看護を提供するためにも、必要情報はしっかりとおさえておきましょう。

カテーテルの目的を把握する

なぜカテーテルを行わなければならないのか、その目的をまずは情報収集しましょう。治療や精査のためや、術後のフォローアップカテーテルなど、さまざまな目的があります。それにより、カテーテルの前・中・後に患者さんへ説明する内容が変わります。

表1 カテーテル時におさえておきたい患者情報

カテーテルの目的	● フォローアップ（部位） ● 術前精査 ● 治療（部位） ● 心機能評価　など
アレルギーについて	● 造影剤 ● 薬剤 ● 消毒薬 ● テープ類 ● 食品
検査データ	● 感染症 ● 凝固系 ● 腎機能 ● 貧血 ● 心臓超音波（左室駆出率[EF]、弁膜症の有無、壁運動） ● 腹部超音波 ● 心電図
既往歴	● 糖尿病・腎不全（透析：シャント部位） ● 気管支喘息 ● 乳がんの手術歴 ● 高血圧 ● 緑内障 ● 胸腹部大動脈瘤 ● 前立腺肥大 ● 抗血小板薬・抗凝固薬内服の有無 ● PCI・CABG歴、手術歴
動脈触知	● 上肢アプローチ（橈骨動脈、上腕動脈、尺骨動脈） 　※アレンテストによっても評価可能 ● 下肢アプローチ（大腿動脈、足背動脈、後脛骨動脈）
身体的問題	● 腰痛の有無 ● 四肢の運動状態 ● 視力・聴覚障害 ● 意識状態 ● コミュニケーション能力 ● 挿入されているドレーン・ライン類の部位
精神的問題	● カテーテルに対する受け入れ状態 ● 理解度 ● 不安　など

例えば、フォローアップの場合、「前回は治療をしたためカテーテルの時間が長くかかりましたが、今回は心臓の血管をみて終わりなので前に比べて短時間で済みます」などと患者さんへ声かけすることで、不安の軽減に努めることができます。はじめてカテーテルを受ける患者さんは、全身麻酔下で行うと思っている人がいるため、「カテーテルは局所麻酔で行うので、検査中意識はあります」というところから説明しましょう。

薬剤アレルギーがある場合は代用薬を準備

カテーテル検査・治療では、冠動脈描写のために造影剤を使用します。造影剤へのアレルギーはないか、事前に確認しましょう。もしアレルギーがある場合は、造影剤の種類を変えたり、ステロイド投与後に入室する場合もあります（→ Q60）。

カテーテル室にはさまざまな薬剤が常備されています。薬剤アレルギーがある場合、前もって代用薬の準備が必要になることがあります。例えば、局所麻酔に使われるキシロカインにアレルギーのある患者さんへは、前もってその代用薬（テトカインなど）を準備しておきます。

腎機能や貧血の有無 狭窄部位を把握する

造影剤は腎臓に負担をかけるため、患者さんの腎機能（クレアチニン、eGFRなど）を確認しておきましょう。腎機能保護のために、前日からの輸液負荷やニコランジル（→ Q51）の投与を行う場合もあるため、必要時は医師へ確認します。

貧血の有無も確認します。開胸手術に比べれば少ないですが、カテーテルも出血します。また、貧血の進行がある場合など、出血が疑われた場合は、カテーテルが中止になることがあります。カテーテル中はヘパリンの投与を行うだけでなく、ステントを留置した際には抗血小板薬の内服が必要になります。そのため出血している患者さんに対しては、出血を助長させることになってしまいます。

心筋シンチグラフィを行っていれば、どの部分に再分布（フィルイン）があったかで狭窄部の予測ができます。また、心電図でもある程度狭窄部や閉塞部の予測ができます（→ Q14）。

カテーテル室で登場する場面の多い大動脈内バルーンパンピング（intra-aortic balloon pumping：IABP）は、胸腹部大動脈瘤のある患者さんや高度石灰化のある患者さんには使用禁忌です。CTやエコーで大動脈の状態を把握しておいてください。他にも、高度大動脈弁閉鎖不全のある患者さんにも使用禁忌です。医師からの指示がなく、検査が行われていなかったら、医師へ検査を促してください。その結果は医師だけでなくまわりのスタッフも確認しておいてください。

既往歴を把握する

糖尿病のある患者さんは、普段の血糖値に加え、使用している薬剤も確認しておきます（→ Q52 Q59）。

透析を受けている患者さんはシャント肢の確認が必要です。また、カテーテル後に透析を行うのかの確認ができるように、透析スケジュールも把握しておくとよいです。

気管支喘息のある患者さんは、造影剤アレルギーの出現率が高くなるため、注意が必要です（→ Q60）。

ステントを留置すると血小板凝集反応が起こり、血栓が形成されます。それを防ぐために抗血小板薬の内服が必要です（→ Q39）。事前に抗血小板薬の内服の有無を確認してください。抗血小板薬を内服していない患者さんがCAGからPCIへ移行した場合、薬のローディングが必要となります（→ Q40）。

また、以前に冠動脈バイパス術（coronary artery bypass grafting：CABG）をしている人は、つないだ血管により造影しやすいアプローチ部位が変わります。より短時間で終わるようアプローチ部位を考えたほうが患者さんのためになります。

動脈触知は、複数の部位を確認

医師が動脈穿刺をする際は、拍動を確認して穿刺します。事前に拍動を確認して、もし弱かったり触れない場合は医師へ報告し、アプローチ部の再検討を行ってください。また、穿刺部より末梢の動脈触知も行っておきましょう。カテーテル終了後、圧迫止血を行うときに、圧迫部より末梢の血流を評価するために使用します。

末梢ラインは急変時の命綱

挿入されているライン類の確認を怠らないでください。特に末梢ラインは漏れていないか、よく確認しましょう。急変時、患者さんの命綱になります。自然滴下があるかに加え、刺入部の状態、逆血があるかまで、しっかりと確認してください。

判断に迷う場合は、抜針して別部位に入れ替えます。カテーテル中、患者さんの上にはドレープがかかり、入れ替えが難しくなります。急変時に昇圧薬などの薬剤を投与しようとしたら、漏れていて使えない、ということのないように注意しましょう。

その他、挿管チューブなど、患者さんに挿入されているものはすべて確認し、輸液ポンプや人工呼吸器などの設定も併せて確認しておきましょう。

患者が抱く不安や理解度を把握する

患者さんがカテーテルについてどんなことを不安に思っているのか、どの程度まで理解しているのかによって、提供する看護は変わります。

当院で行われた看護研究では、はじめてのカテーテル検査の患者さんは何が怖いのかもわからない、漠然とした不安をもっていることが多く、経験者でもアレルギー症状が出ないか、など何かしらの不安を抱えていました。

患者さん一人ひとりに合った看護を提供するために、どんなことを不安に思っているのか事前に把握しておきましょう。

文献
1) 日本インターベンショナルラジオロジー学会, 日本心血管インターベンション治療学会編：インターベンションエキスパートナース講習会テキスト 第3版. 日本インターベンショナルラジオロジー学会, 埼玉, 2014.
2) 中川義久監修：3STEPでわかる！ 動ける！ 伸びる！ 心臓カテーテル看護の新人成長おたすけブック. メディカ出版, 大阪, 2012.

Column　医師とのコミュニケーションの重要性

手技に夢中になるあまり忘れてしまったのか、医師から胸部大動脈瘤のある患者さんに大動脈内バルーンパンピング（IABP）の指示が出たことがありました。指示があったからといって、「はい」と素直に応えるのではなく、そんなときは「この患者さんには胸部大動脈瘤があります」と医師へひと声かけてみましょう。そのときは「あ、そうだったね」とIABP挿入が中止になりました。

カテーテルは医師だけでなく、チームで行います。「医師が知っていればいいのでは？」「それは自分の仕事ではない」という他力本願な考えは捨て、患者さんのために自分ができることは最大限行ってください。そのためには、まず術前の情報収集をしっかりと行うことが大切です。　　　　　　（平野愛美）

7 心臓カテーテル —検査・治療・看護—

Q56 カテーテルは局所麻酔だけれど、痛みはないの？

A 痛みを感じる場合もあり、必要に応じて鎮痛薬を使用します。検査部位や治療方法で、痛みの理由はそれぞれ異なります。

看護師
池田悟志

シース挿入時には疼痛が生じる

カテーテル検査や治療においては、カテーテルを出し入れするためのシースと呼ばれる器具を血管内に挿入します。主に動脈にシースを挿入して、冠動脈や下肢血管などの検査・治療を行っていきますが、動脈は静脈と異なり、皮下深くを走行しているので、何も前処置せずにシースを挿入しようとするとかなりの疼痛が生じます。

シースを挿入する手技として、現在、セルジンガー法がその主流です（図1）。挿入の際は、穿刺前に穿刺部およびシース挿入部に対して、十分な局所麻酔を行います。局所麻酔を行っていても多少の疼痛は生じますが、基本的に血管内は神経が走行していないため、挿入されれば疼痛はありません。

造影剤注入による一過性虚血が疼痛をもたらす

カテーテル検査における冠動脈造影

図1　セルジンガー法の手技の流れ

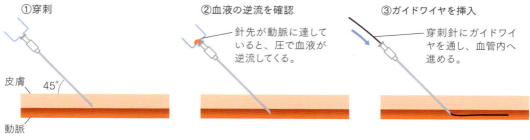

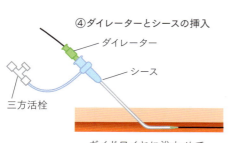

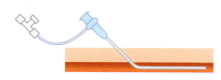

（CAG）の際、造影自体に伴う疼痛を生じることは少ないです。ただ、高度狭窄がある場合、造影剤を注入した後の心筋虚血状態が、狭窄がない血管に比べて長く続くことになります。そのため、虚血に伴う疼痛（胸部痛）を生じやすいですが、多くは一過性です。

下肢血管造影に関しては、CAGと比べると1回で注入する造影剤量が多く、末梢に到達するまでの距離が長いため、狭窄に関係なく、虚血に伴う疼痛（もしくは灼熱感）を生じることが多いです。狭窄が高度であればあるほど、疼痛は強くなることが多いですが、これも一過性です。

治療時の疼痛には必要に応じて鎮痛薬を

冠動脈も下肢血管も、治療の際は、虚血の原因である狭窄している血管をバルーンやステントで拡張させ、虚血の改善を図ります。

バルーンやステントを拡張させている間、人為的に血流を途絶した状態（虚血）にしているため、胸部痛や下肢痛を生じることがあります。多くは一過性なので様子見することが多いですが、疼痛が強いようなら鎮痛薬を使用することがあります。

特に急性心筋梗塞における胸部痛は、症状が強く、また、再灌流するまで症状が持続している場合が多いため、鎮痛効果の高い麻薬性鎮痛薬を使用することが多いです。

アブレーションは鎮痛薬を利用して行う場合が多い

カテーテルアブレーションは、カテーテルを用いて電流や薬品で心筋を焼く治療方法です（心筋焼灼術）。不整脈の原因となっている部分の心筋を焼灼によって壊死させ、そこからの電気回路を遮断することで、不整脈を治療します。主な適応疾患は、心房細動や心房粗動、発作性上室性頻拍などの頻脈性不整脈です。

焼灼には電流を用いるのが一般的です。出力は通常、20～60ワットの間で、30～100秒通電します。原理は電気メスと同じで、電極の先端と対極板の間に電気を流して焼灼していきます。ただし、電気メスのように組織を凝固させてしまうと、血栓が生じ塞栓症をまねくため、温度コントロールをして、血液凝固や水蒸気爆発が起こらないように工夫されています。

薬品による焼灼には、主にエタノールを使用します。心筋周辺の細い血管にエタノールを注入することにより、組織を壊死させます。エタノールが血管から漏れ広がると、その周囲も壊死してしまうので、注意が必要です。

アブレーションにおいて、心筋を焼灼する際の疼痛は避けられないものです。特に発作性心房細動に対する肺静脈隔離術の際は焼灼回数が多く必要で、疼痛コントロールは重要であるため、鎮痛薬の使用は必須です。治療時間も他の不整脈に対するアブレーションと比べて長時間になるので、鎮静下で行われることが多いです。

事前に疼痛が予想される場合は、患者入室後に予防的に鎮痛薬の持続静注を開始します。また、焼灼が開始された後に、苦痛表情がみられたり、鎮静状態からの覚醒傾向の出現（体動）、急激な心拍数・血圧の上昇などが認められた際、これらが疼痛による影響と判断された時点で、鎮痛薬が投与される場合もあります。

投与される鎮痛薬としては、ペンタゾシン、ブプレノルフィン、フェンタニルなどが挙げられます。

文献
1) 平田和也：PCIの概要・原理．木島幹博，添田信之編，カテーテルスタッフのためのPCI必須知識，メジカルビュー社，東京，2014：83．
2) 浅野拓：カテーテルアブレーションとは．浅野拓編，メディカルスタッフのためのカテーテルアブレーション必須知識，メジカルビュー社，東京，2015：2-4．

7 心臓カテーテル―検査・治療・看護―

Q57 カテーテル時の活性化全血凝固時間（ACT）は、どの程度でコントロールするの？

A ACT 250〜400秒程度になるよう、ヘパリンの投与量を調整します。

医師　清水しほ

ACTは血液凝固のモニタリング指標となる

緊急性の有無によらず、経皮的冠動脈形成術（PCI）施行時の合併症（血栓形成）防止のためには、十分な抗凝固薬の投与が必須です。ヘパリンを使用することが一般的であり、その作用のモニタリングには、血液凝固時間の指標となる、プロトロンビン時間（PT）、活性型トロンボプラスチン時間（APTT）、トロンビン時間（TT）を確認することになります[1]。

これらの指標は測定に時間がかかるため、カテーテル室で簡便に測定できる活性化全血凝固時間（activated coagulation time：ACT）がモニタリングの指標に使われるようになりました。後述するように、ヘパリンへの感受性は個人差が大きいこともあり、ACTをモニタリングしながら適量のヘパリンを投与することが推奨されています。

ACTの検査は、1996年にHattersleyによってはじめて報告されました[2]。ACTはPCIおよび心臓カテーテル検査のときだけではなく、血液透析、心臓手術や脳外科手術、補助循環（IABP、PCPS、対外式膜型人工肺[ECMO]療法、補助人工心臓[VAD]）などの手技において、ヘパリンを投与する際のモニタリングに用いられています。

ACT 400秒以上は出血性合併症の危険が高まる

日本循環器学会の「循環器疾患における抗凝固療法・抗血栓療法に関するガイドライン」によると、PCI施行時のACTは250秒以上が推奨されています[3]。

しかし、ACTが400秒以上となると、出血性合併症が増えることが報告されている[4]ため、PCI時ではACT 250〜400秒にコントロールすることが望ましいとされています[5]。

ただ、数多くのPCIが行われるようになった今日では、ロータブレーターなど特殊なデバイスを除いて、ルーチンに5000〜10000単位のヘパリン静注でPCIを行う施設も少なくありません。

ACTは30〜40分間隔で測定する

測定方法は、全血（PCI中は医師がシースより採血）を活性化剤（セライト、シリカ、カオリン、ガラス粉末など）が添加されている専用スピッツに分注し、凝固するまでの時間を機械で測定します[6]。活性化剤と全血試

料が接触すると、内因性凝固因子である第Ⅻ因子が活性化し、続いて第Ⅺ因子、第Ⅸ因子、第Ⅹ因子、第Ⅱ因子（プロトロンビン）などが活性化します。最終的にクロット（凝血塊）が形成するまでの時間（秒）が、機械に表示されます（図1）。

ACTの測定は、ヘパリンの半減期（40分）を考慮して30～40分間隔で行うとよいでしょう[7]。

ヘパリンへの感受性は個人差が大きく、またACTの測定値はさまざまな要因に影響されます。ACTが延長しない場合や過度に延長する場合（表1）には、医師に報告し、再検査を検討しましょう。

文献

1) Bull BS, Korpman RA, Huse WM. Heparin therapy during extra-corporal circulation I. Problems inherent in existing heparin protocols. *J Thorac Cardiovasc Surg* 1975；69：674-684.
2) Paul G. Hattersley, MD. Activated coagulation time of whole blood. *JAMA* 1966；196（5）：436-440.
3) 日本循環器学会：循環器病の診断と治療に関するガイドライン（2008年度合同研究班報告）循環器疾患における抗凝固・抗血小板療法に関するガイドライン（2009年改訂版）．
http://www.j-circ.or.jp/guideline/pdf/JCS2009_hori_h.pdf（2017年6月閲覧）
4) 日本循環器学会：循環器病の診断と治療に関するガイドライン（2010年度合同研究班報告）安定冠動脈疾患における待機的PCIのガイドライン（2011年版）．
http://www.j-circ.or.jp/guideline/pdf/JCS2011_fujiwara_h.pdf（2017年6月閲覧）
5) Popma JJ, Satler LF, Picherd AD, et al. Vascular complicatuins after balloon and new device angioplasty. *Circulation* 1993；88：1569-1578.
6) 末次悦治：活性化全血凝固時間の測定原理と有用性について教えてください．血栓と循環 2001；9（4）：122-123.
7) 宮田茂樹：活性化凝固時間（ACT）の測定について．医療機器－安全性情報 No7，日本体外循環技術医学会安全対策委員会，埼玉，2011．
http://jasect.umin.ac.jp/safety/anzen.act.2011.01.14.pdf（2017年6月閲覧）

図1　活性化全血凝固時間（ACT）測定のしくみ

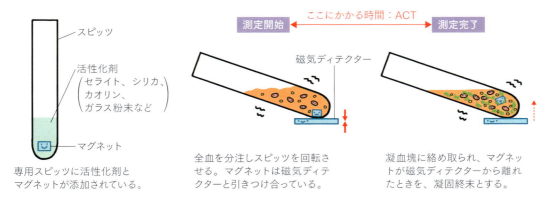

表1　ACTの測定値に影響を与える要素

延長しない場合	過度に延長する場合
● アンチトロンビンⅢの減少などによるヘパリンの効果減少 ● 全血と活性化剤との混和が不十分 ● プロタミンの誤投与の可能性	● 採血時の血液希釈 ● 低体温体外循環による凝固因子の不活性化 ● 血小板低値（5万/μL以下） ● ワルファリン服用患者 ● 高リン脂質抗体症候群、接触因子（第Ⅻ因子など）低下症 ● 測定機器の誤動作（磁石検知式の機器では、設置場所付近の磁場の影響を受ける）

7 心臓カテーテル―検査・治療・看護―

Q58 アプローチ部位の選択基準はあるの?

A 簡便性や血管径の大きさなど、それぞれに特徴があるため、病変の部位や血管の状態によって使い分けています。

医師
横田光俊

主に橈骨動脈・上腕動脈・大腿動脈が使われる

　カテーテルを用いた冠動脈造影（CAG）や、経皮的冠動脈形成術（PCI）による治療を行う際、皮膚から穿刺する動脈がはっきり触知するのは、図1に示す6種類です。そのなかで、現在穿刺するアプローチは、①橈骨動脈、②上腕動脈、③大腿動脈がほとんどです。④は循環器科では使わず、⑤と⑥は特殊な状況下での使用なので、今回は説明を割愛します。

　穿刺しやすさは、右もしくは左の橈骨動脈がよく触れる患者さんなら①③②の順で、触れにくい患者さんなら、③②①または②③①の順です。患者さんの視点に立ってみると、楽な順番は①③②か①②③です。

　なお、診断カテーテルの径は3Fr、4Fr、5Frがありますが、実用性からは4Fr、5Frが好まれます。

　また、治療のガイドカテーテル径は4Fr、5Fr、6Fr、7Fr、8Frとあります。例えば、橈骨動脈アプローチでは6Frが好まれます。細みのタイプでは5Frが好まれますが、デバイスの持ち込みに格段の差があります。さらに先端の形状と硬さからも、目的に合ったガイドカテーテルが選択されるべきです。

簡便性と良好な術後経過から橈骨動脈アプローチが広まった

　橈骨動脈穿刺は普通に触知できる人にとって、術者も患者さんも一番楽なアプローチルートです。PCIが始まった1979年からしばらく、穿刺ルートは大腿動脈アプローチで、一部上腕動脈カットダウンの時代でした。

　当初、CAGやPCIの主流は大腿動脈アプローチでしたが、1980年代まもなく、上腕動脈穿刺アプローチが主流となりました。しかし、上腕動脈は上肢の肘の部分で、簡単に回内してしまうため、穿刺固定部分がずれ、上腕血腫が起きやすい問題がありました。また伴走している正中神経が近いため、他の部位に比べて神経損傷を起こしやすい穿刺部位でした（図1）。

　1990年代ごろ、偶発的に世界各地で橈骨動脈穿刺法によるCAG、PCIが発表され、その簡便性と良好な術後経過から急速に広まりました。

1. 右橈骨動脈アプローチ

　右橈骨動脈（RR）アプローチは、カテーテル室での構造上、右利きの術者にとって一番行いやすいアプローチ方法です。

　CAG診断カテーテルでは、ジャドキンスタイプの左冠動脈用診断カテーテル（JL3.5）が右橈骨動脈から入ると、先端が自然と右冠動脈（RCA）の方向に向かうことに

図1　アプローチ部位となる主な動脈

部位	特徴
①橈骨動脈	● 血管径は 1.5mm〜4.0mm：冠動脈径とほぼ同じ ● 右橈骨動脈（RR）アプローチと左橈骨動脈（LR）アプローチに分けられる
②上腕動脈	● 血管径は 2.5mm〜4.5mm ● 右上腕動脈（RB）アプローチと左上腕動脈（LB）アプローチに分けられる
③大腿動脈	● 血管径は 7mm±1mm ● 右大腿動脈（RF）アプローチと左大腿動脈（LF）アプローチに分けられる
④総頸動脈 ⑤膝窩動脈 ⑥後脛骨動脈、足背動脈	これらを用いることは少ない

橈骨・上腕動脈
- 正中神経
- ②上腕動脈
- ①橈骨動脈
- 尺骨神経

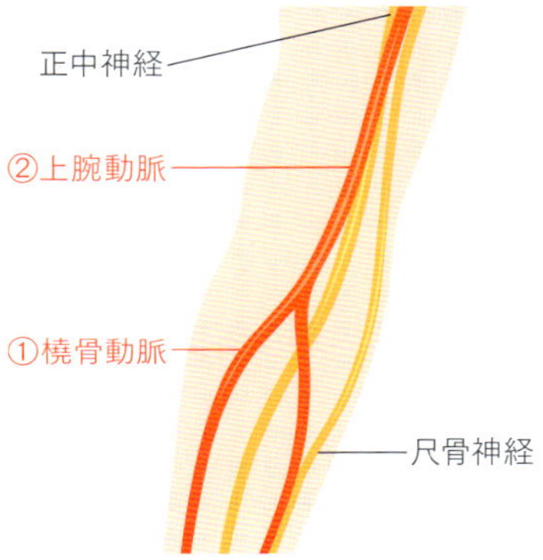

大腿動脈
- ③大腿動脈
- 大腿神経
- 大腿静脈

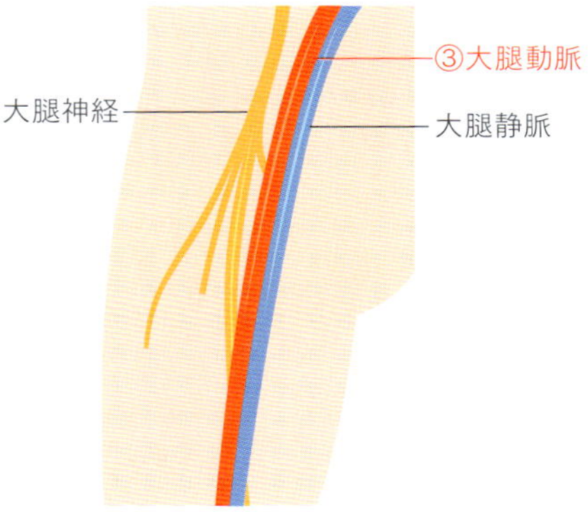

なります。そのため、左冠動脈（LCA）と右冠動脈が1本のカテーテルで造影でき、およそ95％以上の確率で検査時間の短縮につながります。特に右冠動脈入口部に病変がない患者さんにとっては、冠動脈にカテーテルが安定して挿入されるため、造影で外れることがなく、よい造影性が示されます。

右冠動脈にジャドキンスタイプの右冠動脈用診断カテーテル（JR 4）でアプローチする場合、右橈骨動脈アプローチに関しては、息を吸いすぎたり、高流量で造影すると、カテーテルの先端が外れやすいため、必ずしも最適のカテーテルではないこともあります。

治療の際は、右橈骨動脈アプローチでの場合は、診断カテーテルのときとは異なり、右肘を軽く曲げて、右手首を臍のすぐ右側に固定すると、デバイスの出し入れが容易になり、かつ血液の垂れこみがなくなり、操作が非常に行いやすくなります。

2. 左橈骨動脈アプローチ

左橈骨動脈（LR）アプローチは、低身長の術者や左利きの術者にとって、やりにくいアプローチルートです。診断、治療ともに、肘を曲げて、左手を臍の付近に鉗子で固定すれば、手技を行いやすくなります。高身長の術者と右利きの患者さんにとっては好まれるアプローチルートです。構造上1本で左冠動脈と右冠動脈を造影するのは難しくなり、左冠動脈には左冠動脈用、右冠動脈には右冠動脈用のカテーテルが必要となります。

橈骨動脈の状態が悪い場合は他箇所からのアプローチを

以上のように、橈骨動脈アプローチは、穿刺が容易であり、かつ止血しやすく苦痛が一番少ないとされています。簡便性においても、診断カテーテルの際はもちろんのこと、

治療においても好まれる穿刺ルートです。

ただし、虚血性心疾患の患者さんにおいては、橈骨動脈の太さが極端に細い人、橈骨動脈の蛇行が高度の人（高血圧のコントロールの悪い人に多い）、橈骨動脈の攣縮（れんしゅく）が強い人などがいます。このような病態は全体の5％程度ですが、橈骨動脈穿刺が楽には感じず、苦痛を伴う患者さんがいます。

その場合は、第二の選択ルートとして、大腿動脈アプローチか上腕動脈アプローチを選択します。

大腿動脈アプローチでは広径の治療カテーテルを利用可能

右大腿動脈（RF）アプローチと左大腿動脈（LF）アプローチは、診断カテーテルだけで選択されることは非常に少ないですが、治療に関しては6Fr、7Fr、8Frと広径の治療ガイドカテーテルが使えるということが特徴です。

したがって、緊急対応で大動脈内バルーンパンピング（IABP）を挿入させるような病態が予想されるときには、最初から穿刺ルートとして選択するか、緊急時に使用するアプローチルートとして消毒だけしておくかを選択します。

また、石灰化の強い病変でロータブレーターを使用する場合は、ガイドカテーテルの径で使用できる最大ドリルサイズが決められてしまうため、7Frや8Frを使用できるアプローチ部位としては、大腿動脈はとても有用です。

ロータブレーター使用の際に発生しやすい高度徐脈の際も、大腿動脈に伴走している大腿静脈からの一時的ペーシングが、上肢の場合よりもはるかに容易に利用できる利点があります。

経皮内頸動脈拡張術（CAS）の場合も大腿動脈アプローチは非常に好まれます。ただし、大動脈弓の形状（ボビンアーチの場合など）によっては、右上腕動脈（RB）アプローチが好まれます。

下肢動脈硬化性狭窄症の治療の場合、腸骨動脈と浅大腿動脈にまたがる病変の場合は、対側の大腿動脈アプローチが好まれます。総大腿動脈に動脈硬化病変が少なく、浅大腿動脈以遠の病変の治療のためには、いわゆる逆刺し大腿動脈アプローチが選択されます。

上腕動脈アプローチは腸骨動脈治療に有用

血管径が太いという点では、上腕動脈は大腿動脈と同程度に穿刺に向いています。

特に下肢動脈硬化性狭窄症の治療の場合、腸骨動脈領域に関しては、右上腕動脈（RB）アプローチが非常に有用です。なお、左上腕動脈（LB）アプローチは、下肢の治療の場合、術者の被曝量が増えるため、あまり好まれません。

上腕動脈アプローチは、穿刺や止血の際に他のアプローチ部位と比較して注意が必要です。上腕動脈のすぐ後ろを正中神経が走行しているので、セルジンガー法（→Q56）は行いにくく、上腕動脈を貫く穿刺はできません。上腕動脈のなかで穿刺針を止めるか、穿刺針の先端を上腕動脈後壁の内膜に置き、ガイドワイヤを入れなければいけません。また、肘関節が簡単に回内しやすく、固定点が容易にずれるため、止血の際に血腫ができやすく、術者も患者もこの部位からのアプローチを好む人は多くはありません。

とはいえ、橈骨動脈穿刺の第二選択や腸骨動脈の治療、CASなど特殊なタイプの治療には、上腕動脈は欠かせないアプローチ部位です。

文献
1) 延吉正清著：新冠動脈造影法. 医学書院, 東京, 1990.

7 心臓カテーテル―検査・治療・看護―

Q59 プロタミンショックって何?

A プロタミン投与により起こる血圧低下や呼吸困難などのショック症状です。特にインスリン製剤投与歴のある患者さんには慎重投与が必要です。

看護師
平野愛美

インスリン製剤にはプロタミンが使われているものがある

プロタミンは、抗凝固薬であるヘパリンの拮抗薬として用いられます。カテーテル室では、穿孔などの合併症出現時や、シース抜去前のヘパリンの中和に使用することが多い薬剤です。

プロタミンの添付文書には、以下のように記載されています。

> 本剤又はインスリン製剤の投与歴のある患者はプロタミンに感作されている可能性があり、本剤の投与によりショック、アナフィラキシーを起こしやすいとの報告がある。本剤の投与に際しては、あらかじめ、過去にプロタミン投与の可能性のある心臓カテーテル検査歴や心臓手術歴、インスリン使用歴等について十分な問診を行い、このような患者に投与する場合には慎重に投与すること。

インスリン製剤のなかには、作用時間を延ばすために、プロタミンを入れてインスリンを結晶化させているものがあります。そのため、この薬剤を使用している患者さんは、プロタミンに感作されている状態となります。その場合、アナフィラキシーショックを起こしやすくなります。プロタミン使用歴のある人も同様であり、注意が必要です。

ショック時はβ遮断薬の内服状況に注意

プロタミンの投与時は、急速投与は行わず慎重投与とし、患者さんの観察を怠らないようにしてください。

それでもショックを起こしてしまった場合は、医師の指示のもと、すぐにプロタミンの投与を中止し、アドレナリン0.3〜0.5mgを筋肉注射しましょう。大腿部外側面からの投与が推奨されています。さらに、高濃度の酸素投与と急速輸液を行います。

なお、心臓カテーテルを受ける患者さんは、降圧や心不全治療のためにβ遮断薬を服用している場合があります。アドレナリンはβ受容体に作用する薬剤のため、β遮断薬を服用していると効果が出にくい状態となってしまいます。

この際は、体重1kg当たり、グルカゴン20〜30μgとなるよう静脈内投与しましょう。

文献
1) 持田製薬株式会社:プロタミン添付文書.
2) 日本インターベンショナルラジオロジー学会,日本心血管インターベンション治療学会編:インターベンションエキスパートナース講習会テキスト 第3版. 日本インターベンショナルラジオロジー学会, 埼玉, 2014.

7 心臓カテーテル―検査・治療・看護―

Q60 造影剤アレルギーをもつ人のカテーテル時に気をつけることは？

A 十分な情報収集、スタッフとの情報の共有化、正確な指示受け、そして、患者さんの異常早期発見です。

看護師
大槻由佳

カテーテル時はヨード造影剤が主に用いられる

造影剤は、画像診断の際に画像に白黒の差（コントラスト）をつけたり、特定の臓器を強調するために使用される医薬品です。大きく分けて以下の3つに分類され、目的ごとに使い分けられています。

①ヨード造影剤：CT、血管造影、尿路造影検査
②ガドリニウムキレート造影剤：MRI
③バリウム：胃や腸の透視

検査で使用される多くはヨード造影剤です。X線の透過性が非常に低い性質をもつ無色透明な液体で、CT検査、血管造影検査、尿路造影検査の際に使用されます。

ヨード造影剤は、水溶性造影剤と油性造影剤の2種類に分類されます。検査の目的に応じて使い分けられますが、大半は水溶性造影剤が使われています。

水溶性造影剤をさらに分類すると、イオン系造影剤と非イオン系造影剤に分類されます。非イオン系造影剤は低浸透圧であり、比較的安全性が高く、副作用が少ないことから、血管造影検査で使用されるのが主流です。造影剤のなかには等浸透圧の製剤もあり、熱感や血管痛が少ないといわれています。

どのような造影剤であっても、まれに副作用を起こす場合があります。造影剤に対して重篤な副作用をもっている人は原則使用禁忌です。しかし造影剤を使用するリスクを上回る利益があると判断されれば、十分なインフォームドコンセントを行い、前投薬の使用を検討し、副作用への対策を講じることが重要となります。

喘息患者へのヨード造影剤の使用は原則禁忌

「ESUR造影剤ガイドライン（ver.8.0）」によれば、ヨード造影剤使用時の軽度の副作用（表1）の発症率は約1～2％、重度は0.01～0.02％程度で、10万～20万人に1人の割合で死亡する可能性も報告されています。何らかのアレルギー歴をもっている人や過去に造影剤で副作用を発症した人は、そうでない人と比較すると重篤な副作用を発症する確率

表1　ヨード造影剤の副作用

程度	症状
軽度	悪心、嘔吐、熱感、潮紅、発汗、咳嗽、瘙痒感、くしゃみ、鼻閉、限局性発疹、頭痛、眩暈、嗄声
中等度	軽度の血圧低下、全身性発疹、気管支けいれん、喘鳴、呼吸困難
重度	意識低下・喪失、ショック、アナフィラキシー様症状、喉頭浮腫、けいれん、肺水腫、不整脈、心肺停止

が高くなります。喘息のある人に対してのヨード造影剤の使用は原則禁忌となっています。喘息がない人と比較して10倍以上の副作用が起こるというデータがあるためです（表2、表3）。

副作用の発現時期は造影剤注入後5分以内での出現が70％で、生命に危険を及ぼす反応のすべては投与直後から20分までに発生していたという報告がされています。また、投与後1時間から1週間で紅斑、斑点状丘疹、腫脹、瘙痒などの皮膚症状といった遅発性副作用が発生することもあります。副作用発症時の対応を図1にまとめました。

基本的に過去に副作用があった造影剤は使用せずに、必要時には前処置としてステロイドや抗ヒスタミン薬の投与を行います。

なお、血管のなかに血液より浸透圧が高いヨード造影剤が流れると、血管外から血管内へ水分の移動が起こり血漿量の増加により血管が拡張します。この反応が熱感や吐き気として多くの患者さんが感じますが、5分程度で自然に回復します。

表2　ヨード造影剤の重篤な副作用危険因子

● 重篤な造影剤副作用歴	4.7倍
● 心疾患	3.7倍
● 喘息	10倍

表3　喘息患者への造影剤投与判断基準

喘息患者の分類	対応
喘息発作がある（症状が今ある人）場合	禁忌
喘息だが薬物により症状がコントロールされている場合	原則禁忌だがメリットが高ければ必要な措置を講じ慎重投与
小児喘息を含め、既往に喘息があった場合	前処置を講じるか否かは医師の判断による

小児喘息のガイドラインに則り、無治療、無症状の状態が5年以上継続している場合を「治癒」とする。

スタッフ全員で副作用情報を共有化する

まず、いつ、何の造影剤で、どのような症状が現れたのかを可能な限り調べ明確にします（入室の申し送り時に判明した場合、詳細と対策が決定するまでは入室不可）。使用する造影剤の指示を医師に確認し、医師から指示された造影剤をスタッフに伝え準備を依頼します。指示どおりの造影剤が準備されたか、最終確認を行います。

以上の手順で行うために考え出されたのが造影剤アレルギーのチェック表です（図2）。これにより、患者さんに携わるスタッフ全員で情報の共有化を図り、指示を口頭ではなく記載することで確認をしています。

カテーテル実施前の病棟看護師によるアセスメントが重要

病棟看護師は、患者が記載した問診票に必ず目を通し、内容を確認しましょう。何らかの症状があった場合、いつ、どこに（部位）、どのような症状が、どのくらいの期間出たのかを正確に聞き取ります。

症状が副作用によるものか、あるいはアレルギーによるものか、判断は非常に難しいです。しかし、問診を正確にとらえることで、医師への報告の内容が違ってきます。いかに患者さんの訴えに真剣に向き合うかにより、対応が大きく変わってくるのです。つまり、看護師がかかわる問診が患者さんの安全に大きく影響する、といっても過言ではありません。

文献
1) 日本インターベンショナルラジオロジー学会，日本心血管インターベンション治療学会編：インターベンションエキスパートナース講習会テキスト　第3版．日本インターベンショナルラジオロジー学会，埼玉，2014．

図1　副作用発生時の対応

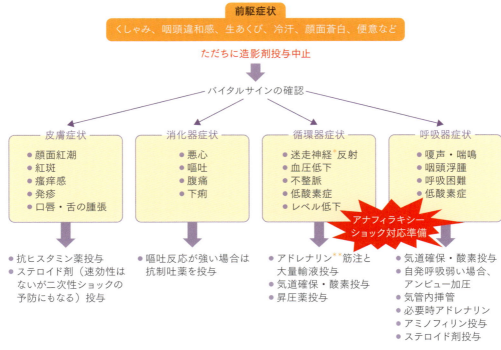

図2　造影剤アレルギーのチェック表の例

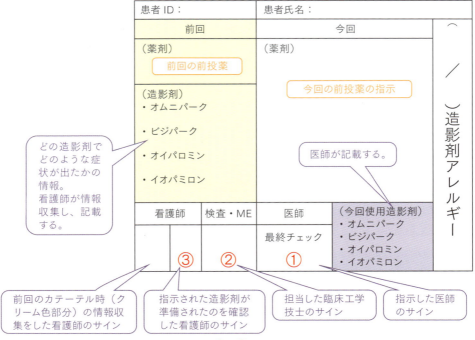

7 心臓カテーテル─検査・治療・看護─

Q61 スワンガンツカテーテルを用いて心拍出量を測定する際、フィック法と熱希釈法ではどちらが正確？

A 信頼性や簡便性においては熱希釈法がすぐれています。右心系の高度逆流や極度の低心拍出の際は、熱希釈法での精度が低くなるため、フィック法を用いる場合もあります。

医師
山本博之

心拍出量は重要な心機能の指標となる

心不全とは生体に必要な血液量を心臓が供給できない状態であり、一般的に心拍出量は低下しています。心不全治療のためには血行動態を把握する必要がありますが、心拍出量は最も重要な心機能指標の1つです。

心拍出量の測定方法には、スワンガンツカテーテルによる肺動脈カテーテル、心臓超音波検査、心臓MRIや心臓SPECTなどを利用した方法があります。

日常診療でよく用いられる心拍出量の測定法には、スワンガンツカテーテルを用いて測定できる、Fick（フィック）法と熱希釈法があります。

フィック法では酸素消費量から心拍出量を求める

フィック法では、「肺の酸素の取り込み量、あるいは放出量は、肺の血流量に肺通過前後の酸素含有量格差を掛けたものに等しい」、という原理に基づいて、心拍出量を求めます（図1）。

心臓から運ばれていった酸素量（心拍出量×動脈血酸素含有量）から、心臓へ戻ってきた酸素量（心拍出量×混合静脈血酸素含有量）を引いたものが、全身で消費された酸素量であることを示しています。

実際に酸素消費量を測定するためには、ダグラスバッグや呼気分析器が必要です。動脈血（実際には動脈血で肺静脈血の代替とする）や混合静脈血（肺動脈から採取）を採取しなければならないことや、酸素濃度測定のために血液ガス分析器を必要とすることなど、制約が大きいのが難点です。

ダグラスバッグを使用して酸素消費量を直接測定する方法を直接フィック法といいます。ほとんどの臨床施設ではこれらの特殊な機器がないために、酸素消費量を一律125 mL/分/m^2と仮定して心拍出量を測定する、間接フィック法を用いています。

しかし、この方法では、個々の代謝レベル、年齢や性別などの補正がありません。酸素消費量は患者間や臨床状態で大きく変化するため、誤差は50％にまで達する可能性があります。

図1　フィックの原理に基づく心拍出量算出の例

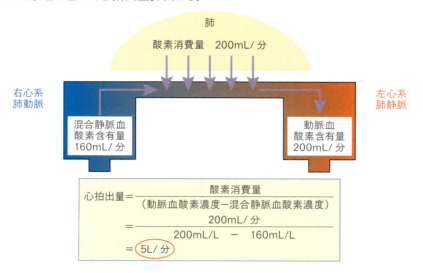

図2　熱希釈法のしくみ

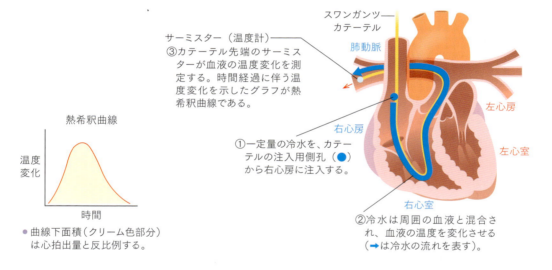

- 曲線下面積（クリーム色部分）は心拍出量と反比例する。

熱希釈法は循環血液の温度変化から心拍出量を求める

　冷水を血液に混ぜると、急速かつ均一に熱が奪われます。熱希釈法は、冷水を利用して、循環している血液の温度変化を熱希釈曲線として描き、心拍出量を算出する方法です（図2）。

　具体的には、一定量の0℃冷水（実際には生理食塩水を使用します）を、スワンガンツカテーテルの注入用側孔から、右心房内に急速注入します。この冷水は、周囲の血液と混ざり合って血液の温度を変化させます。

　肺動脈内に留置したカテーテル先端にあるサーミスターで、注入された冷水の温度変化を測定します。このとき得られた温度変化を熱希釈曲線といいます。曲線下面積から心拍出量を算出できます。曲線下面積は心拍出量と反比例します（図3）。

　正常な心拍出量の曲線の特徴は、すばやい注入に伴う鋭い立ち上がりと、それに続くなめらかなカーブを認めます。感染症、貧血や大動脈弁閉鎖不全などの高心拍出量の状態では、冷水が心臓内を早く通過するため、温度

図3　心拍出量の差による熱希釈曲線の変化

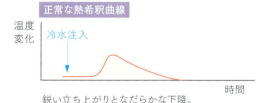

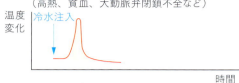

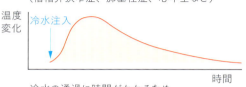

がベースラインに戻るのも早くなり曲線下面積は小さくなります。

一方、僧帽弁狭窄症、肺塞栓症や心不全などの低心拍出量の場合には、温度がベースラインに戻るまでより長い時間がかかるため、曲線下の面積が広くなります。

熱希釈法のすぐれた点は、高い信頼性、ベッドサイドでも測定可能、採血不要、繰り返し測定ができる点などにあります。

熱希釈法を用いて心拍出量を測定する際には、初回注入液はカテーテル内の温かい血液と混入され、1回目の値が高めに算出されることが多いので、カテーテル内に冷水を注入しプライミングしてから行います。その後、3回以上測定した値の平均値を用います。

右心系の高度逆流や極度の低心拍出の際はフィック法を選択する

高度三尖弁閉鎖不全、高度肺動脈弁閉鎖不全や短絡心疾患（心室または心房中隔欠損症）など右心系側に高度の逆流があると熱希釈法による測定値の精度が低下します。

さらに、極度に心拍出量が低下している状態（2.5L/分未満）では、短絡心疾患がなくても心拍出量を過大評価するとの報告[1]が

図4　熱希釈法よりもフィック法を選択すべき病態疾患の例

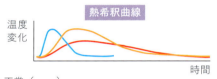

- 正常（───）。
- 重度三尖弁閉鎖不全、左右短絡疾患や極度の低心拍出量症候群など（───）では、血流が不規則になるため測定精度が下がる。
- 心拍出量が極端に低い場合（───）、心拍出量が過大評価される。

あるので、このような状況では正確な心拍出量測定ができません（図4）。

これらの状況ではフィック法を選択したほうがよいです。

文献
1) Van Drondelle A, Ditchey RV, Groves BM, et al. Thermodilution method overestimates low cardiac output in human. *Am J Physiol* 1983 ; 245 : H690-H692.
2) Douglas L. Mann MD and G. Michael Felker. Heart failure a companion to Braunwald's heart disease 3rd Edition. Saunders, St. Louis, Mo, 2015.
3) エドワーズライフサイエンス社：スワンガンツ・サーモダイリューション・カテーテル製品資料.
4) Gidwani UK, Mohanty B, Chatterjee K. The pulmonary artery catheter ; a critical reappraisal. *Cardiol Clin* 2013 ; 31（4）：545-565.
5) Gawlinski A. Measuring Cardiac Output Intermittent Bolus Thermodilution Method. *Crit Care Nurse* 2004 ; 24 : 74-78.

7 心臓カテーテル―検査・治療・看護―

Q62 カテーテルの際に放射線を浴びるけれど、患者さんは大丈夫なの？

A X線を連続的に照射しますが、被曝の程度を確認し、被曝量を抑える工夫をしながら行っています。

診療放射線技師
吉田　敦
塩手裕人

手技中の吸収線量はX線装置で計測している

　通常、カテーテルの検査や治療は、放射線（X線）を用いて行います。単純なX線撮影の際などとは異なり、手技の間はX線を連続的に照射し続けます。そうすることで、リアルタイムの透視映像を見ることができ、それを見ながらカテーテルの操作を行います。

　そのため、患者さんやスタッフを含め、カテーテル室内にいる人は必ず放射線による被曝を受けることになります。被写体である患者さんに照射されて体に吸収されたX線を吸収線量といい、Gy（グレイ）という単位で表記されます。手技中はこの吸収線量をX線装置で計測しており、患者さんがその時点でどの程度被曝をしているかを確認しながら、手技を進めることができます。

得られる情報が放射線リスクを上回るよう、検査を指示する

　医師は、疾患の診断に必要と考えられる検査をピックアップして、検査指示を出しています。放射線を用いる検査には被曝のリスクがありますが、正確な診断や治療を行うためには、放射線を使った検査は必要不可欠となります。

　被曝のリスクよりも、検査によって得られるメリットのほうが大きいと判断されたうえで、これらの検査は施行されています。また、治療においてもこの考え方は同様となります。

　患者さんの被曝量は、前述のようにX線装置などの医療機器によってモニタリングされており、検査中は診療放射線技師によって管理されています。現在では、撮影方法の工夫や技術の進歩によって、より少ない被曝量で診断ができる画像を提供できるようになっています。

被曝の範囲や量を低減できるよう照射方法を調節する

　カテーテルの検査や治療では、病変部や病変近辺血管の分岐などが見やすくなるような最適な角度にX線の照射源であるX線管球を合わせます。しかし、治療が難渋し、1つの角度でだけX線照射の時間が長くなってしまうことがあります。

　こういった場合では、同じ範囲だけに大量にX線が当たらないように、X線管球を別の角度に変えることもあります。そうすることで、対象臓器への被曝量は変わりませんが、皮膚や他臓器への被曝量を低減することができるからです。

　図1では、X線管球をAの位置から動かさなければ、照射範囲全体が大量被曝してしま

います。Aの位置からBの位置に移動させることで、被曝する範囲を増やすことにはなりますが、大量被曝の範囲を心臓など造影対象臓器の周辺に抑えることができます。

ただし、これは角度を変更しても治療が続行できる場合のみ可能なことです。病変の場所や患者の血管の走行によっては、別の角度から照射しての治療が困難な場合もあります。

被曝量は患者の体格や照射角度によっても異なる

被曝の量はすべての患者さんに均一ではなく、体格や、治療時の放射線照射角度により異なります。

体格の大きい人は、小さい人に比べ体に吸収される放射線量が多くなるため、時間当たりの被曝量が多くなります（図2）。また、X線管球の角度も、体軸方向に近づく（斜めから体に当てる）ほど体内を透過する距離が長くなるため、被曝量が多くなります（図2）。

特に長時間X線を照射する可能性のある場合は、さまざまな要因を視野に入れる必要があるのです。

図1　照射角度の調節

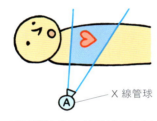

長時間同じ角度で照射を続けると、広範囲が大量被曝するリスクがある。

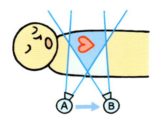

照射角度を変えることで、大量被曝の範囲を減らすことができる。

図2　患者ごとの被曝量の違い

体格による違い

体格が小さい人では、被曝範囲は狭い。

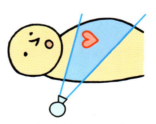

体格が大きい人は、被曝範囲が広がる。

照射角度による違い

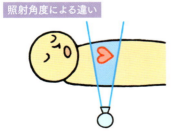

垂直に近い方向から放射線を当てると、被曝範囲は狭い。

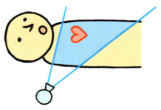

体軸方向に斜めから放射線を当てると、被曝範囲が広がる。

7 心臓カテーテル―検査・治療・看護―

Q63 放射線障害って何?

A 放射線によって生じる身体的影響をもたらす「確定的影響」と、発がんや遺伝的影響に関係する「確率的影響」に分けられます。

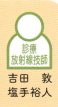

診療放射線技師
吉田　敦
塩手裕人

確定的影響では線量に応じて急性障害が現れる

　確定的影響には、閾値が存在します。閾値とは放射線による影響が現れる最小の線量のことです。線量が閾値に達するまでは放射線障害の発生はほとんどみられませんが、閾値以上の線量になると障害の発生頻度が急激に増加します。また、線量の増加に伴って障害の重篤度が増加するのも、確定的影響の特徴です（図1）。

　閾値は、組織、あるいは着目する影響によって異なり、発がんと遺伝的影響を除くすべての身体的影響が、確定的影響に属します。例えば、皮膚紅斑、脱毛、不妊、白内障などが挙げられます。確定的影響により生じる主な放射線障害について、表1にまとめます。

　ほとんどのものが被曝後早い段階、遅くとも2～3か月以内に現れる急性障害のため、放射線被曝との因果関係は比較的わかりやすいです。

確率的影響による障害は晩発性に現れる

　確率的影響は、発がんや遺伝的影響に対する分類で、被曝の量が多くなるにつれ障害が発生する確率も増加していきます。障害の重篤度は線量に依存しません。これはあくまで確率のため、被曝の量が多かったとしても障害が出るとは限らず、逆にいえばどんなに少ない被曝でも障害が出る可能性があります

図1　放射線障害の発生頻度と重篤度（確定的影響）

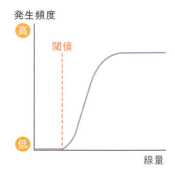

- 線量が閾値を超えるまでは放射線障害はほとんど発生しない。
- 閾値を超えると徐々に発生頻度が増え、やがてほとんどの人に何らかの障害が発生する。

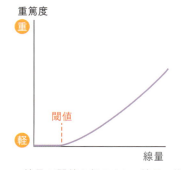

- 線量が閾値を超えると、線量の増加に伴い重篤度も上がる。

（図2）。

　確率的影響の障害はすべて晩発障害のため数か月以上の潜伏期間を経て現れます。潜伏期の長いものでは数十年にも及ぶため、障害が現れても、放射線被曝の影響だと断定することは困難だといわれています。それは、確率的影響においては放射線被曝だけが誘発する特別な障害はないため、自然発生のものや化学物質で誘発されたものなどとの区別をすることができないからです。

閾値を超えないよう照射方法を工夫する

　カテーテル治療では、急性障害として現れる確定的影響の閾値を過剰に超えないように、スタッフが患者さんの被曝線量に常に注意しながら手技を行っています。皮膚の同じところにX線が照射され続けるのを避けるために、照射源であるX線管球の角度を変えながら照射を行うこともあります（→ Q62 ）。

　X線の照射時間は短時間で済むことが理想的ですが、患者さんの状態によっては、手技が難渋して照射時間が長くなってしまうこともあります。それに伴い被曝量が増えていってしまうと、いずれは確定的影響の発生する閾値に達してしまいます。

　最も発生しやすい障害は、一時的な皮膚紅斑（閾値：2Gy）ですが、放射線障害は発生までにある程度の時間がかかるので、手技中に障害の発生を確認することはできません。また、閾値を超えて被曝しても、必ずしも皮膚紅斑が発生するわけではなく、さまざまな要因が発生には関係しています。

　例えば、一般的に年齢の若い人ほど放射線に対する感受性が高いといわれており、放射線による影響が顕著に現れることが多いです。

　なお、装置に表示されている線量は、放射線障害の閾値として設定されている被曝線量（皮膚に吸収される線量）とは、厳密には異なります。仮に装置に表示されている線量が閾値を超えたとしても、前述のように照射角度を変えるなど、線量を低減させる工夫をしていれば、一定の位置に大量被曝を受けずに済むため、放射線障害の発生を避けることができます。

表1　確定的影響による主な放射線障害

標的組織	症状	おおよその閾値（Gy）
皮膚	一時的紅斑	2
	一時的脱毛	3
	主紅斑反応	6
	永久脱毛	7
生殖腺	一時的不妊	男性：0.15
		女性：0.65 ～ 1.5
眼	水晶体混濁	0.5 ～ 2
	白内障	5

図2　放射線障害の発生頻度と重篤度（確率的影響）

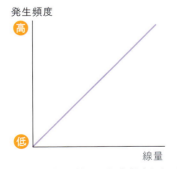

● 線量の増加に伴い、発生頻度も上がる。

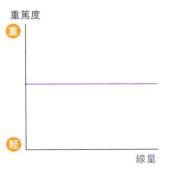

● 線量と重篤度は相関しない。

7 心臓カテーテル—検査・治療・看護—

Q64 カテーテル室のスタッフは、毎日放射線を浴びて問題はないの？

A 必要以上の放射線を浴びることのないよう、被曝防護に努めます。被曝量が法律で定められた上限を超えると、業務停止となります。

診療放射線技師
吉田　敦
塩手裕人

散乱線によってカテーテル室スタッフも被曝する

そもそもカテーテル室では、X線を患者さんに向けて照射しているのに、なぜスタッフも被曝するのでしょうか。

X線の照射源であるX線管球から患者さんに向けて照射されたX線は、一部は患者さんを通過し、一部は患者さんの体に吸収されます。骨や臓器によりこの吸収度合いに差があり、その差がX線画像の濃淡になります。

ただ、患者さんを通過できなかったX線は、すべてが患者さんの体に吸収されるわけではなく、体内の臓器や骨、あるいは患者さんが寝ている台など、ありとあらゆる物と衝突して、反射するように方向が変わります。

このような放射線を散乱線と呼び、この散乱線が当たることでスタッフも被曝をしてしまいます。

放射線診療従事者には業務中の被曝量の上限が定められている

放射線業務に従事しているスタッフは、累積放射線量を計測できる被曝線量計の装着を義務づけられています。この線量計で計測した被曝量が、文部科学省で定めている「放射性同位元素等による放射線障害の防止に関する法律（障害防止法）」、または、厚生労働省の「電離放射線障害防止規則（電離則）」に記載されている上限値を超えると業務停止となり、放射線業務はしばらくできなくなります。

この上限値を線量限度といい、Sv（シーベルト）という単位で表します。各臓器への被曝量の上限は、吸収線量（→Q62）に放射線の種類ごとに決められた係数を乗じ算出される等価線量によって定められています。また、等価線量に、臓器ごとに決められた係数を乗じた値を合計して算出される実効線量によって、男性や女性、妊婦などに分けて線量の限度が決められています（表1）。

放射線被曝防護の3つの鍵は、①遮蔽、②距離、③時間

では、スタッフの被曝を少なくするにはどうすればいいのでしょうか。

放射線からの被曝防護には、基本的な3つの原則があります。それは、遮蔽と、距離と、時間です。

1．遮蔽

遮蔽とは、放射線源との間に遮蔽物を置くことです。鉛は放射線の遮蔽にすぐれた性質をもち、カテーテル室の場合ではスタッフが鉛を含んだ防護衣やメガネ、ネックガードなどを装着したり、透明な板のような防護壁（含鉛アクリル板）も使用しています。これ

らの遮蔽物が放射線を遮ることで、体に当たる線量を軽減することができます。

2. 距離

距離というのは、放射線源から離れることです。放射線は放射状に広がる特性があるので距離をとるほど当たりにくくなります（図1）。放射線の強さは距離の二乗に反比例し、これを距離の逆二乗則といいます。例えば、X線管球から1mの距離にいる人に比べて、2mの距離にいる人に届く放射線は1/4になり、3mの距離にいる人なら1/9になります。

放射線照射中は必要なスタッフ以外は撮影室の外に出るなど、放射線源から離れることで被曝量を減らすことができます。

3. 時間

時間とは、カテーテル室での放射線の照射時間に当たります。透視が不要なときは放射線を出さず、必要なときだけ放射線を出すように心がけることで、スタッフはもちろん、患者さんへの必要以上の被曝も減らすことができます。

表1 線量限度

実効線量限度	
男性および妊娠不能と診断された女性	100mSv/5年（50mSv/年）
女性（妊娠中および妊娠不能と診断された女性を除く）	5mSv/3か月
妊娠中女性（内部被曝）	1mSv（出産までの期間）
等価線量限度	
水晶体	150mSv/年
皮膚	500mSv/年
妊娠中女性の腹部表面	2mSv（出産まで）

厚生労働省：電離放射線障害防止規則（電離則）．より

図1 放射線源からの距離と被曝の関係

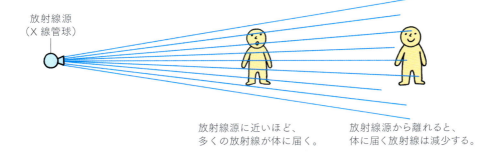

放射線源に近いほど、多くの放射線が体に届く。

放射線源から離れると、体に届く放射線は減少する。

7 心臓カテーテル―検査・治療・看護―

Q65 止血方法にはどのような種類があるの?

A 用手圧迫と止血デバイス使用の2種類があります。

医師
有働晃博

用手圧迫は止血の基本

近年、止血デバイスを使用することが多くなり、用手圧迫を行う機会が減ってきていますが、用手圧迫が止血の基本であることに変わりはありません。

大腿動脈に関しては止血デバイスが普及していますが、使用不可能な場合(血管の石灰化や蛇行が高度なときなど)は用手圧迫をしなければなりません。

以下の5つがポイントです。

①ヘパリンの効果が減弱していることを確認して行う
②留置されたシース内の血栓に注意する
③止血は患者の頭側となる手(右大腿動脈アプローチの場合は左手)を使う
④出血しない最小限の力で実施する
⑤患者の容態やモニタを常にチェックするように心がける

止血デバイスは、慣れさえすれば比較的簡便に行え、医療従事者および患者さんが受ける恩恵も大きいといえます。しかし一方で、用手圧迫では生じない独特の合併症を引き起こすこともあるので注意が必要です。

シース抜去の際は局所麻酔薬を使用し、ACTを確認する

シース抜去準備において、各施設にて違いはありますが、滅菌グローブ、滅菌ガーゼ、シリンジ、局所麻酔薬などを準備します。もちろんモニタはいうまでもありません。

疼痛により迷走神経反射を起こす場合があるため、基本的に局所麻酔薬を使用します。シース抜去は、前もって活性化全血凝固時間(ACT)を測定し、凝固能が延長していないことを確認してから行います(→Q57)。抜去後は穿刺部位(図1)を用手圧迫し、止血を行います。

圧迫帯使用時は血腫形成の見逃しに注意する

止血後は圧迫用の硬めのロールを用いてテープで固定します(図2)。止血圧迫で圧迫帯を使用する施設が多いですが、穿刺部が隠れることで血腫形成を見逃す原因となるため、注意が必要です。

安静解除については、止血部位の大きな血腫や血管雑音などがないことを医師が確認し、解除指示が出たら行ってください。

用手圧迫は止血の基本ですが、不十分な止血により血腫が形成し、仮性動脈瘤や後腹膜血腫、コンパートメント症候群などの重篤な合併症となる危険性があります。完全に止血をすることは大変重要なことなのです。

アプローチ部位により止血デバイスの使用方法が異なる

最近は止血デバイスの開発、改良によってカテーテル終了後の止血は容易になっています。アプローチ部位ごとの止血デバイスの使用方法の例を以下に示します。

1. 手首（橈骨動脈）

多くは、「TRバンド」などの止血デバイスで止血を行います（図3）。後述する「とめ太くん」と異なり、止血を「面」ではなく「点」で行うため、尺側動脈が阻血になりにくい特性があります。

大小2段バルーンにより圧迫に方向がつき、橈骨神経や正中神経への圧迫を回避し、痛みの低減を望めます。加圧はシリンジタイプです。

2. 肘（上腕動脈）

現在では「とめ太くん」などの止血デバイスが多く使われます（図4）。

専用の加圧器にて空気を注入することで止血バッグを加圧し、穿刺部位を圧迫止血するタイプです。収縮期の血圧に応じて随時減圧できるので、圧力値を細かく設定できます。また止血を「点」ではなく「面」で行うため、スキントラブルを起こしにくく、穿刺部位から多少ずれても止血可能です。

なお、上腕は皮下脂肪の付き方に個人差があり、中年以降では後方にある骨の圧迫効果が不十分になりやすいので、十分な注意が必要です。

3. 下肢（大腿動脈）

「パークローズ PROGLIDE」や「Angio-Seal」などの止血デバイスが多く用いられます。

安静時間の短縮による患者負担の軽減、用手圧迫時の医師の時間と労力の軽減、術後の患者ケアが容易であるために、看護師の負担の軽減にもつながります。

詳しい使用方法は本書では割愛しますが、これらのデバイスを用いる前には、造影を行い、きちんと大腿動脈を穿刺しているか、小さな動脈枝の損傷がないか、穿刺部位の動脈狭窄がないかなどを、必ず確認してから使用します。

止血のための異物を血管内に残す処置であり、血管閉塞や感染症など、用手圧迫では生じない独特の合併症があります。

文献
1) 矢嶋純二編：これから始める心臓カテーテル検査. メジカルビュー社，東京，2013.

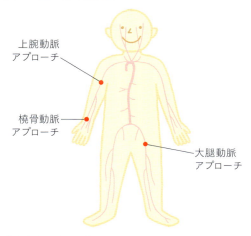

図1　主な穿刺部位

穿刺部位を強く圧迫し、止血を行う。

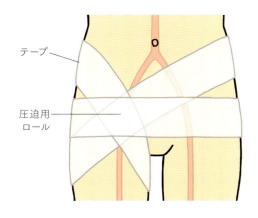

図2　大腿動脈アプローチ時のテープ固定法

穿刺部に圧迫用ロールを用いて、テープ固定を行う。

図3　橈骨動脈アプローチへの止血デバイスの例

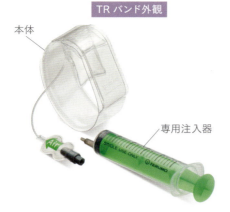
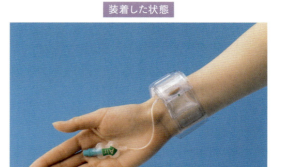

- TRバンド
  止血バルーンに専用注入器で空気を注入し、穿刺部位を圧迫止血する。
  (写真提供：テルモ株式会社)

図4　上腕動脈アプローチへの止血デバイスの例

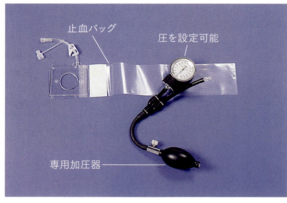
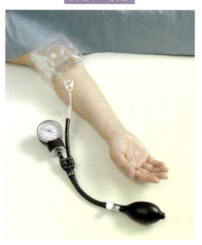

- ゼメックス止血システム　とめ太くん
  止血バッグに専用加圧器で空気を注入し、穿刺部位を圧迫止血する。
  (写真提供：ゼオンメディカル株式会社)

7 心臓カテーテル─検査・治療・看護─

Q66 シース抜去後の安静・圧迫によって生じる疼痛に、緩和方法はあるの？

A あります。体位の調整や薬剤の使用、固定方法の工夫などが、疼痛緩和につながります。患者さんへの説明も重要です。

看護師
阿部美沙子

シース抜去後の苦痛には早期に対応を

シースは、橈骨動脈、上腕動脈、大腿動脈と、関節区域に挿入されることが多いです。シース挿入中や抜去後は、血管損傷や出血予防のため、関節を動かさないようにする必要があります。また、シース抜去後は、止血のためにその部位を圧迫固定する必要があります。圧迫固定する方法や時間は、部位や方法、血液凝固時間によりさまざまです。

術後自由に動けないことや、圧迫固定によるストレスや疼痛は、大変苦痛を伴います。ストレスや苦痛が多いと、血圧の上昇や心拍数の上昇をもたらし、不穏状態になることも考えられるため、早急に対応する必要があります（表1）。

声かけや必要な処置を行い疼痛緩和を試みる

1. 患者への説明、傾聴

なぜ安静にしなければいけないかを説明し、安静時間を伝えましょう。少しでも患者さんに情報提供することで、患者さんの精神的な苦痛の緩和に努めます。疼痛出現時には遠慮なく伝えてほしい旨を伝え、疼痛の訴えがあったらすぐ対応しましょう。

そのためには、事前に医師から安静時間、薬剤使用、安静度、飲食制限などを聞いて、把握しておく必要があります。

2. 体位調整

意思の確認がとれたら、少しでも安楽な体位がとれるよう援助しましょう。鼠径部からのアプローチの場合、圧迫固定中は関節の屈曲ができません。関節を曲げないように説明を行いながら、体位変換の援助を実施します。

「安静にしていてください」と言うと、体全体を動かしてはいけないと思う人もいます。安静にしていなければいけない部位と、そうでない部位を説明し、少しでも苦痛の緩和に努められるようにする必要があります。

3. 薬剤投与

疼痛の際に使用していい薬剤の種類、間隔時間について、医師から指示を受けましょう。その際、患者さんに疼痛の部位や程度を確認する必要もあります。

また、高齢の人は「痛み止めは使ってはいけない」という印象をもっている人が多いように思われます。疼痛があることで生じる不利益を説明し、また医師から薬剤の投与が許可されている旨を伝え、早めに投与ができるよう援助しましょう。また、鎮痛薬と同時に鎮静薬を使用することもあります。

薬剤の使用の際には、少なからず副作用が出現します。看護師は薬剤の副作用を正しく理解する必要があります。副作用の早期発見

のためにも、薬剤投与後は頻回に患者さんの観察を行うことが必要です。

4. 固定方法の考慮

安静だけでなく、固定方法によって疼痛が生じる場合があります。その場合は、医師と固定方法について相談しましょう。さまざまな止血デバイスがあります（→Q65）。患者さんの年齢、性格、体型なども考慮して固定方法を選択していくことが必要です。

例として、急性心筋梗塞による緊急心臓カテーテル治療を行った際のアプローチと当院での止血方法を紹介します。

右橈骨動脈からのアプローチで6Frのシースを使用した場合は、シース抜去後15分間、医師が用手圧迫を行います。その後、止血ロール、テープ、シュナイダーバンドを使用して止血を行います。バンドは処置後3時間でゆるめ、5時間後には外すことができます。止血ロールは翌朝、医師が除去します。

右上腕動脈からのアプローチで5Frのシースを使用した場合、止血デバイスとして「とめ太くん」を使用しています。表2のプロトコールに沿って減圧し、翌朝に医師が除去します。

右大腿動脈からのアプローチで6Frのシースを使用した場合、シース抜去後は橈骨動脈アプローチと同様の手段で止血を行います。ただし、体位変換が可能になるのは処置から5時間後、バンドをゆるめるのは7時間後となります。翌朝には止血ロールの除去まで可能です。

アプローチ部位によって止血方法や安静に必要な時間が異なるため、どのような処置が行われたのかを把握しておきましょう。

表1　疼痛が心身に及ぼす影響

影響部位	疼痛による悪影響	起こりうる合併症
呼吸器系	●気管支攣縮や胸腹筋けいれんが起こる ●肺活量が低下する ●体位変換、咳嗽反射、深呼吸が抑制される	●低換気 ●無気肺
循環器系	●交感神経刺激が亢進することにより、心拍出量の増大や頻脈、高血圧、末梢血管抵抗の上昇が起こり、心負荷が増大する ●心筋酸素消費量が増える	●うっ血性心不全 ●心筋虚血
消化器系	●胃腸管運動が低下する	●悪心・嘔吐 ●麻痺性イレウス
その他	●タンパク質異化作用が亢進し、窒素バランスが崩れる ●尿路機能が低下し、排尿困難や尿量の低下が生じる ●体動制限により、腰背部痛や筋肉痛、血栓や静脈炎の危険が生じる ●精神的ストレスが高まり、不安や恐れ、回復意欲の欠如がみられる	●体力回復遅延 ●尿閉、乏尿 ●早期離床障害 ●回復遅延

表2　とめ太くん 減圧プロトコール例

	設定圧	時間
初期加圧	収縮期圧＋10～20mmHg （末梢側動脈が触れない程度の加圧）	3～15分
第2期減圧	収縮期圧と拡張期圧の中間圧 （末梢側動脈の拍動が触れ始める程度の圧）	15～60分
第3期減圧	拡張期圧－10mmHg	15～60分
第4期減圧	10～20mmHg（→二次止血開始）	適宜解除

「ゼメックス止血システム とめ太くん」添付文書より引用

7 心臓カテーテル ─検査・治療・看護─

PCI後の看護のポイント①

Q67 PCI後の看護のポイントって何？

A PCI後に起こりうる合併症とその徴候を把握し、異常の早期発見・早期対応に努めることです。

看護師
郷田幸恵

PCI後合併症の早期発見、早期対応に努める

経皮的冠動脈形成術（PCI）は、冠動脈狭窄の治療に用いられる内科的治療法です。

侵襲を伴う手技であること、また造影剤を用いることから、PCI後にはさまざまな合併症が生じる可能性があります（表1）。起こりうる合併症とその徴候を把握し、早期発見、早期対応につなげることが、看護師の重要な役割の1つです。

胸痛やショックの徴候など、患者の状態観察を行う

亜急性ステント血栓症は、PCI後24時間〜数日に生じるステント内閉塞です。処置後数日以内に患者さんが胸痛を訴えた際は、まず亜急性ステント血栓症を疑います。心電図をとるとともに、医師に連絡しましょう。

造影剤アレルギーは、冠動脈造影（CAG）の際に用いる造影剤にアレルギー反応を引き起こす状態で、重篤になるとアナフィラキシーショックとなり生命にかかわります。患者さんの状態を観察し、気道閉塞や咽頭浮腫、かゆみ、発疹、膨隆疹などがみられた場合は、ただちに医師を呼びましょう。必要に応じ、医師指示のもと、ステロイドや酸素投与を行います（➡Q60）。

表1　PCI後の合併症の例

①穿刺部のトラブル　➡Q70
- 出血・皮下出血
- 皮下血腫・腫脹
- 後腹膜出血
- 仮性動脈瘤

②亜急性ステント血栓症
③造影剤アレルギー
④造影剤腎症
⑤迷走神経反射　➡Q72
⑥末梢循環不全・末梢神経障害

造影剤腎症は、PCI後の水分摂取（➡Q68）が不十分な場合に起こり得ます。水分の摂取不足により造影剤が体内からなかなか排出されないと、腎機能が低下し、腎障害を起こします。腎機能の指標となる血中クレアチニン値は、発症後3〜5日でピークに達し、7〜14日で正常範囲に戻ることが多いため、採血データを確認し、経過観察を行います。正常範囲まで戻らず、血液透析が必要な慢性腎不全に至ることもあるため、注意が必要です。

末梢の循環不全や神経障害は、穿刺部位を圧迫止血することで圧迫部位よりも末梢の血流不全が生じ、循環不全や神経不全（しびれ、皮膚色不良など）が発生した状態です。圧迫止血中は、必ず末梢の血流確認を行いましょう。

7 心臓カテーテル―検査・治療・看護―

PCI後の看護のポイント②

Q68 カテーテル後に水分摂取が必要なのはなぜ？

A 水分摂取によって造影剤の体外への排泄を促すためです。

看護師
郷田幸恵

造影剤には腎毒性があるため、水分摂取で排泄を促す

　PCIで使用する造影剤には腎毒性があるため、必ず腎機能に悪影響を与えます。そのため、PCI後は、すみやかに造影剤の成分を体の外に排出しなくてはなりません。

　造影剤は腎臓から尿として排泄されるため、造影剤使用後は水分摂取を促します。特に、カテーテル検査・治療前から腎機能が低下している患者さんや、脱水のある患者さんは、より腎機能が悪化しやすいので、注意が必要となります。そのため、状態によってはカテーテル検査・治療前から水分摂取を促すこともあります。

　水分摂取の方法としては、造影CT検査では飲水を促すことが多いです。しかし、PCIでは飲水だけでは不十分なため、飲水に加え輸液で水分投与を行います。

　輸液によって造影剤の排泄を促し、尿細管での造影剤濃度を低下させることにより、造影剤による直接の尿細管障害を抑制します。さらに、血管内血漿量を増加させることで、レニン-アンジオテンシン系やバソプレシン産生などが抑制されることも、腎保護につながります。

　また、造影剤によって動脈収縮が引き起こされることも、腎機能の悪化につながります。血管拡張作用がある一酸化窒素（NO）やプロスタグランジン産生は、水分摂取で抑制されることはないため、造影剤排出に伴い動脈収縮が抑えられ、腎機能の悪化が予防されます。

少なくとも施術翌日の朝までは十分な輸液管理を

　看護師が行えることは、十分な輸液管理です。輸液量が適切かどうか、尿量やむくみの有無などを確認しなくてはなりません。

　心機能が低下している患者さんでは、輸液の過剰投与や急速投与は、心不全を引き起こす原因になります。患者さんの心機能をふまえたうえで、医師の指示のもと、翌日の朝までは輸液管理を行います。管理不要となるタイミングは、患者さんの状態によりさまざまであるため、尿量や採血データをもとに、必ず医師に確認しましょう。さらにPCI翌日は、必ず採血を行い、腎機能のチェックをします。

　患者さん自身に理解力があり、協力してもらえるようであれば、患者指導の一環としてカテーテル後の飲水を促して、トイレの回数を増やすことも重要です。

7 心臓カテーテル─検査・治療・看護─

PCI後の看護のポイント③

Q69 血圧が下がったら何を疑うの？

A 迷走神経反射や出血、ステント血栓症などが起きている可能性があります。

看護師
郷田幸恵

迷走神経反射は早めの輸液負荷で症状改善

迷走神経反射（ワゴトニー）は、強い痛みや緊張が持続することで、迷走神経を介して脳幹の血管運動中枢が刺激され、血管拡張に伴う血圧低下や心拍数の低下をきたす生理的反応のことです（→Q72）。重篤な場合は心停止になることもあります。

目に見えてわかる症状は、生あくび、冷汗、悪心などです。そのため、看護師はこれらのちょっとしたサインを見逃さないようにすることがポイントです。

対処方法は、医師指示のもと、硫酸アトロピン0.5mgの静脈内注射が第一選択です。

迷走神経反射は、看護師が第一発見者になることが多いため、医師の指示を待つだけでなく、その場で可能な対応をとることも重要です。水分摂取のための輸液（→Q68）がつながっていれば、滴下速度を上げて点滴による負荷を行うことで、症状の改善につながります。

出血や皮下出血によるショックには輸血や外科的処置が必要

鼠径部からの穿刺の場合、大腿動脈は深部にある太い動脈のため、安静の保持ができないと出血の危険が高くなります。

PCI後は、PCI中に使用した抗凝固薬（ヘパリン）の効果が持続しているため、出血しやすい状態になっています。特に、後腹膜出血など体内での出血が起こると、圧迫止血が困難であり、緊急性が高いです。

出血が起こっている場合は、血圧低下や顔面蒼白などのショック症状が出現します。その場合は、ただちに医師に報告し、輸血や外科的処置などを行わなければなりません。

胸痛発作時はステント血栓症を疑い、まずは心電図を

ステント留置後は、人体の反応として、体内留置したステントを異物と判断し、血管の修復が始まります。その過程で、PCI後24時間〜数日にステント内が再狭窄する場合を亜急性ステント血栓症といいます。

症状は心筋梗塞と同様です。胸痛発作に加え、冷汗、吐き気、血圧低下などがみられます。

看護師はバイタルサインの測定を行うと同時に十二誘導心電図をとり、ST変化があるかどうか、前回の心電図と比較します。ST変化が生じている場合は心筋虚血を疑い、ただちに医師に報告し、冠動脈造影を行うための準備をしましょう。

7 心臓カテーテル―検査・治療・看護―

PCI後の看護のポイント④

Q70 穿刺部から出血したときはどのように対応するの？

A すぐに圧迫止血をします。

看護師
郷田幸恵

PCI後は穿刺部に圧迫止血を行っている

PCI後は、止血用のバンドやデバイスを用いて穿刺部に圧迫止血を行い（→ Q65）、安静を促します。大腿動脈を穿刺している場合、数時間の歩行制限（ベッド上安静）が必要になります。

圧迫止血が不十分であった場合や、体内で血管からの血液の漏れが生じた場合などに、PCI後の合併症として、穿刺部からの出血や血腫の形成が起こることがあります。

術後の出血や血腫形成を予防するために、患者さんや家族に安静が必要となる時間とその理由を説明しておきましょう。

また、必要時間経過後に圧迫をゆるめる際は、患者さんの血圧などのバイタルサインを確認したうえで、再出血に注意しながらゆっくりと圧迫解除を進めるようにしましょう。

穿刺部からの出血はただちに圧迫止血し、医師に連絡

目視での出血が確認された場合は、ただちに止血を試みます。穿刺部を強く圧迫したまま、患者さんの状態観察やバイタルサインの測定を行いましょう。

当院では、出血の程度にかかわらずすべて医師への連絡を必要としています。出血が確認された場合は、看護師による圧迫止血を行っている状態でただちに医師を呼び、到着後は医師による用手圧迫と再止血処置が行われます。看護師は、医師の指示のもとに「とめ太くん」などの止血デバイスの設定を行います（→ Q65）。

血腫の形成を認めた場合、外科的処置が必要になることも

血腫は、体外からはたんこぶのような腫脹として観察されます。血腫ができたり、拡大が認められた場合は、その部分にマーキングを行い、血腫解除後も部位を確認できるようにしておきましょう。

出血時と同様に穿刺部の圧迫止血を行い、患者さんの状態観察やバイタルサインの測定を行い、医師に連絡しましょう。

血腫形成後も動脈の穿刺部がふさがらずに、血腫内と血流の交通があると、動脈の血管壁の一部が壊れることで仮性動脈瘤を生じる危険があります。仮性動脈瘤は破裂することがあり、大出血につながる危険性が高いです。そのため、医師の判断で外科的処置が必要になることもあります。

7 心臓カテーテル─検査・治療・看護─
PCI後の看護のポイント⑤

Q71 日常生活の注意点って何?

A 退院後は定期的な外来通院が必要です。内服の継続や血圧・体重の変化に注意し、心臓に大きな負荷をかけないようにする必要があります。

看護師
郷田幸恵

心臓への過度な負担を避けるよう患者指導を行う

　PCIは冠動脈に狭窄が生じている患者さんに実施されます。PCIを受ける患者さんは、狭窄による心筋虚血が原因で心筋が傷害されていることが予想され、傷害の範囲に応じて心機能も低下していると考えられます。

　そのため、PCI後にも以前と同じように日常生活を送っていると、心負荷がかかり心不全に陥ってしまう危険性があります。PCI後の心不全を防ぐため、日常生活において気をつけるべき点を看護師が指導することが大切です。

異常の際にすぐ受診できる医療機関を見つけておく

　退院後は定期的な外来通院が必要となります。かかりつけとなる医療機関を決めて、数か月に1回は定期的に通院し、経過をみます。

　すぐに息切れや冷汗が起こったり、労作時の胸痛出現、下肢のむくみなど、体に異常を感じた場合は、大丈夫と軽く考えずにすぐにかかりつけの医療機関を受診するよう、患者さんに伝えましょう。夜間や休日はクリニックでは対応困難となることも多いため、対応可能な医療機関の目星をつけておくと安心できます。

抗血小板薬は継続的な内服が必要となる

　退院してからの心筋梗塞の再発予防や心不全発生の予防となるように、内服薬（抗血小板薬など）が処方されます。時間の経過とともに薬剤の減量などの調整は可能ですが、通常は一生涯内服を続けることになります。

　副作用として、蕁麻疹や気分不快が出た場合は、すみやかにかかりつけ医に相談するよう指導することが重要です。

　また、抗血小板薬が処方されている患者さんには、かかりつけ医以外の医療機関を受診する際は、抗血小板薬を内服していることを必ず職員に伝えるよう、患者指導を行います。

自宅で毎日血圧測定を実施し記録してもらう

　心筋梗塞の予防のために、血圧コントロールは重要です。毎日血圧測定をし、血圧手帳に記入し、外来受診日に持参してもらいましょう。

　自宅での血圧測定の場合は、朝は起床後、起き上がる前に布団のなかで測定し、夜は就寝前に測定します。

急激な体重増加に注意

心臓への負担を減らすには、体重のコントロールも重要です。体重測定は、毎朝同じ時間・条件で行います。

体重の急激な増加は、心臓の仕事量の増加につながり、心臓に負担がかかります。1週間で2kg以上体重が増加した場合は、かかりつけ医に相談してもらいましょう。

入浴は食事と時間を空けて ぬるめの湯に短時間としてもらう

高温・長時間の入浴により、脈拍が上昇し、全身の血流が活発になることで心臓に負担がかかります。

ぬるめのお湯（41℃以下）に短時間（15分以内）で胸の位置までつかるのが望ましいです。また、急激な気温変化により発作の危険がある（後述）ため、浴室と脱衣所の温度差を小さくする工夫も必要です。

なお、食事に伴い血液は消化器に多く流れることになります。そのため、食後1時間以内の入浴や、食前30分以内の入浴による刺激が加わることで、心臓への負担をさらに増やす原因となります。食事前後のタイミングでの入浴は避けてもらうよう指導しましょう。

急激な温度変化は 心血管系への大きな負担となる

暖かいところから、寒いところに移動（夏場の冷房や冬場の外出など、気温差が発生する状況）すると、全身の血管が収縮するのと同時に心臓の血管も収縮するため、心臓への血流量が減少し、胸痛発作が起きやすくなります。そのため、体はなるべく冷やさないよう、保温に努めてもらいましょう。

精神的ストレスの少ない生活を 心がけてもらう

疾患のことや胸痛発作のことなどを、常に気にして不安になっていると、怒りっぽくなったり、イライラしたり、緊張したりして、余計な負担を心臓にかけてしまいます。できるだけ、ゆったりとした気持ちで毎日を過ごせるよう助言します。

なお、プロ野球、サッカー、ボクシングなど、興奮するようなテレビ番組などを見るときは、血圧の上昇に気をつけてもらいます。

また、便秘などが生じた際、排便時に下腹部に力を入れると、血圧や脈拍が上昇し、心臓への負担となることがあります。便秘にならないよう、食生活やストレスに注意するよう患者さんに伝えましょう。

症状や病態に合わせた運動量の 設定を行い、実施してもらう

ウォーキングなどの適度な運動は、積極的に行うことが勧められます。患者さんの状態によって、適切な歩行速度や距離・時間などが異なるため、かかりつけ医に相談し、適切な運動量を決めましょう。

基本的には、息切れがしない程度で、うっすらと汗をかくぐらいの距離を、疲れない程度の時間ウォーキングします。このとき、水分補給を忘れないように注意します。

前述のとおり温度変化は心臓への負担となるので、汗や外気で体を冷やさないように衣類で調整して運動を行います。

性生活は基本的に制限はない

重度の心臓病でないかぎり、普通の性生活が可能です。シルデナフィル（バイアグラ）などを希望する場合は、内服の飲み合わせで急激な血圧低下をまねく危険があるため、必ずかかりつけ医に相談するよう助言します。

7 心臓カテーテル―検査・治療・看護―

Q72 カテーテル時に迷走神経反射（ワゴトニー）を生じやすいのはなぜ？

A 処置に伴う痛みや強い緊張状態が、ワゴトニーの誘因となるからです。

看護師
鈴木貴大

強い痛みや極度のストレスがワゴトニーを誘引する

迷走神経は、自律神経である副交感神経に属しており、臓器運動や知覚を支配する神経です。

迷走神経反射は、強い痛みや極度のストレスなどの刺激が、迷走神経を介して脳幹の血管運動中枢を刺激することで、血管拡張による血圧低下や心拍数の低下などをきたす生理的反応です。自律神経のバランスが崩れ、血圧や心拍数が低下することで、脳に十分な血液を送れなくなって生じるさまざまな症状の総称です。ワゴトニーとも呼ばれています。ワゴトニーの主な誘因と、その際の症状や対処を表1にまとめます。

ワゴトニーの徴候を見抜き迅速な対処を行う

カテーテル検査や治療の際は、程度の差こそあれ、緊張する患者さんがほとんどだと思います。このような緊張状態の維持、また処置終了後の緊張状態の解除が、ワゴトニーにつながります。処置に伴う疼痛や、止血のための圧迫も、ワゴトニーの誘因となります。

ワゴトニーが生じた患者さんは、血圧や心拍数の低下により、失神したり、重度の場合は心停止を引き起こす危険性があります。カテーテル中にワゴトニーを生じることによって、症状が急変することもあるため、注意が必要です。

ワゴトニーには、副交感神経遮断薬である硫酸アトロピンの投与が有効です。急変の際は、大量輸液や昇圧薬を用いて循環動態を維持できるよう迅速に対処しましょう。ワゴトニーの初期に現れる患者さんの症状に、早めに看護師が気づき、対処することが、患者さんの安全につながります。

表1 ワゴトニーの主な誘因・症状と対処法

誘因	症状	対処法
●強い痛み ●極度のストレス ●ストレス状態の急激な解除 ●注射や採血、穿刺 ●血管の圧迫 ●激しい運動 ●脱水 ●排便、排尿 ●怒り、驚愕 ●長時間の立位	●心拍数低下（徐脈） ●血圧低下 ●顔面蒼白 ●悪心、生あくび ●熱感、寒気 ●めまい ●冷汗 ●視界が暗くなる ●失神	●誘因と考えられることをただちに中止する ●輸液による循環血液量の回復 ●硫酸アトロピン（副交感神経遮断薬）の投与 ●昇圧薬の投与 ●咳払い ●下肢の挙上

7 心臓カテーテル―検査・治療・看護―

Q73 PCI中にPCPSを使用するのはどのようなとき？

A 心原性ショックのときです。

臨床工学技士　金子健二

PCPSの役目はガス交換と循環血液量の確保

経皮的心肺補助法（percutaneous cardiopulmonary support：PCPS）は、経皮的に行う補助循環装置の1つです。膜型人工肺と遠心ポンプで構成され、大腿動静脈経由で心肺補助を行います。

主な効果は、膜型人工肺によるガス交換（静脈血の酸素化と二酸化炭素の排出）と、遠心ポンプによる循環血液量の確保にあり、心肺補助効率は非常に高いです。

一般的には脱血カニューレを右心房に、送血カニューレを大腿動脈に挿入します。遠心ポンプによって回路内に引き込まれた静脈血は、膜型人工肺に送られガス交換を行い、動脈血となって再び全身に送られます（図1）。

PCPSは血行動態破綻への対応の要となる

経皮的冠動脈形成術（PCI）中にPCPSを必要とする場合のほとんどは、心原性ショックです。心原性ショックとは、不整脈や急性心筋梗塞、心臓弁膜症などが原因となり、心臓の機能が著しく低下し（急性心不全）、全身に十分な酸素が行き渡らないことで臓器の機能が低下した状態です。血圧低下、呼吸困難、意識消失の症状が現れ、ただちに適切な処置を施さなければ死に至ります。

図1　PCPSのしくみ

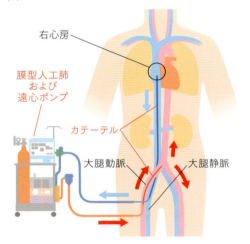

大腿静脈から静脈血を脱血（→）。ガス交換を行い動脈血として全身に循環させる（→）。

PCIでは冠動脈を治療しているため、瞬時に心肺機能が低下し血行動態が破綻する危険があります。これを防ぐため、すみやかにPCPSを施行します。

急性冠症候群やアナフィラキシーショック、心不全の急性増悪により肺の機能が著しく低下した場合など、大動脈内バルーンパンピング（IABP）や人工呼吸器では対応できないほどに状態が悪化した場合に、PCPSを用いて血行動態と酸素供給の確保を行います。

7 心臓カテーテル─検査・治療・看護─

Q74 ステントはほかの検査や手術への影響はあるの？

A 直接的な影響はほとんどありませんが、留置後は抗血小板薬の継続内服が必要になるため、周術期の内服判断に注意が必要です。

医師
有働晃博

PCI後には抗血小板薬治療を行う

経皮的冠動脈形成術（PCI）では、以下の3つの手段が用いられます。

①POBA（plain old balloon angioplasty）：バルーン拡張術
②BMS（bare metal stent）：金属ステント留置
③DES（drug-eluting stent）：薬剤溶出性ステント留置

PCI後は、血栓形成を予防するために、抗血小板薬の投与を行います。現在は、アスピリンとチエノピリジン系抗血小板薬を用いた、抗血小板薬二剤併用療法（dual antiplatelet therapy：DAPT）による治療が標準となっており、①〜③の治療手段によって推奨期間が異なります。

欧米のガイドラインでは、POBAでは2週間だけDAPTを行い、それ以降は抗血小板薬（アスピリン）の一剤継続が推奨されています。また、BMSでは1か月DAPTを行い、それ以降は抗血小板薬一剤継続が、DESでは12か月DAPTが推奨されています。

周術期は抗血小板薬継続の可否を判断する必要がある

DAPTにより問題となるのが、周術期の抗血小板薬の継続、中止の判断です。周術期に抗血小板薬を内服している場合、手術時の出血の危険性が高まります。

一方、抗血小板薬を中止すると、血栓などの合併症（心血管イベント）が起こる危険性があります。

特にBMS留置1か月以内、DES留置6か月以内の症例では、抗血小板薬中止で心血管イベントのリスクが高いです。

DES留置12か月以降でも、冠動脈病変の状態（長い血管、多枝、細血管、左主幹部へのステント、残存病変あり）や、急性冠症候群の徴候がみられる場合、ステント血栓症の既往、左心機能の低下、慢性腎臓病、糖尿病などの症例では、やはり心血管イベントリスクが高いために、DAPT推奨期間を過ぎていても可能な限りの内服継続が望ましいとされています。

手術の種類や時期に応じて継続の可否を検討する

出血のリスクが高い手術の場合は、抗血小板薬は継続困難です。また出血のリスクが低い手術では、抗血小板薬継続が可能です（表1）。

手術での出血量を減らすためには、術前に血液凝固能の指標となる項目を確認し、輸血や投薬により値を補正した状態で周術期に臨むことも大切です（表2）。

表1　抗血小板薬内服中の患者での周術期管理

		心血管疾患および脳血管疾患の危険度		
		低リスク： ● MI・BMS・CABG後6か月以上 ● DES・CI後12か月以上 ● 安定狭心症	中等度リスク： ● MI・BMS・CABG後3〜6か月 ● DES・CI後6〜12か月	高リスク： ● MI・CABG・BMS・CI後4週以内 ● DES後6か月以内 ● 不安定狭心症
予想される出血のリスクと術式の例	低リスク： 輸血の可能性の低い手術 ● 体表の外科・形成外科手術 ● 歯科手術 ● 整形外科手術（人工関節置換は除く） ● 眼科前房手術など	● アスピリンは継続 ● それ以外はすべて休止	● アスピリンは継続 ● それ以外は専門医の推奨があれば継続考慮	● 予定手術は基本的に延期 ● 生命にかかわる手術や緊急手術はアスピリン・クロピドグレルを継続
	中等度リスク： 輸血の可能性のある手術 ● 消化器手術 ● 泌尿器科手術 ● 耳鼻科手術 ● 産婦人科手術 ● 心臓血管外科手術など	● アスピリンは継続 ● それ以外はすべて休止	● 予定手術は基本的に延期 ● 延期できない場合はアスピリンのみ継続	● 予定手術は延期 ● 生命にかかわる手術や緊急手術はアスピリン・クロピドグレルを継続
	高リスク： ● 頭蓋内手術 ● 眼科後房手術 ●（脊椎手術など）閉鎖腔の手術 ● 緊急手術	● アスピリンを含め、すべて休止（アスピリンは7日以上前には休止しない）	● 予定手術は基本的に延期 ● 延期できない場合はアスピリンのみ継続	● 予定手術は基本的に延期 ● 生命にかかわる手術、緊急手術はアスピリンを継続 ● ヘパリンの併用含めブリッジングセラピー考慮

術前危険度が低・中等度リスクであっても糖尿病・高血圧などのコントロール不良例や多枝病変症例はリスクランクを1つ上げる
MI：心筋梗塞　BMS：金属ステント　DES：薬剤溶出性ステント　CABG：冠動脈バイパス術　CI：脳梗塞
Chassot PG, Delabays A, Spahn DR. Perioperative antiplatelet therapy：the case for continuing therapy in patients at risk of myocardial infarction. *Br J Anaesth* 2007；99；316-328.

表2　周術期の血液凝固指標の目標

項目	目標値
ヘマトクリット	>30%
血小板数	>5万/μL*
フィブリノーゲン	>150〜200mg/dL
APTT/PT-INR	<1.5倍

＊　脳神経外科手術では>10万/μL

ステント留置患者に待機的手術を行う場合は、DAPT推奨期間終了まで実施を延期すべきです。そのうえで、手術による出血リスクと、推奨期間外でのDAPT中止による周術期心血管イベントリスクを考慮して、抗血小板薬の周術期の継続、中止を検討します（図1）。

患者の病態や経過時期によっても継続可否を考慮する

低用量のアスピリン（<100mg/日）の服用であれば、周術期の出血リスクは上がらないといわれています。

表3に、周術期に用いる抗血小板薬の例を示します。投与中止時期については、周術期の出血リスクと休薬時の心血管イベントリスクを考慮して検討します。

心血管イベントリスクが低い患者さんでは、一時的なDAPTの休止が可能です。リスクが高い患者さんでは、アスピリンのみを継続し、クロピドグレルは5日前、プラスグレルは7日前に休止します。

アスピリンとクロピドグレルを休止した場合、術後24時間以内、止血を確認し次第、

図1 PCI患者での非心臓手術周術期の抗血小板薬アルゴリズム

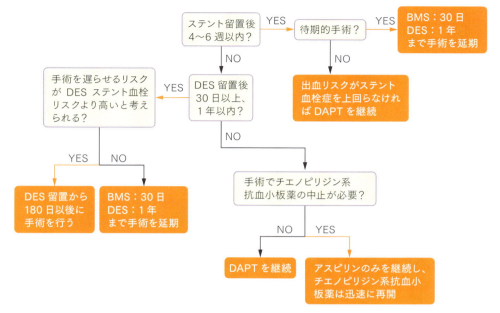

Fleisher LA, Fleischmann KE, Auerbach AD, et al. 2014 ACC/AHA guideline on perioperative cardiovascular evaluation and management of patients undergoing noncardiac surgery：executive summary. A report of the American College of Cardiology/American Heart Association Task Force on Practice Guidelines. *Circulation* 2014；130：2215-2245.

表3 周術期に用いる抗血小板薬の例

一般名	主な商品名	対象	作用の可逆性	手術前の投与中止時期の目安
アスピリン	バイアスピリン	●狭心症・心筋梗塞 ●CABG、PTCA施行後　など	不可逆的	7日前
クロピドグレル	プラビックスなど	●PCI適用となる虚血性心疾患（急性冠症候群、安定狭心症） ●末梢動脈疾患　など	不可逆的	14日以上前
プラスグレル	エフィエント	●PCI適用となる虚血性心疾患（急性冠症候群、安定狭心症）など	不可逆的	14日以上前
チクロピジン	パナルジンなど	●慢性動脈閉塞症 ●虚血性脳血管障害　など	不可逆的	10〜14日前
ジピリダモール	ペルサンチンなど	●狭心症・心筋梗塞 ●心臓弁置換術後（ワルファリンと併用）など	可逆的	1〜2日前
シロスタゾール	プレタールなど	●慢性動脈閉塞症 ●脳梗塞再発抑制　など	可逆的	2〜3日前

投与中止時期は出血リスクや心血管イベントリスクによって異なる。

ローディングを行い、投薬を再開します。
　一方、国内のガイドラインでは、周術期の抗血小板療法について、大手術の場合、アスピリンは術前7日前、チクロピジンは10〜14日前、シロスタゾールは3日前に中止と記載されています。また、休薬期間での血栓症予防には、脱水の回避、輸液、ヘパリン置換などが推奨されていますが、エビデンスはありません。
　そのため、周術期の抗血小板薬の取り扱い

については、続けるリスク、止めるリスクを天秤にかけて、各ガイドラインも参考にしながら、各施設での外科医、麻酔科医の考えに従うのが現実的といえます。また、休薬した場合は、出血のリスクがなくなり次第、早急に投薬を再開することが重要です。

最近の研究では、DAPT中止によってステント血栓症を起こすリスクが高いのは、DES植え込み後6か月以内のみであり、それ以降はアスピリン単独投与でも有意差がないという報告が増えています。そのため、第2世代のDES（ゾタロリムス、エベロリムス、バイオリムス）においては、冠動脈病変の形態や患者リスクファクターによって、DAPTの期間の見直しも検討されています。特に出血リスクの高い症例では、12か月ではなく最低6か月のDAPTを行うことも検討され始めています。

ステント留置後のMRI実施には注意が必要な場合も

冠動脈ステント留置後の検査について、MRI実施においては注意点が存在します。留置位置への影響や、ステント自体の発熱などを考慮して、従来は留置8週間以内の撮像が控えられていました。

しかし、現状のステントに関しては、一部の製品を除き安全性が確認されており、留置直後から検査を実施しても問題ないとされています。

なお、これ以外のさまざまな検査においては、ステントの存在自体が検査の実施や結果に影響を与えることは特になく、通常どおり実施することが可能です。

文献
1) 大野博司著：ICU/CCUの薬の考え方使い方．中外医学社，東京，2016．
2) 日本循環器学会：循環器病の診断と治療に関するガイドライン（2008年度合同研究班報告）循環器疾患における抗凝固・抗血小板療法に関するガイドライン（2009年改訂版）．
http://www.j-circ.or.jp/guideline/pdf/JCS2009_hori_h.pdf（2017年6月閲覧）

8

心臓
リハビリテーション

ここだけはおさえておきたい

8 心臓リハビリテーション

須藤麻美

心臓リハビリテーションにより症状の再発を防止する

　心臓リハビリテーションでは、骨折や脳梗塞後のリハビリテーションとは異なり、体力の回復、社会復帰、再発防止をめざすために、心肺運動負荷試験（cardiopulmonary exercise training：CPX）の結果をもとにその人に合った運動プログラムを設定することで、患者さんの運動耐容能を増加し、症状の再発を防止します（図1）。

　過度な運動は心臓への負担を増大させてしまうため、適切な運動プログラムの設定が必要となります。

　運動プログラムの設定においては、自転車エルゴメーターもしくはトレッドミルを用いてCPXを行い、患者さんごとに適切な運動量を検討します。運動プログラムとしては、有酸素運動とレジスタンストレーニングが処方されます（➡ Q76 Q77）。

　「心血管疾患におけるリハビリテーションに関するガイドライン」では、運動療法の効果として、運動耐容能の増加や生活の質（quality of life：QOL）の改善、収縮期血圧の低下などを挙げています。また、冠動脈事故や心不全増悪の予防にもつながることが記されています。

図1　心臓リハビリテーションの効果

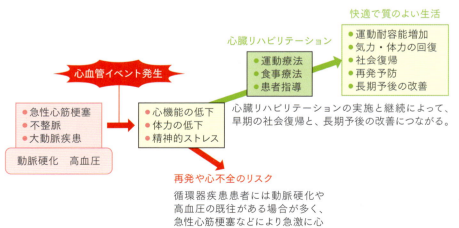

術直後から退院後まで、継続した援助が重要

　心臓リハビリテーションが行われる時期は、入院から1〜2週間までの急性期、退院して社会復帰までの回復期、社会復帰後の維持期に分けられます。

　急性期の心臓リハビリテーションは、経皮的冠動脈形成術（percutaneous coronary intervention：PCI）や心臓の手術後、早期から開始されます。術後早期は血行動態が不安定になりやすく、運動が過負荷になれば不整脈などの合併症を誘発しやすくなります。血行動態や胸部症状を観察して、心臓リハビリテーションが安全に実施されるようにしましょう。

　回復期や維持期は、運動療法だけではなく患者教育も心臓リハビリテーションに含まれます。心血管疾患に対する正しい知識を伝えるとともに、栄養指導など、多職種で協同して指導し、退院後も適切な心臓リハビリテーションが継続できるように援助していきましょう。

二重負荷を避けた生活を指導する

　日常生活のなかでは、過度な心臓への負担を避けるために、二重負荷を避けて生活することが大切です。二重負荷とは食事、洗顔、入浴、散歩、排泄などの動作を、2つ以上同時に、または続けて行うことです。

　二重負荷をかけると、心筋の酸素消費量が増え、血圧や脈拍が上昇して、心臓に負担がかかります。各動作の間は15〜20分程度の休憩（入浴後は20〜30分程度）が必要です。

　心血管疾患発症後は、心機能の低下が予想されます。運動療法に加え、日常生活における注意点（→ Q71 ）を助言することで、患者さんの予後改善につながることが期待されます。

文献
1) 日本循環器学会：循環器病の診断と治療に関するガイドライン（2011年度合同研究班報告）心血管疾患におけるリハビリテーションに関するガイドライン（2012年改訂版）.
http://www.j-circ.or.jp/guideline/pdf/JCS2012_nohara_h.pdf（2017年6月閲覧）

8 心臓リハビリテーション

Q75 急性心筋梗塞後のリハビリテーションのコースの選択基準は？

A 急性心筋梗塞の重症度によってコースを選択します。当院では血中クレアチンキナーゼの値を指標として分類しています。

医師
小山右文

心臓リハビリテーションは急性心筋梗塞後の死亡率を下げる

心臓リハビリテーションに参加した急性心筋梗塞患者は、参加しなかった場合と比べて、総死亡数が20％低下（p＝0.005）、心疾患を原因とした死亡率が26％低下（p＝0.002）することが報告されています。

急性心筋梗塞発症の際の入院期間は2週間を目安にしていますが、急性心筋梗塞の重篤な合併症の多くは発症から約1週間以内に発生することが多いです。再灌流療法が成功し、心筋梗塞によるポンプ不全や合併症がなく、血中クレアチンキナーゼ（CK）の最高値が1500 U/L未満の小梗塞の場合には、1週間を目安に退院可能なクリニカルパスも適用できます。

リハビリテーション前後のバイタルサインや心電図変化に注意する

当院では、急性心筋梗塞後のリハビリテーションについて、軽症、通常、重症の3つのコースに分けています（表1）。血中CKの最高値を指標に、病変の状態なども考慮してコースを決定しています。

負荷試験の前後でバイタルサインと十二誘導心電図を計測し、変化がなければ、リハビリテーションを次の段階に進めています。ただし、心不全症状の明らかな増悪化や、心筋虚血所見などが確認された際は、ただちに運動療法を中止し、負荷量の見直しが必要になります。メニューの各段階では、患者さんの胸痛の有無や、リハビリテーション後の心電図変化（ST低下など）に注意しましょう。

現在当院では、この急性心筋梗塞後リハビリテーションを、院内のクリニカルパスに組み込んで運用しています。また、「心血管疾患におけるリハビリテーションに関するガイドライン」では、国立循環器病研究センターのクリニカルパスが紹介されているため、こちらも参考にしてください。

文献
1) 日本循環器学会：循環器病の診断と治療に関するガイドライン（2011年度合同研究班報告）　心血管疾患におけるリハビリテーションに関するガイドライン（2012年改訂版）．
http://www.j-circ.or.jp/guideline/pdf/JCS2012_nohara_h.pdf（2017年6月閲覧）

表1 急性心筋梗塞後リハビリテーションの例（千葉西総合病院）

軽症コース （CK：1000U/L以下）		通常コース （CK：1000～10000U/L）		重症コース （CK：10000U/L以上）	
病日	メニュー	病日	メニュー	病日	メニュー
1日目	100m歩行	1日目	90度座位	1日目	45度座位
2日目	病棟内自由	2日目	ベッド上自由	2日目	90度座位
		3日目	ポータブルトイレ可	3日目	ベッド上自由
		5日目	100m歩行	4日目	ポータブルトイレ可
		6日目	200m歩行	6日目	50m歩行
		7日目	シャワー負荷	8日目	100m歩行
		8日目	病棟内自由、入浴負荷	9日目	トイレ歩行可
				11日目	200m歩行
				14日目	シャワー負荷
				15日目	入浴負荷
				16日目	病棟内自由

血中CK値はコース選択基準の1つの指標であり、患者の状態、病変の状態によっては異なるコースを選択する場合もある。

8 心臓リハビリテーション

Q76 急性心筋梗塞の退院後はどれくらい運動していいの？

A 心肺運動負荷試験によって判断されますが、一般的に「うっすらと汗ばむ」程度の運動負荷がよいと考えられます。

医師
寺井知子

完全な社会復帰の目安は発症から1〜2か月後

　急性心筋梗塞後の運動の程度は、梗塞の範囲や後遺症の程度、冠動脈病変の重症度によって異なってきます。

　心筋壊死の範囲が広く高度な収縮障害を合併している場合や、心不全などの合併症により入院期間が長期に及んだ場合などは、退院後も運動制限が必要になる場合があります。また、冠動脈に残存病変がある場合も、運動により心筋虚血が生じる可能性があれば制限が必要になります。

　退院後にどの程度の運動が可能であるかについては、原則として心筋梗塞後の心肺運動負荷試験（CPX）により決定されます。個々については主治医に確認する必要がありますが、一般的には適切な運動量は、運動レベルでいうと「少しきつい」と感じる程度で、「うっすらと汗ばむ」程度の負荷がよいとされています。

　少しきついと感じる運動の目安は、心拍数からみると、心疾患をもつ患者さんでは110〜120/分程度、健康な人で130/分程度です。最初は1日30分、週3回を目安に、ウォーキングや速歩を行うのがよいと思います。退院後1か月は、家の周辺にて上記のような運動を行い、完全な社会復帰は退院から1〜2か月後とするのが目安です。

CPXの結果や目標HRなどを指標に負荷量を調整する

　運動強度の変更に関しては、CPXが実施できる施設であれば、その都度結果に基づいて負荷の変更を行うのが安全です。CPXを行わない場合には、目標心拍数（heart rate：HR）や自覚的運動強度で、運動負荷量を決めることになります。

　目標HRは、Karvonen（カルボーネン）の式から算出します。最大HRと安静時HRの差を求め、係数κを乗じた値に、安静時HRを足した値が、目標HRとなります。

> 目標HR＝
> （最高HR－安静時HR）×κ＋安静時HR

　係数κは、合併症のない若年急性心筋梗塞患者では0.6、高リスク例では0.4〜0.5、心不全例では0.3〜0.5となります。

　過度な負荷量の運動を続けた場合、不整脈や心不全をきたす危険性があります。運動中に胸痛や動悸が生じたり、息切れが強くて苦しいなどの症状がある場合には、運動を中止し、運動強度が適切かどうかを医師に相談するよう指導します。

8 心臓リハビリテーション

Q77 循環器疾患をもつ人にはどのようなリハビリテーションが有効なの？

A 特に回復期〜維持期には動的な有酸素運動が勧められます。

理学療法士
佐々木史博

適切な運動によりpeak VO_2は15〜25％増加する

急性心筋梗塞などの急性期には、まずは体力回復と退院をめざして段階的なリハビリテーションが行われます（→Q75）。

回復期〜維持期は、ウォーキングやサイクリングなど大きな筋群を用いる動的な有酸素運動が勧められます。体力の指標として用いられる最大酸素摂取量（peak VO_2）の40〜85％、あるいは最高心拍数の50〜90％の運動強度で、1日20〜40分間行い、週3回以上の頻度で12週間以上継続した場合に最も安定した効果が得られ、peak VO_2は15〜25％増加するとされています。

心肺運動負荷試験（CPX）によって求められる嫌気性代謝閾値レベルの運動強度の有酸素運動が、一般的に推奨されます。このような個人の運動能力および病態に応じた運動処方による運動療法は、運動中の心事故や他の有害事象の発生を増やさず、効果的で安全性が高いといわれています。

高強度のトレーニングは専門職の指導のもとで行う

近年、比較的高強度のインターバルトレーニングや、従来好ましくないとされていたダンベルや器具を用いたレジスタンストレーニングも取り入れられていますが、これらは専門職の指導のもとで行うのが望ましいといえます。

なお、日本心臓リハビリテーション学会の「心臓リハビリテーション標準プログラム」においては、レジスタンストレーニングの目安として、1週間に2〜3回程度、上肢と下肢で異なる運動を8〜10種類、1〜3セット行うことが努力目標とされています。

運動強度の指標としては、1RM（最大で1回の関節運動が可能な重量で、筋力の指標となる）を用い、上肢運動の場合は1RMの30〜40％、下肢運動の場合は1RMの50〜60％が目安とされています。

文献
1) 日本循環器学会：循環器病の診断と治療に関するガイドライン（2011年度合同研究班報告）心血管疾患におけるリハビリテーションに関するガイドライン（2012年改訂版）.
http://www.j-circ.or.jp/guideline/pdf/JCS2012_nohara_h.pdf（2017年6月閲覧）
2) 日本心臓リハビリテーション学会：心臓リハビリテーション標準プログラム（2013年版）.
http://www.jacr.jp/web/pdf/program2013.pdf（2017年6月閲覧）

8 心臓リハビリテーション

Q78 心臓リハビリテーションではどのような取り組みを行っているの？

急性期には座位や歩行練習、回復期には適切な運動負荷量を設定しての有酸素運動やレジスタンストレーニング、維持期には再発防止に向けた運動習慣づくりを指導します。

理学療法士
佐々木史博

急性期には安全な早期離床とADLの獲得をめざす

心筋梗塞などの虚血性心疾患の発症直後は、急性期に相当し、主にICUやCCUでのリハビリテーションが行われます（図1）。

ベッド上安静が長引くと、運動能力の低下や心拍数・血圧調節の異常、筋力や呼吸機能の低下といった、身体デコンディショニングと呼ばれる状態につながります。そのため、この段階では、まずは安全な早期離床を行い、急性期の二次的合併症の予防や身体デコ

図1　ICU、CCUでのリハビリテーションの例

端座位練習

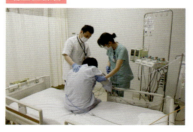

ベッド上での下肢運動

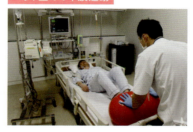

歩行練習

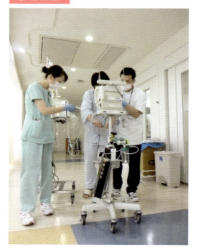

- 急性期には安全な早期離床のために端座位練習やベッド上での下肢運動を行う。
- 離床可能となったら、ADLの獲得をめざし歩行練習などを行う。
- 必ずスタッフが付き添い、症状増悪化の徴候などがみられた際はすぐにリハビリテーションを中止する。

※p.194、196の写真は当院スタッフがモデルになっています。

ンディショニングの改善を目標とします。

　離床後は、段階的に歩行や排泄などの日常生活動作（activities of daily living：ADL）の獲得をめざします。

回復期には継続的な患者指導と適切な運動負荷を行う

　ICUやCCUから一般病棟に移ってきてからは回復期に相当し、一般病棟から退院までの前期回復期と、退院後から社会復帰に至るまでの後期回復期に分けられます。

　前期回復期の退院前から退院の時期にかけて、可能な限り心肺運動負荷試験（CPX）を行い、運動耐容能の評価と嫌気性代謝閾値レベルでの運動を行うことが推奨されています。

　退院後は、定期的に外来通院をしながら、心臓リハビリテーションプログラムに参加してもらいます。運動負荷に加え、継続的な患者指導を行うことで、早期の社会復帰をめざします。図2に当院の外来心臓リハビリテーションの流れを紹介します。

維持期には再発防止に向けた取り組みを日常生活に取り入れる

　社会復帰後は維持期に相当します。この段階では、心臓リハビリテーションが患者さんの生活の一部となっていることが理想です。疾病の再発予防をめざし、生涯にわたって継続してもらえるような助言を行います。

　この時期になると一般に保険診療期間が終了し、スポーツクラブや自治体レベルの健康増進プログラムなどへの参加の時期となります。このような取り組みに、患者さん自身が興味をもって取り組むことが、心臓リハビリテーションへとつながります。

　なお、維持期では多くの場合、医師や看護師の目の届かないところで、患者さんが運動を行うことになります。動悸や胸痛など、普段と異なる徴候を感じた場合は、運動を中止し、医療機関を受診してもらうよう伝えましょう。

患者教育が再発防止への鍵となる

　これまで述べたのは主に運動療法についてですが、当院では患者さんだけではなくその家族や健康な人も含めて、自由参加型の公開講座も実施しています（心臓病教室）。医師、看護師、薬剤師、臨床検査技師、管理栄養士、理学療法士による、それぞれ30～40分程度の教育プログラムで、心疾患の概要や治療、再発予防について解説しています。退院時指導なども含めて、このような患者教育を行い、自己管理や再発予防に向けた介入を行うことも、心臓リハビリテーションの一部です。

　心臓リハビリテーションの各段階を通じて大切なことは、患者さんの社会参加を促し、QOLを向上するために、患者さん自身に疾患について理解してもらうことです。再発や症状の増悪を予防するための日常生活指導や食事指導、服薬指導などを、運動療法と併せて行いましょう。医師を中心に、看護師やコメディカルスタッフなど多職種によるチーム医療で、包括的な介入を行うことが、患者さんの予後の改善にもつながります。

図2　外来心臓リハビリテーションの流れ

①来院
- 血圧測定と問診票（体調、血圧、体重、むくみや息切れの有無など）の記入。
- バイタルサインを確認し、心電図を装着する。
- 患者の顔色や息づかい、手足の温度などにも注意を払う。

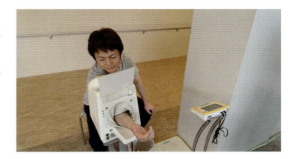

②運動負荷開始
- 運動開始前にはストレッチを行う。
- ゴムバンドやボールを使った軽い負荷の運動を行う。
- トレーニング機器を用いたレジスタンストレーニングを行う場合もある。
- 大胸筋や広背筋など大きな筋を使う運動を取り入れるとよい。

心電図による監視を行う。

③有酸素運動
- 自転車エルゴメーターを用いた20〜30分程度の有酸素運動を行う。
- 時折声かけを行い、返答時の息づかいなどで息切れの程度を評価する。

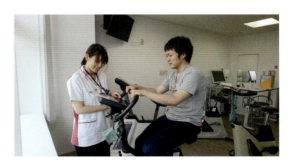

④運動負荷終了
- バイタルサインと異常の有無を確認する。
- 運動耐容能の評価を行い、改善度合いを確認する。
- 運動終了後しばらくは、不整脈や血圧低下などの症状が出やすいため注意する。

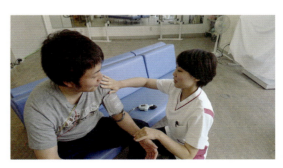

9

日々のケアに役立つ **豆知識**

9 豆知識

Q79 院外で循環器疾患が疑われる状態の人に遭遇したとき、何をすべき?

A 意識の有無を確認し、救急車を要請します。意識がない場合は大声でまわりの人を集め、AEDを用いた心肺蘇生を試みます。

看護師
小田雪江

循環器疾患が疑われる症状で最も多いのは胸痛

　虚血性心疾患や不整脈をはじめとした循環器疾患でみられる症状のなかで、最も多いのは胸痛です（→Q12）。胸痛には、胸部の疼痛に加え、胸の重苦しさ、胸部絞扼感、胸部圧迫感、胸やけなども含まれます。

　胸痛の主な原因となる病態を、表1に示します。胸痛の訴えには、急性心筋梗塞などの生命にかかわる疾患が隠れている場合があります。また、心筋虚血や不整脈に伴い、意識消失を引き起こすこともあります。

　院外で胸痛を訴える人や、倒れている人と遭遇した場合、すみやかに一次救命処置（basic life support：BLS）をはじめとした対応を行いましょう。

倒れている人にはBLSアルゴリズムに沿った救命を行う

　院外で倒れている人に遭遇した場合、まず、安全を確保し、声をかけて、BLSアルゴリズムに沿って意識の確認をします（図1）。

　意識がある場合であれば、本人の一番楽な姿勢をとらせ、安静にします。歩行はさせないでください。

　次に救急車を要請し、到着するまで声をかけ続け、容態変化がないか観察します。会話が可能であれば本人の氏名、生年月日、既往歴、家族情報についても聴取します。

　もし、意識がなければ、大声で周囲の人を集めます。救急車の要請を依頼し、自動体外式除細動器（automated external defibrillator：AED）を持ってきてもらいましょう。自発呼吸や脈拍がなければすみやかにBLSに則り、心肺蘇生を開始します。

　AEDが到着したら、すみやかに装着し、

表1　胸痛の分類と、主な原因の例

分類	原因	部位
狭心痛	● 心筋虚血	心臓（冠動脈）
胸膜痛、壁在痛	● 胸膜や胸壁の炎症や損傷の波及 ● 胸部腫瘍	主に呼吸器系
血管痛	● 大血管の解離や拡大、破裂	大動脈系
関連痛	● 他臓器の疼痛	主に腹腔内臓器（消化器、肝胆膵、腹腔内大血管系）

機械のアナウンスに従って施行します。特に、心室細動が原因となっている場合は、AEDによる迅速な対処が救命へとつながります（→ Q32 ）。

文献
1) American Heart Association：AHA心肺蘇生と救急心血管治療のためのガイドライン．シナジー，東京，2012．
2) 日本蘇生協議会：JRC蘇生ガイドライン2015．医学書院，東京，2016．

図1 医療用BLSアルゴリズム

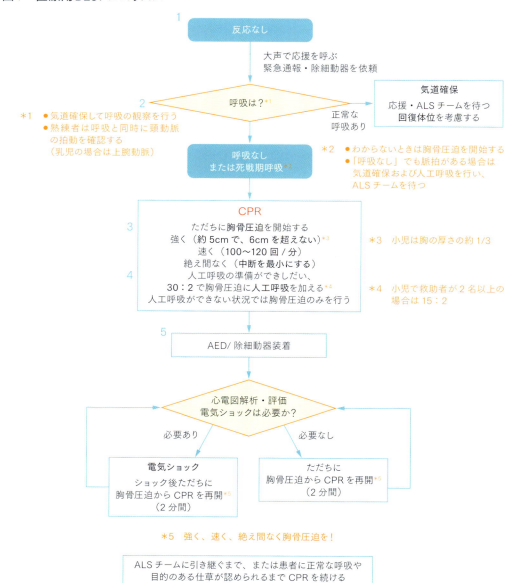

日本蘇生協議会監修：JRC蘇生ガイドライン2015．医学書院，東京，2016：49．より転載

9 豆知識

Q80 循環器疾患をもつ患者さんの性格気質に、何か特徴はある？

A 短気や負けず嫌いな人は、ストレスによって血圧や脈拍が上がることが多く、循環器疾患になりやすい傾向があると考えられています。

看護師
石井　央

循環器疾患の患者は多数の基礎疾患をもつことが多い

　循環器科で扱う主な疾患は、狭心症や心筋梗塞などの虚血性心疾患、高血圧、動脈硬化、心不全、不整脈などがあります。高血圧や動脈硬化などの完治が難しい慢性疾患と、心筋梗塞のように生命の危機に直結する疾患があり、2つの側面をもった診療科といえるでしょう。

　狭心症や心筋梗塞の発症の背景には、日常の生活習慣の積み重ねなどで徐々に進行する慢性疾患があることがほとんどです。そのため、循環器疾患をもつ患者さんは、糖尿病や慢性腎不全、高脂血症など、基礎疾患を多数もっていることが特徴でもあります。

タイプAと呼ばれる性格気質が循環器疾患の発症に関係する

　アメリカの研究者は、性格気質と疾患の関係について調査を行い、循環器疾患になりやすい性格気質を「タイプA」と定義しました。表1に挙げるような性格気質がタイプAに当てはまります。

　このように過ごしていると、交感神経が優位になります。その結果、心筋収縮力の増強や心拍数の増加が起こって動悸を感じたり、末梢血管の収縮によって血圧の上昇が起こり

表1　タイプAの性格気質

①仕事熱心、負けず嫌い、せっかち、支配欲や成功への欲求が強い
②気性が激しく、思いどおりにならないとイライラする
③自らストレスの多い生活を選び、ストレスに対しての自覚があまりない

ます。この反応が心臓への負荷となり、循環器疾患の発症に関係してくると考えられています。

　また、短気や敵意が強い敵対的性格特性は、経皮的冠動脈形成術（percutaneous coronary intervention：PCI）による治療を行った急性心筋梗塞患者において、再狭窄病変の出現を促進する因子となる可能性が示唆されています[1]。

声かけの工夫で、患者のストレス軽減に配慮する

　このような性格気質の患者さんと接することをふまえ、看護師はなるべく患者さんのストレスにつながらないような工夫を行いましょう。

　例えば、検査や治療の際に患者さんを待たせてしまう際は、「ちょっと待ってください」ではなく、「あと何分程度かかります」と、おおよその時間を伝えるように心がけま

す。

　来院時、薬剤の内服状況や効果などについて、確認や説明が必要になることがあります。循環器疾患の治療薬は、症状の増悪化を防ぐために、何種類もの薬剤を長期にわたって内服することがほとんどです。自己流で長年内服管理している患者さんや、他人から意見されることを好まない患者さんもいるため、患者さんの自尊心を気づかいつつ、教育・指導を行います。

増悪防止には自己管理も大切

　心不全の患者さんには、表2に挙げるような特徴がみられます。

　虚血性心疾患や弁膜症、心筋症、不整脈などが心不全の増悪につながることもあります。なかには、飲水制限や塩分制限を守れなかったり、継続が必要な内服薬を自己判断で飲まなくなったりして、増悪する場合もあります。

　心不全の増悪による再入院の誘因の50％近くが、飲水制限や塩分制限をはじめとした食事制限の不徹底や、治療薬服用の不徹底、活動制限の不徹底などによる、コンプライアンスの欠如によるものと報告されています（図1）。その患者さんの多くは、前述したせっかち、負けず嫌いというような性格気質とは必ずしも一致しない印象があります。

　入院を繰り返す患者さんをみると、「心不全は自己管理ができていればコントロールできるのに、できていないからまた入院してきた」と感じることがあるかもしれません。しかし、心不全は、心機能が低下していく進行性の病態です。自己管理の問題だけではなく、疾患の進行により不可避であることが多いことも知っておくべきでしょう。

　以上のように、患者さんによって、性格気質はさまざまです。循環器疾患は長い付き合いをしていかなければならないことが多いことや、重要な臓器である心臓の疾患にかかっているという、患者さんの不安な気持ちを考慮しながら、接していく必要があると考えます。

文献
1) 両角隆一，和田安彦，西野雅巳：急性心筋梗塞患者における性格特性と冠動脈病変の再発（ステント再狭窄）との関連. J Cardiol Jpn Ed 2009；4（2）：111-121.
2) Tsuchihashi M, Tsutsui H, Kodama K, et al. Clinical Characteristics and Prognosis of Hospitalized Patients With Congestive Heart Failure ; A Study in Fukuoka, Japan. *Jpn Circ J* 2000；64：953-959.

表2　心不全患者の特徴

①高齢（平均年齢71歳、65歳以上が70％）
②多疾患有病（慢性腎臓病、高血圧、糖尿病など）
③再入院が多い（約35％/年が再入院）

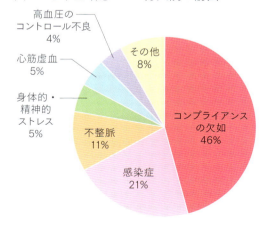

図1　心不全増悪による再入院の誘因

Tsuchihashi M, Tsutsui H, Kodama K, et al. Clinical Characteristics and Prognosis of Hospitalized Patients With Congestive Heart Failure ; A Study in Fukuoka, Japan. *Jpn Circ J* 2000；64：953-959.

9　豆知識

Q81 減塩の工夫ってどうするの？

A 素材の持ち味を活かした味つけをすることで、少ない塩分量でも満足感を得られます。

管理栄養士
加勢宏樹

味の基本は塩味、甘味、苦味、酸味、旨味

　味の基本としては、塩味、甘味、苦味、酸味、旨味の5つがあります。これらの他に、渋味、辛味、えぐ味、金属味などがあります。

　味はこれらの組み合わせによって、また、これら以外の物質も含めた総合的な組み合わせによって、口腔内で感じられるものです。見た目や温度、歯ざわりなども、味を含めたおいしさに影響を与えます。

　味は食欲と密接に関係するため、現在の好みの味から急に転換するのは難しいです。その人の生活の背景についても勘案し、管理栄養士などと協力しながら指導することが望ましいでしょう。

調味料は素材を引き立てるために「少しプラスする」ととらえる

　味つけの際は、濃い味がおいしいという意識から離れ、素材の風味や持ち味を活かすために調味料をプラスするととらえましょう。

1．旬の素材を利用する

　現在は、流通網の発達などによりさまざまな食材が年中いつでも手に入る状況です。しかし、本来食材には旬があります。旬の素材は、出荷量が増え、栄養価も高くなり、シンプルな味つけだけでもおいしく食べることができます。

2．味を組み合わせる

　味は単一の味からではなく、複数の味から成り立っています。味を複数組み合わせることによって、素材の持ち味をより引き出すことができます。また、風味を加えることによっても味を引き立てることができます。

　例えばいつもの味つけに、カレー粉を加えカレーの風味をつけてみましょう。また、ニンニク、生姜、大葉、ゴマなどの薬味の利用によっても味の感じ方が変わってきます。油にニンニクの風味をつけて利用すれば、通常よりも少ない分量でも十分おいしく感じられます。

　さらに、旨味成分を活用しましょう。鰹節、昆布、干ししいたけなどから抽出しただし汁を調理に利用するとよいです。これらに野菜から出る旨味を加えると、さらに味に奥行きが出ます。

　その他、酸味（酢や柑橘類の酸味）を利用するのも有効です。また、油分を加えることでも味に深みが出ます。

　調味料によって含まれる塩分は異なります（表1）。醤油や塩、味噌のみならず、その他の調味料も利用すると、さまざまな味つけを楽しめ、結果として塩分カットにつながります。

表1　主な調味料の塩分量（大さじ1杯当たり）

調味料の種類	重量(g)	塩分量(g)
濃口醤油	18	2.6
味噌	18	2.2
ウスターソース	18	1.5
ケチャップ	15	0.5
マヨネーズ	12	0.3
ポン酢	18	1.5
めんつゆ（3倍）	17	1.7

松本仲子監修：調理のためのベーシックデータ 第4版．女子栄養大学出版部，東京，2012：148-151．より引用

表2　主な加工食品に含まれる塩分

食品名（重量）	食塩相当量(g)
食パン1枚（6枚切り・60g）	0.8
かまぼこ1切れ（10g）	0.3
ロースハム1枚（15g）	0.4
あじの開き1尾（90g）	1.9
昆布佃煮（10g）	0.7
たくあん1切れ（10g）	0.3
梅干し1個（10g）	2.2

全国健康保険協会ホームページ：【塩分】おいしく減塩，正しく減塩．（https://www.kyoukaikenpo.or.jp/g4/cat450/sb4501/p003）より引用

3. 温度により味の感じ方は変わる

味によっては、温度に左右されるものもあります。例えば、甘味は35℃付近で最も感じやすく、塩味は温度が低くなるほど感じやすいです。また、酸味は温度によって変化することはありません。

これらのことを総合すると、味は熱々よりはぬるめのほうが感じやすいのです。なお、逆に香りは熱々のほうが感じやすいです。

4. 加工食品の塩分に注意

加工食品には塩分の多く含まれるものもあるので注意しましょう（表2）。例えばハムやソーセージなどは、多くの塩分を含むため、その塩分を加味して調味します。

5. 減塩の調味料を利用する

低塩や減塩の調味料（例えば減塩醤油）が市販されているので、それらを利用してもよいでしょう。

6. 味に強弱をつける

おかずの1つに重点的に味をつけ、食事全体の味に強弱をつけます。具体的には、1品はしっかりと味をつけ、その他はごくごく薄味に調味します。

これらの工夫を行うことで、効果的な減塩につながることが期待されます。

文献
1) 日本高血圧学会高血圧治療ガイドライン作成委員会編：高血圧治療ガイドライン2014．ライフサイエンス出版，東京，2014.
2) 菱田明，佐々木敏監修：日本人の食事摂取基準2015年版 厚生労働省「日本人の食事摂取基準〈2015年版〉」策定検討会報告書．第一出版，東京，2014.
3) 日本病態栄養学会編：病態栄養認定管理栄養士のための 病態栄養ガイドブック 改訂第5版．南江堂，東京，2016.
4) 松本仲子監修：調理のためのベーシックデータ．女子栄養大学出版部，東京，2012.
5) 中村丁次編：栄養食事療法必携．医歯薬出版，東京，2005.
6) 佐藤昌康：味覚の生理．下田吉人編，新調理科学講座2 調理と物性・生理，朝倉書店，東京，1971：141.

9 豆知識

Q82 循環器疾患の場合、治療費の目安はどれくらいなの？

当院での一例として、成人患者さん（3割負担の場合）が心臓カテーテル検査を行った際は、6〜9万円の支払いが必要になります。

医事課
齋藤　健

■ 検査のみであれば10万円前後 治療は数十万円を超えることも

2017年6月現在、当院で施行している、検査や手術における費用の例を表1に示します。

検査のみの場合は、自己負担はおおむね10万円前後で実施が可能です。治療が必要と判断され、冠動脈カテーテル治療（経皮的冠動脈形成術：PCI）を行った際は、処置が必要な血管本数や患者さんの病態などによっても異なりますが、40〜75万円ほどに上る場合もあります。

バイパス手術や植え込み手術など侵襲度合いの高い術式では、手術費用が高額となる場合もあります。処置や入院日数は、疾患や合併症ごとに異なるため、それに応じて金額も変わってきます。

支払いが高額となった際は、高額療養費制度や更生医療、難病医療費助成制度により、自己負担額が軽減される場合もあります。

表1　処置による治療費の目安

処置名	入院日数	治療費の目安	
		（1、2割負担）	（3割負担）
心臓カテーテル検査	1〜3日	2〜3万円	6〜9万円
心臓カテーテル検査＋冠血流予備量比測定	1〜3日	5万円	15万円
冠動脈カテーテル治療	2〜4日	6万円	40〜75万円
冠動脈バイパス手術	7〜25日	6万円	70〜120万円
植え込み型除細動器移植術	10日前後	6万円	180万円
両室ペーシング機能付植え込み型除細動器移植術	10日前後	6万円	200万円
経皮的頸動脈ステント留置術	5日	6万円	50万円
四肢の血管拡張術	1〜3日	6万円	20〜40万円

2017年6月現在、千葉西総合病院の例

限度額適用認定証により支払い額が軽減される

高額療養費制度は、医療機関で高額な費用を支払った後、患者さん（被保険者）の収入（標準報酬月額）に応じて、各月ごとの負担上限額を超えた金額について、保険者より返金を受ける制度です。高額療養費制度を利用した際の治療費の例を表2に示します。

高額療養費制度を利用する場合は、保険者に申請を行います。社会保険であれば、会社や保険組合に申請を行い、国民健康保険の場合は、各市区町村での申請となります。

支払い金額が高額となることが予想される際は、事前に限度額適用認定証を申請しておくことで、医療機関での支払い金額を軽減することが可能です。限度額適用認定証を医療機関に提示することで、高額療養費に該当する金額を差し引いた額で支払うことができます。

社会保険であれば会社や保険組合に、国民健康保険の場合は各市区町村にて、被保険者が事前に申請し、限度額適用認定証を交付されます。

なお、表記は2017年8月現在の例となるため、区分や負担割合などの最新状況は確認が必要です。患者さんや家族が治療費に対して不安を感じている際は、医療ソーシャルワーカーによる相談窓口などがあることを知らせてあげましょう。

表2 高額療養費制度利用時の費用の例（1か月当たり）

<70歳未満>限度額適用認定証を使用した場合		
区分 標準報酬月額	医療費	支払い概算 （食事代含む）
ア 83万円以上	252,600円＋（総医療費－84,2000円）×1％	約50万円
イ 53万円～79万円	167,400円＋（総医療費－558,000円）×1％	約20万円
ウ 28万円～50万円	80,100円＋（総医療費－267,000円）×1％	約12万円
エ 26万円以下	57,600円	約10万円
オ （住民税非課税）	35,400円	約7万円
<70歳以上>高齢受給者証および減額認定証を使用した場合		
区分	医療費	支払い概算 （食事代含む）
3割 上位	80,100円＋（総医療費－267,000円）×1％	約12万円
1割 一般	57,600円	約8万円
区分Ⅱ 非課税	24,600円	約5万円
区分Ⅰ 非課税	15,000円	約3万円

室料など自費は含まない。2017年8月現在

9 豆知識

Q83 心疾患の治療に用いられるステントの値段は？

A 特定保険医療材料料として定められている価格は、1点当たり15〜30万円ほどです（2016年4月現在）。

医事課
齋藤 健

冠動脈ステントセットは3種類に分類される

　厚生労働省の「特定保険医療材料及びその材料価格（材料価格基準）」にて、冠動脈ステントセットは、①一般型、②救急処置型、③再狭窄抑制型の3種類に分類されています（表1）。本書で随所に登場する、金属ステント（bare metal stent：BMS）は①および②に、薬剤溶出性ステント（drug-eluting stent：DES）は③に該当します。

　特定保険医療材料料として定められている金額は、この3つの分類によりそれぞれ異なります。表1では、平成28年度診療報酬改定後（2016年4月現在）の価格を示しています。診療報酬改定は2年に1度行われており、その都度金額は変更になる可能性があります。

病状や治療の状況により、どの分類のものが何本必要かは異なる

　表1で示している冠動脈ステントセットの価格は、特定保険医療材料料として定められている価格です。そのため、実際に患者さんが支払う額は、自己負担割合によって異なります。

　なお、手術手技料金をはじめとした治療に関する費用については、別途支払いが必要になります。どの項目に分類されたステントを使用するのかや、使用する本数は、病状や治療状況によって異なり、それにより治療費の総額も変わってきます。

　治療費が高額となる場合は、限度額適用認定証を使用することにより、支払い額が軽減される場合もあります（→Q82）。当院を含め、医療ソーシャルワーカーによる相談窓口を設けている医療機関もあるため、患者さんや家族が金銭面で不安を感じている際は、知らせてあげましょう。

表1　冠動脈用ステントセットの分類

分類	定義	価格
①一般型	下記、②、③以外のものであること	162,000円
②救急処置型	冠動脈などの穿孔部の救急処置を目的に、経皮的に病変部に挿入留置して使用するステントグラフトセット（デリバリーシステムを含む）であること	298,000円
③再狭窄抑制型	薬剤による再狭窄抑制のための機能を有し、血管内腔の確保を目的に病変部に挿入留置して使用するステントセット（デリバリーシステムを含む）であること	226,000円

2016年4月現在

本書に登場する主な略語

略語	フルスペル	和訳
A		
ABI	ankle brachial pressure index	足関節上腕血圧比
ACE	angiotensin converting enzyme	アンジオテンシン変換酵素
ACS	acute coronary syndrome	急性冠症候群
ACT	activated coagulation time	活性化凝固時間
ADL	activities of daily living	日常生活動作
ADP	adenosine diphosphate	アデノシン二リン酸
AED	automated external defibrillator	自動体外式除細動器
AHA	American Heart Association	アメリカ心臓協会
ALS	advanced life support	二次救命処置
AMI	acute myocardial infarction	急性心筋梗塞
APTT	activated partial thromboplastin time	活性化トロンボプラスチン時間
ARB	angiotensin II receptor blocker	アンジオテンシンII受容体拮抗薬
AT	anaerobic threshold	嫌気性代謝閾値
ATP	adenosine triphosphate	アデノシン三リン酸
B		
BLS	basic life support	一次救命処置
BMI	body mass index	体格指数
BMS	bare metal stent	金属ステント
BNP	brain natriuretic peptide	脳性ナトリウム利尿ペプチド
C		
CABG	coronary artery bypass grafting	冠動脈バイパス術
CAG	coronary angiography	冠動脈造影
CI	cardiac index	心係数
CK	creatine kinase	クレアチンキナーゼ
CKD	chronic kidney disease	慢性腎臓病
CPR	cardiopulmonary resuscitation	心肺蘇生
CPX	cardiopulmonary exercise test	心肺運動負荷試験
CT	computer tomography	コンピューター断層撮影
CTO	chronic total occlusion	慢性完全閉塞
D		
DAPT	dual antiplatelet therapy	抗血小板薬二剤併用療法
DES	drug-eluting stent	薬剤溶出性ステント
DIC	disseminated intravascular coagulation	播種性血管内凝固症候群
E		
ECMO	extracorporeal membrane oxygenation	対外式膜型人工肺
EDTA	ethylenediaminetetraacetic acid	エチレンジアミン四酢酸
EF	ejection fraction	駆出率
eGFR	estimated glomerular filtration rate	推算糸球体濾過量
EPS	electrophysiology study	電気生理学的検査
F		
FFA	free fatty acid	遊離脂肪酸
FFR	fractional flow reserve	心筋血流予備量比
I		
IABP	intra-aortic balloon pumping	大動脈内バルーンパンピング
ICD	implantable cardioverter defibrillator	植え込み型除細動器
ICU	intensive care unit	集中治療室
IVUS	intravascular ultrasound	血管内超音波検査

L
LAD	left anterior descending	左冠動脈前下行枝
LCA	left coronary artery	左冠動脈
LDH	lactate dehydrogenase	乳酸脱水素酵素
LMT	left main trunk	左冠動脈主幹部
LVEF	left ventricular ejection fraction	左室駆出率

M
MCP-1	monocyte chemotactic protein-1	単球走化性因子
MDCT	multi detector-row CT	マルチスライスCT
METs	metabolic equivalents	メッツ
MI	myocardial infarction	心筋梗塞
MRI	magnetic resonance imaging	核磁気共鳴画像法

N
NOAC	non-vitamin K antagonist oral anticoagulants	非ビタミンK阻害経口抗凝固薬
NSAIDs	non-steroidal anti-inflammatory drugs	非ステロイド性抗炎症薬
NT-pro BNP	N-terminal pro brain natriuretic peptide	N末端pro脳性ナトリウム利尿ペプチド
NYHA	New York Heart Association	ニューヨーク心臓協会

P
PAI-1	plasminogen activator inhibitor-1	プラスミノーゲン活性化抑制因子
PATI	platelet aggregatory threshold index	全血血小板凝集閾値係数
PCI	percutaneous coronary intervention	経皮的冠動脈形成術
PCPS	percutaneous cardiopulmonary support	経皮的心肺補助法
PCWP	pulmonary capillary wedge pressure	肺動脈楔入圧
PDE	phosphodiesterase	ホスホジエステラーゼ
PEA	pulseless electrical activity	無脈性電気活動
peak VO2	peak oxygen uptake	最大酸素摂取量
PIVKA II	protein induced by vitamin k absence or antagonist-II	ビタミンK依存性凝固因子前駆体II
POBA	plain old balloon angioplasty	バルーン拡張術
PT	prothrombin time	プロトロンビン時間
PT-INR	prothrombin time international normalized ratio	プロトロンビン時間国際標準比

Q
QOL	quality of life	生活の質

R
RAS	renin angiotensin system	レニン-アンジオテンシン系
RCA	right coronary artery	右冠動脈
RI	radio isotope	放射性同位元素
RV	right ventricular infarction	右室梗塞

S
SAT	subacute stent thrombosis	亜急性ステント血栓症
SG	Swan-Gantz	スワンガンツ
SPECT	single photon emission computed tomography	単一光子放射型コンピューター断層撮影
STEMI	ST-elevation acute myocardial infarction	ST上昇型心筋梗塞

T
TAVI	transcatheter aortic valve implantation	経カテーテル大動脈弁留置術
TG	triglyceride	トリグリセリド
TGF	transforming growth factor	トランスフォーミング増殖因子
TNF	tumor necrosis factor	腫瘍壊死因子
t-PA	tissue-plasminogen activator	組織プラスミノーゲンアクチベーター
TT	thrombin time	トロンビン時間

V
VAD	ventricular assist device	補助人工心臓
VEGF	vascular endothelial growth factor	血管内皮細胞増殖因子
VF	ventricular fibrillation	心室細動
VT	ventricular tachycardia	心室頻拍

索引

和文

あ

アーチファクト ... 77
亜急性ステント血栓症 ... 116, 175
アクチンフィラメント ... 101
足関節上腕血圧比検査 ... 20
アスピリン ... 114, 183
圧痕性浮腫 ... 65
圧迫 ... 173
 ――感 ... 38
 ――止血 ... 178
 ――帯 ... 170
圧負荷 ... 4, 103
アディポサイトカイン ... 63
アデノシン二リン酸 ... 97
アテローム ... 40
アドレナリン ... 128
アナフィラキシーショック
 ... 128, 145, 157, 160, 182
アブレーション ... 95, 126, 151
アプローチ部位 ... 154
アルコール ... 63
アルドステロン ... 60
α遮断薬 ... 134
アレンテスト ... 88
アンジオテンシンⅡ受容体拮抗薬
 ... 4, 134
アンジオテンシン変換酵素阻害薬
 ... 4, 134
安静 ... 170, 173, 194

い

息切れ ... 192
維持期 ... 193, 195
意識消失 ... 198
意識レベル ... 85
異常Q波 ... 82
一次救命処置 ... 198
Ⅰ誘導 ... 78
一回心拍出量 ... 28
一酸化窒素 ... 137
溢水 ... 58
遺伝的影響 ... 166
飲水 ... 176
 ――制限 ... 132, 201
陰性T波 ... 68, 82

う

右胸心 ... 80
右室梗塞 ... 80
右側胸部誘導 ... 80
うっ血 ... 14, 64
運動強度 ... 192
運動制限 ... 192
運動耐容能 ... 188, 196
運動負荷 ... 192, 196
運動プログラム ... 188
運動療法 ... 10
 ――の適応と禁忌 ... 9

え

壊死 ... 38, 42
遠心性肥大 ... 4
遠心ポンプ ... 182
塩分 ... 202
 ――制限 ... 60, 62, 201

お

オーグメンテーション圧 ... 27
温度変化 ... 180

か

回旋枝 ... 141
ガイドワイヤ ... 44
回復期 ... 193, 195
過凝固状態 ... 120
拡張期血圧 ... 20, 90, 134
確定的影響 ... 166
確率的影響 ... 166
加工食品の塩分 ... 203
下肢挙上 ... 160
ガス交換 ... 182
仮性動脈瘤 ... 178
活性化剤 ... 152
活性化全血凝固時間 ... 152, 170
活動制限 ... 8
カットオフ値 ... 16, 91
合併症 ... 31, 42, 170
家庭血圧 ... 22
 ――測定の方法・条件 ... 23
カテーテル室 ... 147
カテコラミン ... 128
下壁梗塞 ... 80
仮面高血圧 ... 22

か（続き）

カラードプラ法 ... 99
カリウム ... 59, 62
カルシウム ... 59
 ――拮抗薬 ... 108, 134
冠血行再建術の適応 ... 50
冠血流予備量比 ... 45, 47
冠血流量 ... 57, 137
患者教育 ... 195
完全閉塞 ... 54
冠動脈 ... 6, 27, 38, 40, 141
 ――CT ... 140
 ――造影 ... 37, 83, 94, 96, 154
 ――バイパス術 ... 13, 38, 44, 49, 54
γ計算 ... 109
顔面蒼白 ... 10

き

機械弁 ... 126
基線 ... 76, 78
基礎疾患 ... 200
喫煙 ... 35
拮抗薬 ... 123, 124, 157
奇脈 ... 30
脚ブロック ... 76
逆行性アプローチ ... 55
救急カート ... 84
吸収線量 ... 164, 168
求心性肥大 ... 4
急性冠症候群 ... 36, 182
急性期 ... 194
急性障害 ... 166
急性心筋梗塞 ... 38, 54, 101, 190
急性心不全 ... 14, 39
急変 ... 181
休薬期間 ... 111
胸腔穿刺 ... 66
凝血塊 ... 153
凝固惹起物質 ... 96
胸骨圧迫 ... 84
胸骨左縁長軸像 ... 98
狭窄 ... 6, 25, 26, 44, 47, 88, 141
狭心症 ... 36, 38, 40, 76, 108, 200
強心薬 ... 15, 108
胸水 ... 64
胸痛 ... 36, 38, 67, 175, 192, 198
胸部X線検査 ... 91
胸部誘導 ... 77, 80
 ――の電極貼り付け位置 ... 80

209

局所麻酔	150
虚血	6, 40, 47, 54, 137, 151, 179
──性心疾患	35, 40, 44, 82, 140
禁煙	63
緊急度	36
筋原線維	101
金属ステント	116, 183, 206

く

駆出率	10
グラフト	49
クレアチンキナーゼ	190
グレイ	164
グレーディングカーブ	97
クロール	59
クロット	153

け

経カテーテル大動脈弁留置術	70
経皮的冠動脈形成術	44, 49, 83, 96, 112, 141, 154
経皮的心肺補助法	12, 73, 182
血圧	10, 20, 90, 129
──コントロール	22, 179
血液逆流	98
血液凝固時間	152, 173
血液凝固能	120, 123, 124
血管拡張	108, 137
──薬	15, 41
血管抵抗	20, 24
血管透過性	73
血管内皮細胞	7
──増殖因子	7
血管平滑筋	7
血行再建	47
血行動態	12, 14
血腫	170, 178
血小板凝集塊	96
血小板凝集能	96, 114
血小板血栓	110
血栓	40, 74, 110, 124
──の予防	113, 124
──溶解薬	39
血流量の低下	73
減圧	174
減塩	61, 202
嫌気性代謝閾値	10
限度額適用認定証	205, 206

こ

降圧薬	118, 134
高額療養費制度	204
交感神経	128
高感度測定	102
抗凝固薬	110, 112, 123, 126, 152, 157, 177
高血圧	4, 21, 35, 62, 90, 134
抗血小板薬	37, 96, 110, 114, 118, 179, 183
抗血小板薬二剤併用療法	113, 114, 116, 183
交互脈	30
高脂血症	35, 200
梗塞部位	42
高ナトリウム血症	132
後負荷	2, 57
絞扼感	38
固定方法	174
コレステロール	40
コンプライアンスの欠如	201

さ

サードスペース	58, 73
サーミスター	162
再灌流	15, 37, 42, 54, 151, 190
──障害	83
再狭窄	44, 200
最大酸素摂取量	10, 193
左右差	26
酸素消費量	161
酸素飽和度	14
残存病変	192
Ⅲ誘導	78
散乱線	168

し

シース	150
──抜去	170, 173
シーベルト	168
閾値	166
刺激伝導系	76
止血	170
──デバイス	170, 174, 178
自己圧	27
自己負担	204, 206
四肢誘導	77
視診	88
シストーリックアンローディング	57
自然気胸	39
持続性高血圧	22
実効線量	168
失神	181
実測圧	27
自転車エルゴメーター	188, 196
──・テスト	90
自動体外式除細動器	84, 198
社会復帰	195
遮蔽	168
収縮期血圧	20, 90, 134
収縮能	2
周術期	183
重篤度	166
十二誘導心電図	77, 190
粥状硬化	40
出血	177, 178, 184
──性合併症	112
主要降圧薬の積極的適応	136
循環血液量	73
循環動態	88
昇圧	129
硝酸薬	108, 137
照射角度の調節	165
焼灼	151
照射源	164
照射時間	169
照射方法	164
静脈血栓	110
上腕式血圧計	23
上腕動脈	154, 171, 173
食塩	61
食事	180
触診	88
触知	25
除細動	84
ショック	25, 42
自律神経	181
心エコー	14, 16, 91, 98
心機能	14, 57, 189
心基部	67
心筋	2, 4, 6, 101, 104
──梗塞	36, 40, 42, 76, 82, 179, 200
──仕事量	57
──症	35
──傷害	101
──シンチグラフィ	47, 93
──保護	137
──マーカー	91
心係数	2, 15
心原性ショック	12, 15, 182
人工透析	58
人工肺	182
人工弁	70
診察室血圧	22, 134
心室	2
──細動	41, 84, 199
──性不整脈	76
──頻拍	84
心収縮力	28
心静止	85
新生内膜	112

心尖部	67
心臓	2, 76
――CT検査	92
――MRI検査	92
――から出た血管の分岐	26
――超音波検査	14, 91, 98
――の形態	98
――リハビリテーション	188, 190, 196
身体デコンディショニング	194
心タンポナーデ	30
心停止	84, 181
――アルゴリズム	85
心電図	10, 37, 76, 90, 196
――変化	82
――モニタ	77, 78, 84
浸透圧	60
腎毒性	176
心肺運動負荷試験	188, 192, 193, 195
心肺蘇生	25, 84, 198
心肺補助	12, 182
心拍出量	2, 14, 20, 24, 161
心拍数	2
心肥大	4, 70
心負荷	30, 58, 179
深部静脈血栓症	126
心不全	10, 64, 104, 130, 192
腎不全	58, 102, 104, 200
心房	2
――細動	39, 111, 123, 125, 126
――粗動	39

す

水分	60
――再吸収	60
――出納	58
――摂取	176
――量	58
スティーブンソン-ノーリア分類	16
ステント	44, 110, 112, 141, 183
――血栓症	112, 114, 177
――内再狭窄	112
――の値段	206
ストレス	34, 67, 173, 200
スワンガンツカテーテル	14, 140, 161

せ

性格気質	200
生活習慣	200
生活の質	188
正常域血圧	21
成人における血圧値の分類	21
性生活	180
生体弁	126
正中神経	154
生理的肥大	4
赤色血栓	110
石灰化	70, 140, 156
セルジンガー法	150, 156
前下行枝	141
全血血小板凝集閾値係数	96, 117
穿刺部のトラブル	175
喘息	159
先天性心疾患	99
前負荷	2, 15
線溶療法	37
線量限度	168

そ

造影剤	138, 176
――アレルギー	144, 158, 175
――腎症	175
双極肢誘導	77
早期離床	8
総頸動脈	24
送血カニューレ	182
早朝高血圧	22
僧帽弁閉鎖不全症	4
促進心室固有調律	83
塞栓症	123
側副血行路	6, 54
鼠径部	24
組織プラスミノーゲンアクチベーター	39, 110

た

ダイアストーリックオーグメンテーション	57
体位変換の援助	173
体液調節	58
体重変化	64
大腿動脈	24, 154, 171, 173
大動脈	2
――圧	26
――解離	39
――疾患	35
――内バルーンパンピング	12, 15, 27, 57, 72, 182
――弁狭窄症	31, 70
――弁閉鎖不全症	4, 31
タイプA	200
大量被曝	165
ダグラスバッグ	161
たこつぼ心筋症	67
打診	88

脱血カニューレ	182
脱水	58
短期死亡率	15
単極肢誘導	77

ち

チアノーゼ	10, 88
チエノピリジン	114, 183
致死性不整脈	41, 42, 83, 84
中枢	24
聴診	88
調味料	202
治療費の目安	204
鎮静薬	173
鎮痛薬	151, 173

て

ディクロティックノッチ	27, 28
低酸素状態	7
低心拍出	14
電解質異常	59
電解質排泄	132
電気刺激	76, 78
電気生理学的検査	94
電極	78

と

等価線量	168
動悸	192
橈骨動脈	24, 154, 171, 173
橈骨部	24
糖新生	138
洞調律	84
疼痛緩和	173
糖尿病	200
――薬	138
動脈圧	27, 28
――波形	28
動脈形成	7
動脈血栓	110
動脈硬化	6, 20, 25, 39, 40
特定保険医療材料料	206
ドパミン	128
トランスデューサー	28
トランスフォーミング増殖因子	7
トレッドミル	188
――・テスト	90
トロポニンT	101
トロンビン	111, 120

な

内皮	112
ナトリウム	59, 60, 62
――と水の再吸収	60

鉛 … 168

に
ニコランジル … 137
二次凝集 … 96
日常生活動作 … 195
二次性高血圧 … 134
二重負荷 … 189
乳酸アシドーシス … 138
Ⅱ誘導 … 78
入浴 … 180

ね
熱希釈曲線 … 162
熱希釈法 … 161

の
ノイズ … 77
脳梗塞 … 123
脳性ナトリウム利尿ペプチド … 91, 104
ノルアドレナリン … 128

は
ハートチーム … 71
肺うっ血 … 15, 39
肺がん … 39
肺血栓塞栓症 … 126
バイタルサイン … 8, 59, 88, 178, 190, 196
肺動脈カテーテル … 14
肺動脈楔入圧 … 2, 14
肺動脈塞栓症 … 39
バイパス … 6
白衣高血圧 … 22
白色血栓 … 110
バソプレシン … 60, 132
発がん … 166
発生頻度 … 166
バルーン … 44
――拡張術 … 38, 44, 48, 183
晩発障害 … 167

ひ
非観血的 … 27
肥大型心筋症 … 4
ビタミンK … 120
左冠動脈 … 141
――主幹部 … 54, 141
被曝 … 164
――線量計 … 168
非ビタミンK阻害経口抗凝固薬 … 120, 123, 124
肥満 … 35

ふ
不安定狭心症 … 9, 36, 41
フィジカルアセスメント … 88
フィック法 … 161
フィブリン … 120
――血栓 … 110
フォレスター分類 … 14
不穏 … 173
不可逆的凝集 … 96
負荷検査 … 54
不感蒸泄 … 58
副交感神経 … 181
副作用 … 158
服薬のタイミング … 119
浮腫 … 58, 64
不整脈 … 9, 23, 35, 42, 76, 90, 198
プラーク … 40, 110
フランク-スターリングの法則 … 15
プレッシャーワイヤ … 45
プロタミンショック … 157
プロトロンビン … 120

へ
平均血圧 … 20
閉塞 … 38, 88
β遮断薬 … 108, 130, 134, 157, 160
ベックの3徴 … 30
ヘパリン … 120, 152, 157
弁膜症 … 35, 99

ほ
放射線 … 164
――源からの距離と被爆の関係 … 169
――障害 … 166
補助循環 … 12, 15, 182
補助人工心臓 … 13
ホメオスタシス … 60
ホルター心電図 … 77, 90
ポンプ機能 … 2, 14

ま
マスター・テスト … 90
末梢 … 25
――循環 … 2
――循環不全 … 15
マンシェット … 21
慢性完全閉塞 … 54
慢性疾患 … 200

み
右冠動脈 … 141
水とナトリウムの再吸収 … 130

脈圧 … 20, 28

む
むくみ … 64
無脈性電気活動 … 85

め
迷走神経反射 … 160, 170, 175, 177, 181
メッツ … 10

も
申し送り … 144
目標血圧 … 134
モニタリング … 123
問診 … 36, 38

や
夜間高血圧 … 22
薬剤溶出性ステント … 52, 97, 114, 116, 183, 206

ゆ
有酸素運動 … 63, 188, 193, 196
輸液 … 15, 58, 176, 177, 181
輸血 … 184

よ
用手圧迫 … 170
容量負荷 … 4
ヨード造影剤 … 158

り
理学的所見 … 16
利尿薬 … 15, 58, 65, 108, 132, 134
リフィリング … 73
硫酸アトロピン … 160, 177, 181

る
ループ利尿薬 … 135

れ
冷汗 … 10
冷水 … 162
レジスタンストレーニング … 188, 193, 196
レニン-アンジオテンシン系 … 4, 60, 130, 135
攣縮 … 41

ろ
労作性狭心症 … 41
ロタブレーター … 156
ローディング … 114, 185

わ

ワゴトニー……177, 181
ワルファリン……120, 124

数字・欧文

A

ABI（ankle brachial pressure index）検査……20
ACE（angiotensin converting enzyme）……4, 134
ACS（acute coronary syndrome）……36
ACT（activated coagulation time）……152
ADL（activities of daily living）……195
ADP（adenosine diphosphate）……97
AED（automated external defibrillator）……84, 198
AHA狭窄度分類……46
AMI（acute myocardial infarction）……101
ARB（angiotensin II receptor blocker）……4, 134
asystole……85
AT（anaerobic threshold）……10
Aライン……28

B

BLS（basic life support）……198
BMS（bare metal stent）……116, 183
BNP（brain natriuretic peptide）……91, 104

C

CABG（coronary artery bypass grafting）……13, 38, 44
CAG（coronary angiography）……37, 83, 94, 154
$CHADS_2$スコア……123
CI（cardiac index）……15
CPR（cardio pulmonary resuscitation）……84
CPX（cardiopulmonary exercise training）……188
CTO（chronic total occlusion）……54

D

DAPT（dual antiplatelet therapy）……113, 114, 183
DES（drug-eluting stent）……52, 97, 116, 183

E

EF（ejection fraction）……10

F

FFR（fractional flow reserve）……45

I

IABP（intra-aortic balloon pumping）……12, 27, 57, 72
IABPアラーム……72
ICUリハビリテーション……8
IN-OUTバランス……58

M

Mモード図……98

N

NOAC（non-vitamin K antagonist oral anticoagulants）……120, 124
NT-proBNP（N terminal pro BNP）……104

P

PATI（platelet aggregatory threshold index）……96, 117
PCI（percutaneous coronary intervention）……44, 83, 141
PCI実施の流れ……44
PCPS（percutaneous cardio pulmonary support）……12, 73, 182
PCPSアラーム……73
PCWP（pulmonary capillary wedge pressure）……15
PEA（pulseless electrical activity）……85
PIVKA II（protein induced by vitamin K absence or antagonist II）……120
POBA（plain old balloon angiography）……38, 183
P波……76

Q

QOL（quality of life）……188
QRS波……76

R

RAS（renin-angiotensin system）……4, 60
RICE……66

S

SAT（subacute stent thrombosis）……116
SG（Swan-Ganz）カテーテル……14
ST上昇……54, 68, 80, 82
STEMI（ST-elevation acute myocardial infarction）……37
ST上昇型心筋梗塞……37
ST低下……82
ST部……76
ST変化……177
SYNTAXスコア……53

T

t-PA（tissue-plasminogen activator）……39, 110
TAVI（transcatheter aortic valve implantation）……70
TGF（transforming growth factor）……7
T波……76

V

VAD（ventricular assist device）……13
VEGF（vascular endothelial growth factor）……7
VF（ventricular fibrillation）……84
VT（ventricular tachycardia）……84

X

X線……164

日ごろの"?"をまとめて解決
循環器ナースのギモン

2017年8月 9日	第1版第1刷発行	監 修	三角　和雄
2018年9月10日	第1版第2刷発行	編 集	飯塚　大介、須藤　麻美
		発行者	有賀　洋文
		発行所	株式会社 照林社

〒112-0002
東京都文京区小石川2丁目3-23
電　話　03-3815-4921（編集）
　　　　03-5689-7377（営業）
http://www.shorinsha.co.jp/

印刷所　共同印刷株式会社

- 本書に掲載された著作物（記事・写真・イラスト等）の翻訳・複写・転載・データベースへの取り込み、および送信に関する許諾権は、照林社が保有します。
- 本書の無断複写は、著作権法上での例外を除き禁じられています。本書を複写される場合は、事前に許諾を受けてください。また、本書をスキャンしてPDF化するなどの電子化は、私的使用に限り著作権法上認められていますが、代行業者等の第三者による電子データ化および書籍化は、いかなる場合も認められていません。
- 万一、落丁・乱丁などの不良品がございましたら、「制作部」あてにお送りください。送料小社負担にて良品とお取り替えいたします（制作部☎0120-87-1174）。

検印省略（定価はカバーに表示してあります）
ISBN978-4-7965-2407-0
©Kazuo Misumi, Daisuke Iizuka, Asami Sutou/2017/Printed in Japan